河南省重点图书

全国高等学校教材

供临床、预防、口腔医学专业使用

临床医师
职业素养概论

主审◎郭　磊
主编◎张思森　席一榕

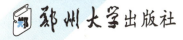

郑州大学出版社

图书在版编目(CIP)数据

临床医师职业素养概论／张思森主编. -- 郑州：
郑州大学出版社,2025.3. -- ISBN 978-7-5773-0979-8

Ⅰ. R192

中国国家版本馆 CIP 数据核字第 202517ZN00 号

临床医师职业素养概论

LINCHUANG YISHI ZHIYE SUYANG GAILUN

策划编辑	李龙传 薛 晗	封面设计	曾耀东
责任编辑	薛 晗 马锦秀	版式设计	曾耀东
责任校对	董 珊	责任监制	朱亚君

出版发行	郑州大学出版社	地 址	河南省郑州市高新技术开发区
出版人	卢纪富		长椿路 11 号(450001)
经 销	全国新华书店	网 址	http://www.zzup.cn
印 刷	河南大美印刷有限公司	发行电话	0371-66966070
开 本	787 mm×1 092 mm 1 / 16		
印 张	14.5	字 数	335 千字
版 次	2025 年 3 月第 1 版	印 次	2025 年 3 月第 1 次印刷

| 书 号 | ISBN 978-7-5773-0979-8 | 定 价 | 49.00 元 |

本书如有印装质量问题,请与本社联系调换。

主审简介

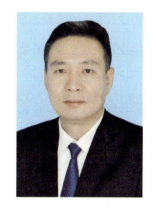

　　郭　磊，现任河南中医药大学人民医院/郑州人民医院党委书记、院长，河南中医药大学第五临床医学院党委书记、院长，医学院执行院长，河南中医药大学临床实践教学研究分中心负责人。河南省临床肿瘤学会副会长，河南省医学科学普及学会第二届理事会常务理事，河南大学医院管理研究所咨询专家委员会委员，郑州市科学技术协会第八届委员会兼职副主席。

　　从事临床医疗、教学、科研、管理工作30多年，致力于医院管理、公共卫生事业管理、骨外科等多领域研究。曾赴哈佛大学医学院学习高级医院管理，是国家卫生健康委第二期公立医院院长职业化培训班、北京大学医学部医院院长EMBA医院管理高级研修班、复旦大学郑州市卫生系统领导干部公共卫生管理高级培训班学员。先后发表国家级医学论文13篇，任主审参编教材1部，任副主编撰写医学专著1部，主持并参与多项科研项目。

主编简介

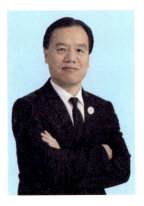

　　张思森，主任医师，二级教授，医学博士，博士生（后）导师。俄罗斯自然科学院院士，国务院政府特殊津贴专家、国家首届名医，北京中卫众康医学科学研究院首席专家。中俄心肺脑复苏工程技术创新中心主任，河南省心肺脑复苏工程技术研究中心主任，河南中医药大学第五临床医学院执行院长，河南中医药大学心肺脑复苏研究中心主任，中原心肺脑复苏研究所所长。兼任中华医学会科学普及分会全国常委兼秘书长，世界中医药学会联合会急症分会副会长，教育部全国高校联盟中西医结合心肺复苏学专委会主委，中国研究型医院学会心肺复苏学专委会副主委/卫生应急学副主委，中国老年保健协会心肺复苏专委会副主委，中国中西医结合学会灾害医学专委会全国常委，中国医师协会人文医学专委会全国委员，河南省医学协会常务理事兼心肺复苏分会主任委员，河南省生物医学工程学会副理事长兼医学3D打印专业委员会主任委员等。曾荣获中国研究型医院杰出中青年人才、河南省及郑州市高层次人才、河南省卫生健康领军人才等荣誉。主持参与国家自然科学基金项目等科研课题20余项，作为第一完成人获国家级科技创新一等奖/二等奖2项、河南省科技进步奖二等奖3项、市厅级一等奖10余项。教学上获教育部学位中心优秀专家等荣誉，主编多部高等院校教材。主编、主译12部医学专著，发表SCI等学术论文210余篇，制定38项诊疗指南和专家共识，并担任《中华卫生应急杂志》常务编委等。作为南方医科大学/河南中医药大学博士生导师，先后培养博士后人才、博士研究生和硕士研究生共计43名。

主编简介

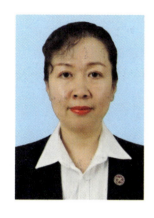

席一榕，副主任医师，现任河南中医药大学人民医院/郑州人民医院教学办公室主任，河南中医药大学第五临床医学院医学人文教研室主任。第二届高等学校创新健康科普教育联盟常务理事、郑州市医学会全科医学专业委员会常务委员、郑州市预防医学会健康教育专业委员会委员、郑州市医院协会母婴安全管理专业委员会委员、郑州市社区卫生协会理事会理事、郑州市健康大讲堂第二、三届讲师团专家。

从事临床医疗、业务管理、教学工作30多年，主持并参与科研项目4项，参编教材1部，先后发表国家级医学论文10余篇。

作者名单

主　审　郭　磊

主　编　张思森　席一榕

副主编　付胜奇　高昌畅　张胜威

编　者　（以姓氏笔画为序）

付胜奇　许召杰　谷沅芷　李学三

张丽丽　张胜威　张思森　席一榕

郭　磊　高昌畅　唐　浩　裴青燕

秘　书　张丽丽

序　言

　　自古以来,医学就伴随着人类文明的进步不断发展。从最初的巫术、咒语,到后来的经验积累、解剖学的发展,再到现代医学的细胞学说、基因工程、人工智能,医学的科学性得到了淋漓尽致的展现。科学家们通过严谨实验、细致观察、深入分析,揭示生命活动的规律,探寻疾病发生的根源,创造出无数治疗疾病的新方法、新技术。医学,既是一门严谨的科学,探索生命的奥秘,治疗疾病的痛苦;又是一门深邃的人学,关注人的情感,尊重人的尊严,体现人性的光辉。作为人学与科学完美结合的产物,医学承载着人类对生命无尽的敬畏与追求。医师作为医学知识的实践者、患者健康的守护者,既是医学知识的传承者和应用者,又是医学创新的探索者和推动者,还是医学人文的践行者与传播者,更是医学发展的承载者和引领者。在这个过程中,医师的职业道德和人文素养成为医学发展的灵魂,让冰冷的医学知识充满了温度,让治疗过程充满了人性的光辉。

　　习近平总书记对于新时期医务人员工作给予了高度评价和殷切期望,多次指出"广大医务工作者用实际行动践行了'敬佑生命、救死扶伤、甘于奉献、大爱无疆'的崇高职业精神,成为人民健康的忠诚卫士",并希望"广大医务工作者要恪守医德医风医道,修医德、行仁术,怀救苦之心、做苍生大医,努力为人民群众提供更加优质高效的健康服务"。在新时期,医师的使命更加崇高、责任更加重大、任务更加艰巨。医师同仁们需以高度的责任感和使命感,在提升专业技能的同时,注重人文素养的培育,回归医学的本质,继承传统医学伦理,反思现代医疗模式,积极构建人文情怀,保持对人的尊重和关爱。

　　人文情怀,是一种普遍存在于人类之间的本真情感,体现对自我的关怀和对他人的关注、关切和关护,具体表现为对人的尊严、价值、命运的维护和关切。人是万物之灵,个人的人文素养是其知识、文化、修养、品德、气质等的综合体现。人文,是满足人的普遍精神需求,安抚人的心灵的养心之学。

　　医学的人文情怀,是一种与人类健康信息相关的本真情感。医疗是与疾病抗争的过程,医学的目的是安慰、帮助、拯救,最终引向疾病的疗愈和痛苦的消除。因此,医学是一门与人文联系最为紧密的学科,或者说医学人文具有天然性和永恒性,这是因为医学是关于人的科学,而人文尊重人的价值(包括生命、智慧情感和灵魂),医学与这些都有着本质的、千丝万缕的联系。

现代医学虽取得了长足的进步，进入前所未有的繁荣阶段，但也陷入了巨大的困境和迷茫。由于医学被过度神化，直接导致患者及家属对医生或者"治愈"期望值过高。医疗活动中一旦出现一些不可控的突发性事件（如误诊、漏诊或者抢救失败等），医患危机瞬间爆发，伤医事件屡见不鲜。很难想象医生每天战战兢兢为患者治病的情景，这既不利于医学的持续发展和进步，又不利于年轻人坚守自己投身医学的初心。

医学是不断进步的科学，新知识、新技术、新发现层出不穷。同时，医学又是"包罗万象"牵扯众多的学科。有人说医学是"顶天立地"的科学：顶天，是指医学高耸云端，神秘深奥，代表着现代科学的前沿；立地，则指生老病死、吃喝拉撒、柴米油盐等关乎个人切身利益的世俗之事。所以，临床医师要不断学习、终生学习，要有广泛的学习兴趣和开阔的知识视野，既能上大雅之堂，又能深入民间。

医师的灵魂应该是高贵、丰富且有道德、有信仰的。医师的信仰可以是对崇高事业的追求，诸如诺贝尔奖获得者史怀哲是音乐家、哲学博士、神学博士，他青年时期在哲学和艺术领域已经卓有成就。然而，当他看到非洲缺医少药的报道时，毅然放弃音乐事业，开始学医，38岁时取得医学博士学位并取得医师资格，随后在非洲将一个养鸡场改成一个小诊所，为当地人送医送药将近半个世纪。可以说，史怀哲把行医作为一种神圣的精神事业，传播上苍之爱。

医师职业是一个最美好、最崇高的事业。无论医学如何进步，人道、人性、人文的光芒永远是医学救助的价值归宿。医学领域是一个特殊行业，事关人的生死存亡，医生有时也会陷入迷茫与困境。医学的成功受到知识和能力极限的制约，受到痛苦和死亡必然性的限制。医学需要科学、艺术、革新、追求，也需要谦卑，医学的奇妙之处，需要所有医务人员有一颗不断进取向上的心，一颗充满温情脉脉的心。

这本由河南中医药大学第五临床医学院（郑州人民医院）党委书记、院长郭磊教授审定，张思森教授担任主编，医学人文团队花费巨大精力完成的《临床医师职业素养概论》是在切实贯彻新时期卫生健康工作方针、全面提升医学人文关怀的大背景下孕育而生的。本书旨在全面培育临床医师职业素养，深入探讨和阐述在新时代背景下临床医师应具备的职业精神内涵、价值意义及培育路径，包括法律素养、医学教育和科研素养、临床思维、医学人文及叙事医学等临床医师应具备的基本素质和职业精神。它犹如一缕晨曦的阳光，为医学生、规培生和刚入职的临床医生们指明方向，也为医学教育工作者提供参考。借此机会，我结合自身工作经验，谈了一些对医者职业浅显的认识。

在这篇序言即将结束之时，我仿佛穿越时空的界限，见证了无数医者以高尚的医德、精湛的医术，在历史的长河中留下了一道道璀璨的光芒。这不仅仅是一次对医师职业素养的全面审视,更是一场心灵的洗礼,让我深刻体会到,医师之所以伟大,不仅在于他们能够治愈疾病,更在于他们能够以一颗悲天悯人的心,温暖每一个需要关怀的灵魂。

是为序,愿医者之路,光明而宽广;愿所有医师在救死扶伤的道路上,手执仁术之剑,心怀大爱之光,共同书写人类健康史上的壮丽篇章。

常俊标

2024 年 12 月

前　言

　　临床医师是推进健康中国战略、促进公立医院高质量发展的核心力量,也是实现医学本质与职业精神的重要载体。习近平总书记曾深刻指出:"大医精诚,医者仁心。"我国唐代名医孙思邈在《大医精诚》中亦有明训:"凡大医治病,必先发大慈恻隐之心,誓愿普救含灵之苦,不得问其贵贱贫富,亦不得瞻前顾后,自虑吉凶。"这一思想不仅体现了我国传统医学"救死扶伤、道济天下"的高尚医德,也与新时代医疗卫生事业的价值追求一脉相承。在首个中国医师节,习近平总书记再次强调:"广大医务人员要弘扬敬佑生命、救死扶伤、甘于奉献、大爱无疆的精神,全心全意为人民健康服务。"这既是对医务人员职业精神高度肯定,也是对医疗卫生事业发展的殷切期望。

　　2024 年 9 月,国家卫生健康委等四部门联合发布《医学人文关怀提升行动方案(2024—2027 年)》,明确提出将"敬佑生命、救死扶伤、甘于奉献、大爱无疆"的职业精神作为行业教育的核心内容,强调通过"传帮带"人才培养模式,以老带新、育德传技,培养职业精神优良、业务本领高强的青年医务工作者。这一政策为医学院校和医疗机构开展医学人文教育提供了明确的方向和实践路径。

　　在此背景下,为深入贯彻习近平总书记关于健康中国的重要论述,落实医教协同和医学人文提升战略,河南中医药大学第五临床医学院医学人文教学团队精心编写了《临床医师职业素养概论》。本书旨在帮助临床医师提升职业道德与人文情怀,掌握卫生健康政策法规,熟练运用医患沟通技巧,构建科学合理的临床思维,规范医疗行为,培育叙事医学精神与信息化素养,促进医教协同发展,全面提升职业素养。

　　本书的编写指导思想与原则如下。

　　一是全面贯彻国家医教协同政策,依据《国务院办公厅关于深化医教协同进一步推进医学教育改革与发展的意见》(国办发〔2017〕63 号)和《国家卫健委关于印发医学人文关怀提升行动方案(2024—2024 年)的通知》(国卫办医急发〔2024〕18 号)等文件精神,确保内容与国家卫生政策及医学教育目标高度契合。

　　二是以临床医师职业素养培育为核心目标,以职业素养的基本理念与知识为主线,注重知识、能力与素质的协同提升。

1

三是紧密结合医疗实践,反映日常医疗活动的实际需求,兼顾理论的系统性与实践的可操作性。

四是紧扣临床医师"三基三严"要求及医师定期考核标准,为职业发展提供全面指导。

本书总体思路为"紧随政策、贴近实际、敢于发声、善于指导、源于日常、用于实践",力求将传统医师精神融入新时代卫生健康方针,助力健康中国战略的实施。本书共分为九章,内容涵盖职业素养概述、医学道德培育、医疗活动构成、临床思维方法、医学人文与叙事医学、法律法规意识、医学教育知识、医学科研实践以及医学信息技术与信息化素养培养。编写过程中,我们采用了理论与实践、政策与引领和方法设计相结合的方法,既注重理论知识的系统性和完整性,又注重实践应用的针对性和可操作性。结构上,本书采用了循序渐进的方式,从基本概念入手,逐步深入到职业素养的各个方面和层次,使读者能够逐步建立起对职业素养的全面认识和理解。同时,我们还通过案例分析、问题讨论等方式,增强了内容的趣味性和互动性,提高了读者的阅读体验和学习效果。

衷心希望每一位阅读本教材的临床医师和医学生,能够从中汲取到宝贵的知识和经验,不断提升自身的职业素养和综合能力。希望未来的职业生涯中,始终保持对医学事业的热爱和敬畏之心,以高尚的医德、精湛的医术和卓越的职业素养,为患者带来健康和希望,为筑牢中华民族伟大复兴的健康根基贡献自己的力量。

在本书编写过程中,我们有幸得到了中国科学院常俊标院士的悉心指导与热情作序。常院士作为我国医学领域的杰出代表,长期致力于医学教育与人文精神的传承与发展,其深刻见解与殷切期望为本书注入了厚重的学术底蕴与人文关怀。在此,我们谨向常院士致以最诚挚的敬意与谢意,感恩其为本书倾注的心血与智慧。

此外,本书的完成离不开大连医科大学社会科学与人文学院石悦书记、孙宏亮副院长的悉心指导,以及郑州大学出版社各位编辑的支持与鼓励,在此一并致以衷心感谢。

由于编者水平有限,书中难免存在疏漏与不足之处,恳请广大读者不吝赐教,提出宝贵意见与建议,以便我们修订完善,使本书更好地服务于医学教育与医疗卫生事业的发展。

编 者

2024 年 11 月于三知书社

目 录

第一章

绪　论

【学习目标】

　　1.掌握临床医师职业素养的具体内容,包括职业道德、专业素质、职业能力等方面;掌握临床医师职业素养的意义。
　　2.理解临床医师职业素养形成的多维背景;理解临床医师职业素养的概念及其重要性;理解形成临床医师职业素养的方法。
　　3.了解临床医师在医疗活动中应遵循的道德准则和规范,以及如何在实际工作中应用这些原则;了解现代医学发展对临床医师职业素养的影响;了解临床医师职业素养形成的发展趋势。

　　在现代医学中,临床医师作为医疗服务的核心提供者,肩负着诊断疾病、拯救生命、促进健康的神圣使命。他们的每一个决策、每一次操作,都直接影响着患者的生死存亡和生活质量。随着医学科学的飞速发展和社会对医疗服务期望的不断提高,临床医师的职业素养已成为医疗行业关注的焦点,其重要性日益凸显。职业素养并非一个抽象的概念,而是体现在临床医师日常工作的方方面面。从初入医学学府时立下的誓言,到临床实践中面对复杂病情的审慎判断;从与患者及其家属的耐心沟通,到与医疗团队成员的紧密协作;从对医学知识的不懈追求,到对伦理道德原则的坚守,无一不彰显着职业素养的内涵。良好的职业素养不仅有助于提升临床医师的个人素质和职业水平,更能够从整体上提高医疗服务的质量,满足人民群众对健康的美好向往。我们将系统地剖析临床医师职业素养的各个方面,探索其内涵、重要性以及培养和提升的途径,以期为推动医疗行业的高质量发展贡献一份力量。

第一节　临床医师职业素养的概念与内容

一、临床医师职业素养的概念

1.素养　素养是一个汉语词语,出自《后汉书·卷七四下·刘表传》:"越有所素养者,使人示之以利,必持众来。"素养是指一个人的品德、素质、修养和教养,即平时所养成的良好习惯,是人类在社会活动中需要遵守的行为规范,包括职业素养、信息素养、人文素养、媒介素养等。其中,素质是指个体完成工作和任务所具备的基本条件与潜在能力。素质有狭义和广义之分。狭义的素质是指人的先天解剖生理特点,主要是感觉器官和神经系统方面的特点。广义的素质可理解为人的生理、心理、智能、知识、行为等方面的基本特征。而修养是指个人在思想、品德、理论知识、技术等方面经过长期学习和实践所达到的一定水平以及在待人处事方面逐渐养成的正确态度。

素养不是与生俱来的,而是通过不断的学习、实践和反思逐渐培养和提升的。素养是一个多维度、动态发展的概念,是个人在知识、技能、态度和价值观等方面的综合体现,它决定了一个人的生活质量、职业成就以及对社会的影响。

2. 职业素养　职业素养是指职业内在的规范和要求,是在职业过程中表现出来的综合品质,包含职业道德、职业技能、职业行为、职业作风和职业意识等多方面。个体职业行为的总和构成了自身的职业素养,职业素养是内涵,个体行为是外在表象。

职业道德是职业素养的核心部分,包括诚实守信、保守机密、尊重他人的劳动成果、遵守行业规范和法律法规等。具备良好职业道德的人,在工作中能够坚守原则,不为私利所动,保持职业操守。职业素养重点体现在专业知识和技能上。这意味着从业者对自己所从事的工作领域有着深入的了解和熟练的操作能力,能够高效、准确地完成工作任务。职业形象同样不可忽视,包括仪表仪态、沟通方式、待人接物等方面。良好的职业形象有助于建立良好的人际关系,提升个人和组织的形象。

职业素养不是一蹴而就的,而是在长期的职业实践中逐渐培养和形成的。它不仅影响个人在职场上的晋升和发展机会,也关系到整个行业的声誉和社会的发展。一个具备高职业素养的人,能够在竞争激烈的职场中脱颖而出,实现个人价值,同时也为组织和社会创造更大的价值。

3. 临床医师职业素养　临床医师职业素养是指临床医师在从事医疗活动的过程中表现出的综合素质,是由医德医风、职业素质及专业技能等方面构成的动态有机整体,反映出临床医师个人或所在医疗团队的知识、态度和行为。

1993 年,医师职业素养这一概念被美国内科医学委员会(ABIM)正式定义。作为一个合格的医生要具有包含人道主义、利他主义、责任心与服务、诚信和专业标准等相关的职业素养。2001 年,国际医学教育专门委员会在"全球医学教育最低基本要求"中提出:世界各地医学院校培养的医学生都必须具备的基本素质,包括职业道德素质、医学科学基本知识、沟通技能、临床技能、群体健康和医疗卫生系统、信息管理能力、批判性思维和研究等七大领域。2017 年,我国临床医学专业教育标准对临床医学教育提出的要求是:医学生职业素养和思想道德培养必须能够为患者提供人道主义的医疗服务;能够理解医疗卫生职业精神的内在;能够遵纪守法;能够尊重他人,相互学习;能够自主学习、终身学习等。

临床医师职业素养是一个多维度、综合性的概念,涵盖了多个关键方面,对于保障医疗质量、维护患者权益以及推动医学事业的发展具有极其重要的意义。

二、临床医师职业素养的内容

临床医师职业素养,具体涵盖职业道德、人文素质、专业知识、临床技能、沟通技巧、职业态度、信息素养等方面,是一个丰富而全面的内容体系。它充分体现了医学科学精神与医学人文精神,并展现了医师的品德修养、行为规范与技术能力,其内涵本质是将患者的生命健康置于首位。要成为一名职业素养水平较高的医师,最基本的要求即应具有高水平的诊疗技能、扎实的医学基础知识和一些必备的辅助能力,如沟通能力、人际交往能力、内在道德修养、人文修养、信息运用能力以及强烈的责任心等。

1. 临床职业道德 临床职业道德,是指医师应具有的职业道德、内在品质,以及职业态度,是临床医师职业素养的重要内容。它是医疗行业中临床医师应遵循的一系列道德准则和规范,对于保障医疗质量、维护患者权益以及促进医疗行业的健康发展具有至关重要的作用。在医师这一职业产生的时候,医师就被要求遵守一定的职业道德,并且随着时代的发展,医师职业道德也在不断地完善。

临床职业道德的核心是救死扶伤、关爱患者。无论其社会地位、经济状况或种族背景如何,医师都应以患者的健康和福祉为首要考虑,竭尽全力救治每一位患者。这种关爱不仅体现在对疾病的治疗上,还包括对患者心理和情感需求的关注,给予他们充分的尊重和支持。

人是万物之灵,而人的生命却无时无刻不在防范和抵抗着疾病的侵袭。医务活动是随着人类的实践而产生的,从事医务工作既是一种必不可少的社会分工,也是一种崇高的社会职责。医务人员的天职和社会职责就是救死扶伤,防病治病,一切为了人民的健康。每个医务人员只有正确认识和看待与本职岗位所联系的社会职责,才能自觉产生勤恳尽职的敬业意识,才能牢固树立正确的医德观念。

尊重患者的自主权是临床职业道德的重要方面。医师应当向患者充分告知其病情、治疗方案的利弊以及可能的风险,让患者在知情的情况下自主做出医疗决策。同时,也要尊重患者的隐私权,保护患者的个人信息不被泄露。

公正公平地对待患者是临床职业道德的基本要求。医师不应因个人偏见或利益因素而对患者区别对待,应根据患者的病情需要提供平等的医疗服务。在医疗资源分配上,也要遵循公平原则,确保资源的合理利用。

临床医师还应具备高度的责任心。对每一个诊断决策、每一次治疗操作都要谨慎负责,避免因疏忽大意给患者带来不必要的伤害。在面对疑难病症或医疗风险时,要勇于担当,积极寻求最佳的解决方案。

保密义务也是临床职业道德的一部分。医师所了解到的患者个人隐私和医疗信息,必须严格保密,不得随意向外界透露。这不仅是对患者的尊重,也是维护医疗行业信任的基础。

临床医师之间的团结协作同样体现了职业道德。在医疗团队中,各成员应相互尊重、相互支持,共同为患者的治疗目标努力。不贬低同行,不进行不正当竞争,共同维护医疗行业的良好形象。

总之,临床职业道德是临床医师行为的准则和规范,它涵盖了关爱患者、尊重自主权、诚实守信、公正公平、责任心、保密义务、团结协作等多个方面。只有始终坚守这些道德原则，临床医师才能赢得患者的信任和社会的尊重，为构建和谐的医患关系和推动医疗事业的发展发挥积极作用。

2. 临床专业素质 专业素质是临床医师所必须具备的基本素养和专业性要求。作为一名合格的临床医师，一定要具有系统的医学理论、有效的临床思维、扎实的临床技能。

医学知识是一门涉及多学科知识的学问，主要涉及解剖学、组织学、胚胎学、免疫学、病理学、药理学等学科知识，是一个复杂的知识体系。临床医师需要经过长期的系统学习，掌握医学基础理论、临床医学知识、诊断技术以及治疗方法等。不仅要对常见疾病有准确的诊断和治疗能力，对于疑难杂症也要有深入的研究和判断能力。持续学习和更新知识，跟上医学领域的最新进展，是保持专业素养的关键。

有效的临床思维能力是临床专业素质的核心之一。这包括敏锐的观察力、准确的判断力和逻辑推理能力；能够从患者复杂的症状和体征中迅速捕捉关键信息，进行综合分析，制定出合理的诊疗方案；预见病情变化的能力，提前采取预防措施，避免不良后果的发生。

将专业知识灵活应用于临床实践中，就需要临床医师具备扎实的专业技能水平，如疾病诊断能力、手术能力等。医师承担着救死扶伤的使命，医师专业技能水平的高低直接关系着患者的身体健康，甚至是生命安全。因此医师需要灵活地将理论联系实践，不断丰富自己的临床经验，总结学习、实践训练，提升自己的专业技能水平，只有这样，才能真正为患者解决实际问题。同时，医师还需具备一定的创新能力，积极进行医学科学研究，这样才有助于促进医学科学的进步。

3. 临床职业能力 除了临床职业道德、临床专业能力以外，临床职业能力也是临床医师职业素养的一项重要内容。它是医疗领域中从事临床工作的专业人员所必须具备的一系列综合技能的集合，涵盖了知识、技能、态度和行为等多个方面，是保障医疗质量、患者安全和医疗服务效果的关键。

（1）持续学习和自我提升的能力：临床医师需要具备持续学习和自我提升的能力。医学知识的更新换代极为迅速。新的疾病不断出现，旧的疾病也可能出现新的变异和治疗挑战。从新型病毒的爆发到基因疗法的突破，每一项新的医学进展都可能改变临床治疗的格局。临床医师若不持续学习，就会陷入知识陈旧的困境，难以应对日益复杂的医疗问题。持续学习有助于提高临床技能。临床医师需要通过学习掌握这些新技术，如微创手术、精准医疗等，为患者提供更高效、更安全的医疗服务。持续学习还是提升职业素养的重要途径。临床医师通过学习医学伦理、法律知识等，能够增强职业道德意识，在面对复杂的医疗决策时做出正确的选择。此外，学习同行的先进经验和优秀案例，可以激发医师的创新思维，推动医疗事业的不断发展。

（2）人际技能：人际技能在临床工作中不可或缺。1989年3月，世界医学教育联合会发布《福冈宣言》，该宣言指出沟通能力与人际交往能力都是医师所必须具备的能力，这两种能力在医师职业工作中同诊疗技术一样非常重要，缺少沟通能力、缺少同情心的医师都不是一名合格的医师。可见，医学界在国际上非常重视人际沟通，认为人际技能是医师的一项基本要求,它也成为新时期医师职业素养的必要内容。人际技能是指协调处理各种人际关系的技能。在医院组织中,医师会接触到各种形形色色的人,自身也会扮演着多种角色,因此为确保工作的顺利开展与和谐关系的构建,医师需要学会有效处理各种人际关系。医师的人际关系网主要分为两类,一类是与医院内部人员的人际关系,另一类是与患者及家属的人际关系。一方面,医师要处理好与领导、同事、下属、护士与其他医师间的人际关系。医师有效处理好人际关系,不仅有利于治疗工作的顺利进行,也有利于医师在工作中获得愉悦感,能够开心地工作。在与医师交流分享过程中,医师之间的协调关系可以促进良性沟通交流,进行经验分享,甚至产生新的思想火花;医护的有效配合,可以更好地诊治患者,为患者提供满意的诊疗服务;在团队协同诊疗过程中,团队间默契配合、有效沟通有助于更好地解决医疗问题,为患者进行治疗。另一更为重要的方面是,医师要有效处理好与患者及其家属的关系。医患间顺畅地进行沟通交流,形成和谐的医患关系,有利于医患间相互了解与理解。医患间的和谐关系有利于医师全面了解患者的身体与心理状况,从而有利于医师的科学诊疗,而患者也能对医师产生更多的信任与理解,避免纠纷、冲突的产生,从而积极理解、配合医师的治疗工作,早日战胜疾病,恢复患者身体健康。医师掌握与患者相处的人际技能,能够促进医患间的相互理解与信任,有利于构建和谐稳定的医患关系。

(3)科研能力:临床医师具备科研能力可以推动医学的进步。临床医师在日常工作中接触大量的患者,通过对这些病例的观察和分析,可以发现新的问题和研究方向。他们的科研成果能够为医学理论的发展提供实践依据,促进新的诊断方法和治疗手段的诞生,从而提高整个医疗行业的水平。科研能力有助于提高临床医师的诊疗水平。在进行科研的过程中,医师需要深入学习和掌握先进的医学知识和技术,了解最新的研究动态。这不仅拓宽了他们的知识面,还能促使他们将科研成果应用到临床实践中,为患者制定更加个性化、精准化的治疗方案。例如,通过对某种疾病的分子机制研究,可能会发现新的治疗靶点,为患者带来更好的治疗效果;拥有科研能力的临床医师能够更好地培养医学人才。他们可以将自己的科研经验和成果传授给医学生和年轻医师,激发他们对医学研究的兴趣和热情,为医学事业的可持续发展注入新的活力。

(4)法律意识:临床医师在诊疗过程中,必须严格遵守医疗法律法规,如患者的知情同意权、隐私权等。充分告知患者病情、治疗方案及可能的风险,让患者在完全了解的情况下做出决策,这是对患者自主权利的尊重。同时,妥善保护患者的隐私信息,不随意泄露患者的病情和个人资料,确保患者的人格尊严得到维护。医疗工作涉及众多环节,稍有不慎就可能引发医疗纠纷。临床医师具备法律意识,能够明确自己的职责和义务,严格按照医疗规范和操作流程进行诊疗。在病历书写、处方开具、医疗操作等方面做到准确、规范,为医疗行为提供有效的法律依据。法律意识也是医疗行业健康发展的需要。在法治社会,医疗行业必须在法律的框架内运行。临床医师作为医疗活动的主体,树立法律意识,能够促进医疗行业的规范化、标准化,提升整个行业的信誉度和公信力。

(5)信息素养:2003年12月,联合国在瑞士日内瓦举办了信息社会会议,大会提出《原则宣言》。该《原则宣言》第67条指出,人类社会已经进入一个具有巨大发展潜力的信息新时代,在这个时代,人类沟通将更加便利,各种信息、知识不断产生,通过网络平台传播、共享,打破了时间与空间的阻碍。现代信息技术的飞速发展,也促进了医疗信息化的不断发展,医疗卫生事业也发生了变革。这就要求医师需要具备信息素养,学会获取医学信息,并利用这些医学信息解决诊疗问题、开展科研,以提升自己的医疗水平、为患者提供满意的诊疗服务。信息素养对医师的发展具有重要作用,主要表现在:①有助于强化医师持续学习的能力;②有助于提升医师创新能力。提高医师的信息素养能够促进医师形成可持续的创新能力,成为一名善于学习医学信息、关注医学前沿信息、积极开展医学科学研究并形成医学创新成果的医师。

临床职业能力是一个多维度的综合性能力体系。医疗工作常常面临紧张的节奏、突发的状况和生死攸关的决策,还需要具有强大的心理承受能力、适应能力和应变能力。遇到各种突发情况和紧急事件,如患者病情突然恶化、医疗设备故障等,要保持冷静、沉着,能够迅速调整心态,做出正确的判断,采取有效的措施解决问题,保障患者的生命安全。

第二节　临床医师职业素养形成的背景

临床医师职业素养的形成背景是多方面的,涉及社会背景、科学技术背景、医学背景及教育背景等多个层面。

一、临床医师职业素养的社会背景

近代以来,中国社会处于剧烈变化之中,特别是改革开放以来,更是中国社会现代化转型的剧烈时期,由此带来了许多社会关系的深刻变革。这种社会变革既是一场社会的结构性变革,包括社会利益格局剧烈调整,社会运行体制、机制不断变化,人的社会地位和行为方式等的变革,更是人的思想、价值观、社会心理的深刻变革。在这样的一个大背景之下,医患关系必然被打上了深刻的社会发展烙印,由此带来了临床医师、患者与社会关系的全新状态。改革开放以来,中国临床医师职业与国家社会的关系发生了剧烈变化,这也极其深刻地影响到了人们对临床医师、临床医师对自己、临床医师对国家的复杂评价和行为方式。具体看来,这种改变包括以下方面。

1. 国家对临床医师职业的控制程度降低　一方面,国家不再像改革开放前那样统包统揽,而是减少了对公立医疗机构的财政投入,使这些机构变成了"差额拨款"单位,因而医院必须自负盈亏经营来保障自己的收益。另一方面,国家也对医院"放权让利",就是"给政策但不给财政支持",促使医院内部管理结构发生转变,对临床医师管理形式发生改变,承包制开始流行,经济效率与效益成为衡量医院、科室和临床医师服务表现的重要标准。临床医师逐渐成为"企业化"医院的员工,他们的个人发展、晋升晋级、考核奖惩与医院紧密地联系在一起。计划经济时代临床医师的工作状态相对闲适,因为国家财政投入减少,临床医师不得不在执业过程中兼顾经济效益、服务效率以及患者利益,工作变得越来越紧张而有压力。大部分临床医师还是公立医院的临床医师,尽管允许临床医师多点执业,但完全脱离医院而独立开展医疗行为的临床医师仍是少数。公立医院的临床医师也更多地获得了社会的承认和认可。

2. 临床医师职业市场化水平加深 临床医师职业随着医院改革而与中国市场化经济建设紧密相连。由于中国对市场经济的认识从一开始并没有对诸如医疗、教育等公共性资源、职业进行非市场化运行的先期认识,而是把它们作为一般性公共服务,进行了相当程度的市场化,这导致了临床医师职业被视为一种一般性、符合市场等价原则的公共服务职业,患者与临床医师之间的"现金关系"、临床医师与医院的"雇佣"关系、临床医师与药品厂家间的"合作"关系都打上了深深的"市场"烙印,这也为医患关系的复杂性埋下了隐患。

3. 临床医师成为国家医疗体系矛盾的缓冲器 无论在什么社会条件下,临床医师都是社会公共卫生和健康事业的最主要维护者、执行者,是公众健康守护者,这是临床医师职业最值得为社会所赞誉、所认同的,也是临床医师与社会关系的主流与主体。但是在不同时期、不同阶段,临床医师与国家的互动关系又有微妙的差别。中国医疗体系经历了计划到市场的剧烈转型,这个从不完善到完善的过程导致了临床医师不得不直接面对这一转换所带来的具体问题。由于公立医院具有对患者的传统吸引力优势以及资源优势,患者更愿意接受公立医院的临床医师救治,这就导致了中国医患纠纷绝大多数发生在公立医院。政府是医患关系调控政策制定者,但是当医患纠纷发生时,患者第一时间想到的责任人就是医院和临床医师。在医患博弈中,法律规则、医德规则和医疗专业规则的适用往往成为难题,面对单位各种强调服务效率与经济效益的压力,临床医师职业的专业性判断往往得不到有效的运用,这种状况更因为临床医师对病患与医药厂商的双向专权力而加剧,导致他们便利地将自身对行医的垄断权力转化为经济利益,从而弥补因国家对服务价格和工资水平的控制所导致的较低收入,使临床医师的职业形象严重受损,来自患者的信任大量流失,临床医师的人身安全时常受到威胁。

4. 临床医师面对较大的社会压力 首先是临床医师平均每人所面对的患者总量远远超过临床医师体力承受量和基本合理工作量。2023 年我国卫生健康事业发展统计公报显示,2023 年年末,全国卫生人员总数达 1 523.7 万人,其中卫生技术人员有 1 248.8 万人,但其中执业(助理)医师只有 487.2 万人,2023 年,每千人口执业(助理)医师 3.40 人,每千人口注册护士 4.00 人;每万人口全科医生 3.99 人,每万人口专业公共卫生机构人员 7.15 人(见表 1-1)。相比之下,发达国家的临床医师资源配置相对合理。例如在欧洲,德国的医疗体系具有较高的效率。德国每千人口执业医师数量约为 4.20 人,高于我国。德国的医疗系统强调预防保健和初级保健,通过完善的社区医疗网络和家庭医生制度,有效分流了患者,使得医师能够专注于复杂疾病的治疗和研究。

表 1-1 2022-2023 年全国卫生人员数

指标	2022 年	2023 年
卫生人员总数(万人)	1441.1	1523.7
卫生技术人员	1165.8	1248.8
执业(助理)医师	443.5	478.2
执业医师	372.2	401.0

续表 1-1

指标	2022 年	2023 年
注册护士	522.4	563.7
药师(士)	53.1	56.9
技师(士)	75.1	82.0
持乡村医生证的人员和卫生员	66.5	62.2
每千人口执业(助理)医师(人)	3.15	3.40
每万人口全科医生(人)	3.28	3.99
每千人口注册护士(人)	3.71	4.00
每万人口专业公共卫生机构人员(人)	6.94	7.15

二、临床医师职业素养的科学技术背景

现代医学科技的飞速发展为临床医师提供了更多的诊疗手段和治疗选择。从基础医学研究的深入到临床应用技术的突破,再到医疗设备的更新换代,都为临床医师提供了更广阔的实践空间和更高的技术要求。临床医师不仅要具备深厚的医学理论基础,还要熟练掌握各种先进的诊疗技术和设备操作技能。这些因素共同作用于临床医师的职业发展,要求他们不断提升自身的专业素养和综合能力,以适应不断变化的医疗环境和患者需求。

1. 技术应用与创新 ①掌握先进诊疗技术:临床医师需要不断学习和掌握新的诊疗技术,如微创手术、精准医疗、基因编辑等。这些技术的应用不仅提高了治疗效果,还减少了患者的痛苦和恢复时间。②熟练操作医疗设备:随着医疗设备的不断更新换代,临床医师需要熟练掌握各种先进的医疗设备操作技能,以确保能够准确、高效地为患者提供诊断和治疗。③跨学科融合应用:临床医师还需要具备跨学科的知识背景和思维方式,能够将其他学科的先进技术和理念应用于医学领域,以推动医学的创新和发展。④科研能力与科研思维:临床医师需要具备一定的科研能力,能够开展临床研究,探索新的治疗方法和技术。通过科研活动,临床医师可以不断积累经验,提高自己的专业水平。临床医师需要具备创新思维,能够在面对复杂病例时提出新的思路和方法。创新思维有助于临床医师突破传统思维定式,发现新的问题解决方法。

2. 信息素养的提升 在信息化时代,临床医师需要具备良好的信息素养,能够利用互联网和其他信息技术获取最新的医学信息,同时也要能够与患者进行有效的在线沟通和教育。

临床医师职业素养的科学技术背景是多维度、多层次的。它涵盖了医学科技的发展、医学模式的转变以及信息素养提升等多个方面。这些背景因素共同作用于临床医师的职业发展,要求他们不断提升自身的专业素养和综合能力,以适应不断变化的医疗环境和患者需求。

三、临床医师职业素养的医学背景

医学的发展不能脱离它所处的时代。医学思想和实践来自与之相适应的知识环境,同时又为拓展和丰富人类的知识贡献力量。从原始社会到现在几千年的发展历程,医学的发展道路艰难曲折不仅囊括了医学的各门学科,而且涉及丰富多彩的人类医疗卫生活动。医学的发展凝聚着一代又一代先行者的心血和智慧,它既是人类对自身疾病与健康及其关系的认识史,也是一部伴随着社会生产发展,由经验到科学、由低级到高级、由单一到综合逐渐进化的发展史,既是科学技术进步的一个缩影,也是人类文化史的一个重要组成。

1. 21世纪医学的进展趋势　21世纪的医学进入高科技时代,医学的理论和技术将有更大更深入的发展,从根本上解除最严重疾病对人类的威胁。分子生物学、系统生物学与生物医学、预防医学、转化医学、个体化医学、精准医学、医学整合等领域将是21世纪医学发展的优先领域。

2. 中国现代医学的发展　中华人民共和国成立以来,卫生事业获得迅速发展,公共卫生设施不断完善,医药卫生资源不断增强,人民群众的健康水平有了大幅度的提高。综合反映国民健康的主要指标,如婴儿死亡率从中华人民共和国成立前的200‰下降为31.4‰,孕产妇死亡率从1500/10万下降为61.9/10万。长期以来,严重危害着人民健康的烈性传染病,大多已经消灭、基本消除或得到控制;绝大多数地方病和寄生虫病的发生发展,得到有效的控制;各种常见病的发病率和死亡率明显降低。中国人口平均期望寿命已从中华人民共和国成立前的35岁提高到70多岁,居发展中国家的前列。

我国现代临床医学在基础医学、预防医学、药学的协同支撑下,在物理诊断学、实验诊断学、传染病学与寄生虫病学、内科学、地方病学、外科学、妇产科学、儿科学、眼科学、耳鼻咽喉科学、皮肤性病学、口腔医学、精神病学、神经病学、营养与食品卫生学、放射医学、护理学、临床肿瘤学、核医学等方面均取得了显著的发展,学科体系齐全,技术装备先进,技术水平提高,国民健康得到有力保障。

3. 中国医疗体系的特点　医疗体系的特点也对临床医师职业素养的形成有重要影响。不同地区的患者对规培医师职业素养展现的期望落差存在差异,中西部地区的患者期望落差小于东部地区。这提示在医疗资源分布不均的情况下,医师的职业素养培养需要更加注重区域特点和实际条件。

党的十八大以来,以习近平同志为核心的党中央从党和国家健康服务全局以及国家长治久安发展的任务出发,提出了一系列以全民健康为中心的卫生事业改革方案,并提出了发展全民健康的新思想、新政策、新要求,党的十八届五中全会提出"推进健康中国建设"的重大决策,在2016年召开的21世纪第一次全国卫生与健康大会上,习近平总书记对中国特色社会主义新时代建设中为何推进健康中国建设做出解释,并提出了新时期的卫生与健康事业方针、健康中国建设的首要任务、基本要略等。医学是以预防、治疗疾病和维护机体健康状态为目的,综合运用自然科学和社会科学处理生命过程各种状态相关问题的实践活动。临床医师运用医学在对生命施以主动、全面、本质关爱的过程中,实现预防疾病及身体损伤,解除由疾病引起的疼痛和疾苦,医学的研究和服务对象是来自不同的生活背景与文化背景的人与人群,所以医学应具有社会属性与人文属性。当前社会,传统的生物医学模式已经向"生物-心理-社会"医学模式转变,促进人类以综合、系统的思维多层次地探索生命,促使人们从社会、心理角度解决医学问题,我国也随之建立起符合我国国情的现代医学体系。临床医师的职业素养不仅体现在其与患者的互动中,还需要通过持续的专业学习和实践来不断提升。这种素养是一个动态的有机整体,反映了医师的知识、态度和行为的总体水平。

四、临床医师职业素养的教育背景

从医学教育角度来看,临床医师的职业素养教育应与临床技能和知识的培训同步进行,甚至在某些方面职业素养教育更为重要。在医学教育方面,现代医学模式提供了医学教育发展的理论依据,所以医学教育也要有一个观念的转变和变革。要改变生物医学模式指导下的传统教育思想和方法,设立必要的人文科学与社会科学课程,建立生物医学是一维,行为科学是二维,社会科学、管理和信息科学是三维的立体式知识结构。使医学生学会根据人群健康的需要和对疾病防治的要求,进行社会诊断,提出社会处方;学会进行健康教育,组织发动人群开展社会预防和健康的活动。临床医师职业素养的教育背景是一个多维度、多层次的复杂体系,涵盖了从本科教育到研究生教育,再到住院医师规范化培训和继续教育的各个阶段。本科医学教育为学生提供全面的医学基础和临床知识,培养具备初步医疗技能和职业素养的医学人才。研究生医学教育深化专业知识,提升临床技能和科研能力,培养高层次医疗卫生人才及推动医学科技进步。住院医师规范化培训通过科室轮转和系统训练,强化实践技能和职业素养,完成从学生到临床医生的过渡。继续教育提升职业素养,确保临床医师适应医学进展并遵循职业道德规范。

综上所述,临床医师职业素养的形成背景复杂多样,涉及社会背景、科学技术背景、医学背景、医学教育背景等多个方面。通过对这些背景因素的深入分析,可以更好地理解和提升临床医师的职业素养,从而满足社会对医疗服务的高标准要求。

第三节　临床医师职业素养形成的意义和方法

一、临床医师职业素养形成的意义

临床医师的职业素养在日常诊疗活动过程中发挥着不可替代的作用,对医疗质量、患者体验、医疗行业的发展以及社会的健康福祉都有着深远的影响。

(一)提高医疗服务质量

1. 提升诊疗效果　医生职业素养的提升,使其在诊断和治疗过程中能更准确地确定病因,制定个性化的治疗方案并有效执行,从而提高诊疗的效果。医师通过对最新医疗研究的不断学习和实践,能够掌握前沿的医学技术和治疗方法,在面对具体病例时可以迅速判断最合适的诊断和治疗路径,减少误诊和延误治疗的风险,加快患者恢复速度。

2. 提高医疗安全性　随着医学知识和技术的快速发展，临床医师通过不断更新其医学知识和技术操作，熟练掌握无菌操作技术、正确执行手术步骤，精确使用医疗设备等，研究和理解新兴的治疗方法、药物的风险和正确使用方法，可以防止误用和降低治疗的风险。在技术和知识培训的技术上，临床医师对医疗伦理的坚守和个人责任感的加强，通过遵守医疗标准和指南、严格执行患者安全政策以及在出现错误时采取及时的纠正措施等可以提升患者的安全，增强公众对医疗机构的信任。

（二）促进医患关系和谐

1. 增强信任和沟通　良好的医患沟通和人文关怀能够增强患者对医师的信任和配合，提升治疗效果，预防误解和冲突，从而在整个治疗过程中建立一种积极的互动氛围。在医疗实践中，专业的临床医师通过明确、同理心强的沟通方式，有效地向患者解释病情、治疗选项及可能的风险与后果，帮助患者更好地理解其健康状况，从而做出更加明智的决策。当患者相信医师的专业能力并感受到医师对其健康的真诚关心时，才更有可能遵循医嘱并参与到治疗过程中。医师这种诚实、透明的医疗实践能够显著加强患者的信任感，有利于在医患之间建立一种持久和谐的关系，优化整体的医疗服务质量。

2. 减少医患纠纷　临床医师在与患者及其家属交流时，通过将病情的诊断、治疗选项、可能的风险与副作用进行详尽解释，并主动倾听患者的疑虑和需求，可以使得患者和家属对治疗过程有清晰的理解和合理的期望，提高其对医疗结果的接受度，可以建立起相互尊重和理解的关系，为避免误解和误会奠定基础。同时，在医疗实践中，临床医师坚持最高的医疗标准和遵守法律法规，可以减少由于疏忽或不当行为引起的纠纷，也能够在纠纷初起时有效地管理和解决问题。

（三）促进医师职业发展

1. 提高职业认同感　临床医师的职业认同感体现为对自身角色定位的准确认知、医疗职责的自觉担当及职业价值的深度认同，这种内在驱动力能有效激发工作热忱与职业承诺。通过系统性专业教育及持续职业发展，临床医师在提升临床决策能力与诊疗技术的过程中，逐步建立起应对复杂医疗情境的专业自信。当其在诊疗实践中切实改善患者健康、实现医学价值时，将获得显著的职业成就感与自我认同，从而强化对医疗事业的自豪感与使命感。医疗团队内良性互动形成的尊重氛围与价值认同，特别是来自同行认可及患者信赖的正向反馈，不仅能促进医师个体职业成熟度提升，更可增强团队协作效能，最终形成个人成长与集体发展的良性循环。

2. 促进职业生涯的长期发展　随着医学知识和技术的快速发展，新的治疗方法、药物和技术不断涌现，医师的持续学习和适应改革成为其职业生涯可持续发展的必要条件。临床医师通过参加专业研讨会、继续教育课程和学术会议，可以获得最新的医疗信息和学习先进的临床技术，扩展其知识领域，提升其在专业领域内的影响力和认可度，帮助医师在医疗行业中保持竞争力，适应日益复杂的医疗环境，并拓展其职业路径。随着职业生涯的推进，许多医师通过学习医学专业知识，以及沟通、决策和人员管理知识等，可以承担着更多的管理和领导职责，能够有效地推动团队合作，提高工作效率，并在组织中发挥更大的影响力，进而实现职业生涯的持续成长和成功。

(四)适应医疗行业的快速变化

1. 促进创新思维的培养与技术适应　临床医师创新思维的培养促使其能够更好地解决复杂的临床问题,技术适应能力能够确保临床医师有效地使用最新的医疗工作方法,提高医疗服务效率和质量,提供最佳的患者护理。一方面,临床医师通过技术和治疗方法的革新,进行跨学科合作,能够在医疗服务流程、患者沟通和疾病管理方面寻求新的解决方案,识别服务中的不足,进而开发更有效的治疗协议或改进患者跟踪程序。另一方面,随着医疗技术的快速发展,临床医师通过掌握遥感监测设备、机器人手术以及基因编辑技术等新技术的基本原理和操作方法,可以适应不断变化的医疗环境,满足患者和社会对高质量医疗服务的需求。

2. 应对突发事件,提高应急处理能力　临床医师提高自身在面对自然灾害、疫情暴发、突发公共卫生事件等导致群体性伤患的情况突发事件下的应急处理能力有利于保障患者安全。临床医师通过模拟训练、紧急情况演练以及持续的职业教育,可以提升其在压力环境下的表现;同时,临床医师通过心理培训和压力管理技巧的学习,可以提高自我调节能力,确保即便在极端情况下也能保持清晰的判断力和决策能力。使其在紧急情况下,能够迅速保持冷静和专注,在时间有限的情况下做出诊断和治疗决策,从而直接影响到医疗干预的效果。

二、临床医师职业素养形成的方法

(一)政策层面

1. 制定职业标准　卫生行政部门及行业协会依据职责制定职业规范标准,涵盖临床医师的教育、资格认证、职业行为、继续教育等多个方面。随着医疗技术的发展,标准中需要加入新的治疗方法或新兴技术的使用规范,确保医师无论在医疗技术、健康理念还是行为准则方面均能与时俱进。

2. 加强评价考核　卫生行政部门要建立一个全面的考核评价体系,设立专门的医师监管部门,明确审查审核职责。通过审查医师的资质、监管诊疗行为、评价诊疗效果,确保所有医师规范诊疗、合理施治。建立涵盖全行业的问责机制,采取多种措施,从标准制定、执行、评价、改进等环节建立全流程的问责制度。目前,我国各级卫生健康行政机构均设立卫生监督部门,行使监督执业工作。每年也通过多种形式对医疗机构及医师个人开展评价考核工作。

(二)教育层面

1. 开展医学生职业素养培育　强化新时期医学教育政策落实,把理想信念教育、思想政治教育和医德培养贯穿医学人才培养全过程,培养医学生珍爱生命、大医精诚、救死扶伤的精神。强化医学人文教育,优化医学职业素养课程体系。提升医学生职业认同,强化职业发展教育,帮助树牢专业思想,夯实职业素养基础。在临床见习、毕业实习和临床实践训练过程中,加强医学生与患者及家属沟通交流能力的培养。切实贯彻"早临床、多临床"的医学教育方针。

2. 推动继续教育　继续教育是医学教育体系中非常重要的一个环节。目前继续教育以学分形式开展。医师通过参加研讨会、专业课程、在线教育平台或参与研究项目来获得。学习的内容可以分为必修和选修。必修内容聚焦于新兴的医疗技术和法律法规更新、医学伦理以及急救技能培训等。选修内容可以涵盖疾病预防、慢性病管理、心理健康支持，以及对特定人群如儿童或老年人的专项医疗技术等更广阔的领域。

（三）医师层面

1. 坚持终身学习　医师的职业属性决定了医师应终身学习。一方面，医师应积极参与专业学术交流会、工作坊、在线课程和证书程序等学习，利用专业期刊和医学数据库阅读最新的研究论文和临床试验报告。另一方面，临床医师应培养一种主动学习的态度和习惯，结合日常实践，以讨论疑难病例、多学科会诊、手术观摩等形式主动提升自我；也可在教学实践中答疑解惑、教学相长，督促自己主动学习。

2. 注重自我反思　医师通过客观的自我评价，对诊疗行为、临床决策做出正确的评估。采用工作日志、反思性写作客观地审视自己的决策过程，诊疗行为、医患沟通、治疗效果等；同时，采用同行评审会议的形式，医师将病历进行解读，尤其是施治方案、诊疗行为等全面客观地进行呈现，接受同事的评价和建议。

3. 设立职业目标　医师应当通过自我评估和职业规划开始设立职业目标，利用SMART原则（具体、可衡量、可达成、相关性、时限性），并综合考虑短期目标和长期目标，确保每一个目标都是清晰和可执行的。其中，短期目标包括完成特定的专业培训课程、获得特定的技能认证或参与某项研究项目。长期目标涉及成为某专业领域内的权威、获得高级职称或进行国际医疗合作。同时，医师应建立一个具体的行动计划和定期的评估机制，行动计划应涵盖详细的步骤、所需资源、预期的挑战及解决策略等内容，并定期回顾自己的职业目标和行动计划，评估进展情况，识别任何偏离计划的原因，根据当前的职业环境和个人情况调整目标，从而更有效地推动个人职业发展。

三、临床医师职业素养形成的发展趋势

（一）临床医师职业素养形成的跨学科融合趋势

1. 医学与人文社会科学的融合　医学与人文社会科学的融合强调对患者全面的关照，涵盖了生理上的治疗，以及心理、社会和文化层面的考虑。随着医学界对疾病理解的深入，医学与人文社会科学逐渐融合，使得治疗方法更为全面，更能够针对具体个体的实际情况进行优化。在医学院校中，除了传统的生物医学课程，医学伦理学、医学心理学、社会医学以及医学人类学等学科越来越多地被纳入课程体系中，帮助医生理解和尊重患者的社会和文化多样性，培养医生的同理心。在临床实践中，临床医生被鼓励与医生、护士、社会工作者、心理咨询师等人员进行团队合作，共同参与患者的治疗过程，确保患者在生理、心理、社会各方面都得到最佳支持。

2. 东西方医学文化的融合　东西方医学文化的融合表现在国际标准的引入与适应，以及医学特色的传承与创新。一方面，在全球化的背景下，国际疾病分类（ICD）和医疗程序的最佳实践指南等国际医学标准，为医师提供了一种共通的语言和操作框架。其在我国医疗中的引入与适应促进了不同医学体系之间的知识和技术交流，有助于提高临

床治疗的效率和安全性。另一方面,中医拥有几千年的历史和深厚的文化根基,其独特的诊疗方法、药物使用和对健康的整体观念,对现代医疗实践提供了重要补充。随着科技进步和全球化影响的深入,中医特色的传承与创新可以通过引入现代医学技术和理念来适应当代医疗需求,更好地融入现代医疗体系。

(二)临床医师职业素养形成的实践化发展趋势

1. 临床实践　随着医学知识的迅速更新和医疗技术的持续进步,临床实践要求医师能够灵活应用复杂的医疗信息,进行有效的疾病诊断和治疗。一方面,临床实践的专业化趋势涉及医师对特定疾病类型的深入理解,熟练掌握相关医疗设备和手术技术等内容,能够在特定医学领域内进行精细化操作和决策。为此,临床实践要求临床医师进行持续的临床培训和专业发展,并通过团队合作和知识分享,提高整个医疗团队的服务水平。另一方面,临床实践还要求临床医师具备人文关怀,在进行医疗操作时,采用清晰、诚恳而富有同情心的沟通方式,注意维护患者的心理健康和尊严,帮助患者更好地理解自己的健康状况,减轻焦虑,增强治疗的合作性,从而提高患者的满意度和治疗依从性。

2. 社会实践　在全球健康挑战日益突出的当今世界,临床医师的社会实践涵盖了疾病治疗、疾病预防、健康教育以及提升公众健康意识等内容。一方面,社会实践促使医师跨出传统医疗机构的界限,进入社区、学校或老年人居住设施等,进行健康教育讲座、筛查活动或提供基本医疗服务,提高公众的健康知识和自我管理能力,通过早期识别和干预,减少严重健康问题的发生。另一方面,在传染病暴发、自然灾害后的卫生恢复等全球或地区性健康危机的情况下,临床医师将能够在压力环境下做出快速、有效的决策,在控制疾病传播、评估健康风险和协调资源方面发挥领导作用,加深对公共健康原则和实践的理解。

(三)临床医师职业素养形成的技术应用趋势

1. 数字化医疗记录与数据分析　数字化医疗技术与数据分析优化了医疗记录的管理,提升了临床决策的质量和效率。一方面,数据化医疗记录系统通过标准化的格式记录患者的病史、诊断过程、药物使用和治疗反应等临床数据,使得医师任何时间和地点都能够快速获取完整的患者信息。随着信息技术的发展,数字化医疗记录系统能够与医疗设备直接交互,自动更新数据,进一步提高工作效率和数据准确性;另一方面,数据分析技术通过对大量医疗数据进行分析,使得医师可以从历史健康数据中预测特定患者群的健康风险,识别疾病模式、风险因素和治疗效果的趋势,优化治疗方案的选择。

2. 人工智能在诊断和治疗中的应用　人工智能技术重新定义了临床医师的工作方式,能够通过模拟人类的认知功能,处理和分析大量的医疗数据,帮助医师作出更快速、更准确的医疗决策。在诊断方面,深度学习和计算机视觉技术开始广泛应用于影像医学领域,帮助医师分析医学影像,识别病变区域,提高诊断的效率,减少误诊和漏诊的可能性,提升了患者的治疗效果。在治疗方面,人工智能的应用促进了个性化治疗方案的发展。

【参考文献】

[1]颜虹,沈华浩,侯晓华.医学导论[M].2版.北京:人民卫生出版社,2021.

［2］和水祥,黄钢,万学红.临床医学导论［M］.2版.北京:人民卫生出版社,2021.

［3］范海燕,朱炜君,刘凤霞.中医"三证三法"辨证理论在提高妇产科医师思维实践能力中的应用［J］.中医药管理杂志,2024,32(2):168-170.

［4］余根钦.四维融合视角下临床专硕研究生的职业素养教育研究［J］.锦州医科大学学报(社会科学版),2023,21(6):49-52.

［5］魏小庆.在课程思政中培养医师职业素养——以临床本科专业"预防医学"教学为例［J］.教育教学论坛,2023(50):177-180.

［6］沈丽琼,罗璐瑶,陈谨瑜,等.基于自评与他评的住院医师职业素养现状分析及对策研究［J］.医学教育管理,2023,9(5):649-654.

［7］周月,鲁利群,蒋文秀,等.全方位强化儿科住培中的医学人文与职业素养培养［J］.中国毕业后医学教育,2023,7(2):189-192.

［8］李一萱.我国设立基于岗位胜任力的全科执业医师资格考试必要性的研究［D］.中国医科大学,2021.

［9］赵大华,于宁.临床病理科住院医师的规范化培训的教学模式分析［J］.中国继续医学教育,2021,13(28):93-97.

［10］胡春燕,陈蓬来,陈予宁,等.临床医师岗位胜任力重要性的评判及分析［J］.当代医学,2021,27(24):187-190.

［11］刘雯.建立综合性临床教学体系,全面提升医师职业素养［J］.中国产经,2019(4):74-75.

【思考题】

1.请结合本章内容,分析一名合格的临床医师应具备哪些关键的职业素养,并讨论这些素养对于提高医疗服务质量和患者满意度的作用。

2.在社会变革背景下,临床医师如何应对职业角色的转变?思考并讨论在国家对临床医师职业控制程度降低、职业市场化水平加深等社会背景下,临床医师如何平衡经济效益、服务效率与患者利益,以及这些变化对临床医师职业形象和医患关系的影响。

3.请结合实际情况,分析在当前的医疗环境中,临床医师如何通过提升职业素养来应对新技术和新治疗方法的快速变化?

第二章

医学道德

【学习目标】

1. 掌握医德及医德修养的内涵及作用、提高医德修养的基本途径、新时期卫生健康人员医德建设内容。

2. 熟悉医疗实践中的医德培育。

3. 了解国内外医德发展历程。

第一节 医学道德基本理论

一、医学道德概述

医学作为一种爱人之学,人道之学,它与道德相互影响,相得益彰,是人类行为的基础,在中华五千年的文明史中形成了光辉璀璨的历史功绩,为推动人类发展,社会进步夯实了伦理基础。道德与医学的结合,奠定了医学"人学"和"艺术学"的认知基础。医学道德是医学伦理学的基础。

医学道德简称医德,是医务人员最基本的职业素养之一,是医学伦理规范体系中非常重要的内容。是医务人员在长期的临床实践中形成的比较稳定的心理素质、职业素养、工作习惯和优良传统,是调整医务人员与患者、医务人员之间以及医务人员与社会之间关系的行为准则和规范。医德是所有从事与医疗活动有关的职业人员的道德品质。通俗地说,医德就是"想方设法为患者看好病",包括负责任的态度和解决问题的能力,是道德在卫生健康领域中的具体表现。不同职业、不同行业,由于工作属性、工作对象、工作责任的不同,形成的道德意识和行为准则也不尽相同,医德就是从卫生健康工作这一特定的领域牵引出来的道德规范,它主要调整以下三方面的关系。

第一是医务人员与患者之间的关系。医务人员服务患者的宗旨和治病防病的职责决定了道德责任首先体现在医疗实践中,在医疗活动中,医务人员和患者的关系是首要的关系。因此,医患关系是医德所要研究的核心问题和主要对象。

第二是医际关系。即医务人员之间关系。随着医学的发展,医学各专科之间边界越来越清晰,尤其是各亚专业划分越来越细,团队合作趋势日益明显,患者从就诊、检查、治疗、康复、随访,都需要包括医师、护士、药师、康复师在内的多方面协作才能完成,这就要求医务团队内部有和谐的协作关系。医务人员之间的关系主要包括医师与医师,护士与医师,医护与患者,医护与医技人员,医技人员之间及传统意义上的临床实践科室与行政职能部门之间的关系。这类关系是医院高质量关系网的基石。因此,医务人员之间的关系是医德体系研究的重要对象。

第三是医务人员与社会之间的关系。医疗卫生已发展成关乎人民切身利益的社会性事业,社会功能已大大扩展和强化,医务人员对医药资源的分配,医疗、预防保健与社会的配合程度。直接影响着医学的发展程度及惠及程度,医疗和预防活动不仅仅关系到患者和家属的利益,而且关乎着社会的利益。因此,医务人员与社会的关系,必然成为医德研究的重要关系之一。

二、医德的本质

医学首先是一门人学,关乎人的生命安全和身体健康,因此,相对于其他行业道德,医德肩负对生命诠释的使命,标准更高,使命更神圣。医德属于社会道德范畴。依据历史唯物主义观点,不同的社会道德源于不同的经济基础,医德也不例外。社会主义道德建立在社会主义经济基础之上,与社会主义的经济、政治、文化状况相适应。社会发展的核心目标是让人们过上健康、富裕的生活。而这就要求医德秉持"敬佑生命,救死扶伤,甘于奉献,大爱无疆"的职业道德,促使医务人员能够全身心投入抢救、治疗患者的服务当中。作为社会主义性质的医德规范,要充分反映人民当家做主的现实,切实做到"人民至上""以人民健康为中心",从而体现出社会主义医德不同于其他形式医德的优越性与差异性。

三、医德的特点

1. 继承性　医德继承性是医德核心要点之一,是随着医学的发展而发展的。中国医德萌芽于上古时期,与巫术并存。由于生产力的低下,人类对疾病处于蒙昧状态,除了祈求神灵的庇佑和简单粗浅的自救外,只能"望病兴叹"。而为了生存,作为部落的佼佼者必须进行新的尝试和经验总结,甚至以身试险,探求祛病疗伤的方法。这种部落成员间的关心与帮助,形成萌芽状态的医德。在奴隶社会,尤其是西周时期,《周礼》记载了四季不同的流行病,人类开始对疾病有了一定的认知,开始出现专门的医师,随着生产力的发展和封建社会的形成,尤其是"百家争鸣"和医学进步,为医德发展提供了基础,《黄帝内经》初步确立了中国医学理论,其中包括对医德的阐述。战国时期扁鹊的"六不治"及汉代淳于意的病历记录,为医德传承和发展提供了最早的参考。在随后的王朝更替中,医德也随之进步和完善,逐渐形成了一些中国古代普遍遵从的传统医德。许多近代的医德理念在众多医学家身上反映出来,如赤诚济世、淡泊名利、清廉正直、刻苦钻研、虚心求教、严谨治学等。唐代孙思邈的《大医习业》《大医精诚》系统论述了医德修养,是中国传统医德的经典之作。

2. 时代性 每个时代都有其独有特征。医德原则、医德规范、医德评价、医德教育都是时代的产物。医学的发展不仅仅表现为医疗技术的发展,而且表现为医德的进步。与新的预防、诊断、治疗方式相对应的伦理原则的制定是医德进步的标志。医德是与社会进步、生产力发展相同步的。正如当今我国的医德是以社会主义核心价值观为基础,体现出人类命运共同体的大同健康观。

3. 实践性 医德是在实践中发展并丰富的,是认识、解决医疗卫生实践和人们之间、医学与社会之间伦理道德关系的科学。医德的伦理和规范是与实践密不可分的。医德是对医学实践中道德关系、道德意识及道德关系的说明,同时还反作用于医学实践,即规范、约束医疗活动。因此,医学实践是医德形成的基础,是检验医疗活动规范性、科学性的载体。

4. 普适性 正如恩格斯所言:"从动产的私有制发展起来时,在一切存在这种私有制的社会里,道德戒律一定是共同的。"古往今来的医务人员,首先强调的就是医学道德,即:医学人道主义精神。从我国古代的"医乃仁术"之说到希波克拉底的医学宣言,直至目前现在的"救死扶伤、奉献社会"的职业精神,新时期卫生健康方针强调的"以人民健康为中心""把人民健康放在优先发展的地位",无不凸显着医德具有普适性。

四、医德的作用

1. 践行新时代卫生健康工作 2016 年召开的卫生健康大会,提出新时期卫生健康工作新方针"以基层为重点,以改革创新为动力,预防为主,中西医并重,将健康纳入所有政策,人民共建共享"。会议倡导广大卫生健康工作者弘扬"敬佑生命、救死扶伤、甘于奉献,大爱无疆"的新时代医德精神。同年 10 月,中共中央、国务院印发《"健康中国 2030"规划纲要》,《纲要》指出,推进健康中国建设,是全面建成小康社会、基本实现社会主义现代化的重要基础,是全面提升中华民族健康素质的重大举措。党的二十届三中全会把深化医药卫生体制改革作为进一步全面深化改革、推进中国式现代化的一项重要任务予以部署,充分体现了以习近平同志为核心的党中央维护人民健康的坚定决心。牢固树立道德基础,培育医德新常态是新时代卫生健康人的听党指挥,永远跟党走的重要表现。2024 年 10 月,国家卫健委牵头印发的《医学人文关怀提升行动方案(2024–2027 年)》强调应"引导医疗卫生机构工作人员树立人文情怀,培育心中有爱、医德高尚的'大医''良医'"。

2. 提升医疗质量 现代医院管理制度和公立医院高质量发展理念为医疗服务机构提出了很高的要求,明确了公立医院医德医风建设的内涵和必要性,确立了医德医风在医疗服务机构的重要位置,其与医疗技术共同决定着医院生命线——医疗质量。二者相互依赖,相互促进。精湛的技术、高端的设备、舒适的环境固然能给患者带来较好的就医体验,但是医务人员的责任心、服务态度、工作效率、费用控制等对医疗质量影响更深。更何况在目前复杂的医患关系背景下,医学人文精神的提倡更助于改善医患关系,

3. 促进医学进步 医德不仅仅体现在医务人员为人进行医疗活动的过程中,还包括医务人员对自身修养的提升,对医学高峰的攀登,这是由医学的学科属性和服务对象所

决定。正因为有了医务人员对医学高峰的不断追求，才能推进医学向前发展和进步。

4. 培养医学人才　健康中国战略的实施是中国式现代化的重要基础支撑，是深入贯彻新时代卫生健康工作总方针的人力基础。无论是治病救人，还是疾病防治，改革的各个环节都需要高素质的医学人才，只有医风纯正、医德高尚的人才才能确保健康中国战略的实现，才能确保卫生事业的持续发展。

五、医德发展历程

1. 中国医德发展历程　中国医德是具有传承性的。经历了上古时期的萌芽到奴隶社会后期封建社会前期的形成，再到汉唐时期的发展直至形成现在具有社会主义特性的医德体系。其主要内容为以"仁"为医德核心，尊重生命，珍重健康，崇尚把患者当成亲人的医患关系；注重道德修养，提倡重义轻利，博学精进，强调尊重同道。这些都是我国古代医德的精髓，其特点带有鲜明的中国儒学和佛学特点，"心存仁义""先发大慈恻隐之心"，反映出医德的内在性；古代医德是仁心自做主宰的产物，而非外在强制的结果，反映出医德的自律性。古代医德不仅仅是以"仁"主宰内心也停留在外在层面，而是以人本身为依据，在内在德行与外在规范的关系意义上具有超越性。

进入近代，医德随着中国社会的巨大变迁日益受到社会的关注。医德不再仅仅是医务内部的问题，它承载了政治、经济、社会、民族文化等多层次厚重内容。其表现为路径由"人德"向"医德"转变，医业由"道德化"向"职业化"转变，机制由"体仁"到寻求制度建设和组织建设，理想人格从"仁医"向"良医"转变。这些转变具有一定的时代性。另外，诸如责任心不强、逐利避害等问题也逐渐显现，在西学东渐的大背景下，思想保守、受环境影响、医德约束力较差等问题制约了医学的发展。此时很多有识之士提出了旨在纠正医德不正之风的观点。如名医施今墨提出"从医治病医德至关重要"；我国第一部《医学伦理学》也在1932年出版，作者宋国宾在"仁""义"基础上对"医师之人格""医师与同道""医师与社会""规己之规"做了精辟论述。此时的医德也充斥着爱国主义和民族主义的思想，鲁迅、孙中山两位先生是其鲜明的代表。"济世为怀""医学不仅仅给苦难的同胞解除疾病，但愿还真能成为我们社会改革的杠杆"丰富了医学伦理学内容，也为新民主主义医德的建立和发展提供了方向。

新中国的建立及社会主义制度的确立，催生了社会主义医德。其原则是衡量新中国医务人员最高的道德标准，是医德总纲和精髓，具体为社会主义医学人文主义精神，以全心全意为人民健康服务为宗旨。其规范是在医德基本原则指导下，调解各种关系的行为准则。改革开放以后，卫生体制改革随着经济改革和社会主义精神文明建设相继展开，1981年6月份的第一次全国伦理道德学术会提出的"全心全意为人民服务，救死扶伤，防病治病，实行革命的人道主义，应该是医务人员道德规范的核心和实质"被认为是二十世纪八九十年代的"医德基本原则"。1981年10月，原卫生部颁布了《中华人民共和国医院工作人员守则和医德规范》，提出了"遵守公德、热爱医学、救死扶伤、高度同情、尊重患者、讲究卫生、廉洁奉公、团结互助"八条医德规范，标志着我国社会主义医德规范的形成。随后的国家相关部委颁布的包括的医德规范、医务人员从业规范、"九不准"等对医德都进行了系统、明确的规定，《执业医师法》从法律层面对医师素质、执业规则等都进行了法律规定。2018 年 8 月,在首个"中国医师节"到来之际,习近平总书记作出重要指示:"希望广大医务人员认真学习贯彻中国特色社会主义新时代思想和党的十九大精神,践行社会主义核心价值观,坚持全心全意为人民服务,弘扬救死扶伤的人道主义精神,继往开来,再接再厉,不断为增进人民健康作出新贡献,为健康中国建设谱写新篇章,努力开创我国卫生健康事业新局面。"这一指示,为新时代中国医德规范奠定了基调,即践行使命、以人为本,救死扶伤,开创新局。

作为新时期医务工作者,我们对古代医德应采取古为今用、守正开新,辨证取舍、扬弃继承,不断挖掘的态度。坚持治病救人的仁爱观有利于医学伦理基本思想的确立;坚持学习创新的敬业观有利于医德修养的发展;坚持德才兼备的德艺观有利于促进医德的完善;坚持博施济众的情感观有助于医患关系的改善。摒弃"小道"孤立思维有助于医德观念的更新;摒弃医术主体地位有利于医德的全面发展。新时期卫生健康工作者在遵循古训、增强文化自信的同时,也应与时俱进,以社会主义核心价值观为航标,发扬发展践行建设新时期医德规范。

2. 国外医德发展历程　《希波克拉底全集》收入了《誓言》《论医生》等医学伦理文献,它给西方各国医生树立了楷模,后来欧洲的医学生都要按这个《誓言》宣誓。印度医德规范最早主要表现在公元前 5 世纪外科鼻祖妙闻的《妙闻集》和公元 1 世纪内科鼻祖阇罗迦的《阇罗迦集》的言论中。他们对医学的发展历程及本质、医学溯源、医学伦理等都有了详细的阐释和精辟的论述;犹太人迈蒙尼提斯以《迈蒙尼提斯祷文》为后人在行医态度等方面进行了深刻的表述,它在医德史上是堪与希波克拉底"誓言"相媲美的重要文献之一。中世纪后期的文艺复兴作为近代早期的开端,推动了近代医德的进一步发展。1847 年,美国产生了医德文件。18 世纪,德国柏林大学教授胡佛兰德的《医德十二篇》提出了救死扶伤、治病救人的医德要求,在西方医学界广为流传,被称为希波克拉底《誓言》的发展。1781 年,英国医学家、医学伦理学家托马斯·帕茨瓦尔专门为曼彻斯特医院起草了《医院及医务人员行动守则》,它对医学伦理学的重大贡献在于:突破了医德学阶段仅有的医患关系的内容,引进了医际关系,即医务人员之间的关系、医务人员与医院的资助之间的关系等。1847 年,美国医学会成立,以帕茨瓦尔的《守则》为基础,制订了医德教育标准和医德守则。1864 年 8 月,为解决战争中伤病员的救护和战俘问题,由瑞士发起,在日内瓦召开会议,签订了《日内瓦公约》,规定了医务人员在敌对双方保持中立性原则,成立了战地救护和战俘救护的组织机构,医学伦理规范迈步向系统化、规范化、理论化方向发展。

学习、分析、研究医学道德问题必须结合文化背景,尤其重视生命伦理学。这些都要在文化背景下展开,在不同的文化背景下,会产生不同属性、不同内容、不同形态、不同意识的医学道德规范。

第二节　医德修养

一、修养与医德修养

修养是个含义广泛的概念。"修"即休整、修治、提高；"养"即养成、涵养、培育。"修"犹切磋琢磨，"养"犹涵宇熏陶。"修养"主要是修身磨砺，反省内心和道德品质上的自我提高。医德与修养之间存在着紧密的联系，都是从属性和第二性的，都是以医学实践为主体。医德为医务人员提供了行为准则和道德指南，而修养则是医务人员通过自我教育和实践达到的医德境界的具体体现，两者共同构成了医务人员职业道德的核心要素。通常情况下，医德与修养并用称为医德修养。

医德修养是指医务工作者为实现一定的医学目的，在医德意识和医德行为方面所进行的自我修炼、自我改变、自我提高的行为活动，以及经过这种努力所形成的相应的医学情操和所达到的医学境界。其目的就是通过对医德原则规范认识和实践，使医务人员形成稳定的内心信念，并调节个人的行为，使其符合医德规范的要求。医德修养包括医德认识的提高、医德情操的培养、医德信念的养成、医德意志的锻炼、医德行为的训练、医德习惯的养成等方面。

二、医德修养的实质

1. **医德修养的价值观**　医德修养的核心是价值观的塑造，是医务人员为谋求最大限度的满足人民群众不断增长的健康需求的一种道德关系属性。由于医学的社会属性及医务人员的职业特点，医德品质同医疗技术一样，直接影响着患者的生命安危及健康状况，关乎每一个人及家庭的切身利益。医德高尚的医务人员不仅是对患者个体负责，更应是对整个社会负责。在各种利益冲突时，医德修养可以调节医务人员的境界，促使医务人员使用价值分析方法将各种责任统一起来并妥善解决。尤其是在新的时代，面对纷繁复杂的各类问题，借用社会主义核心价值观，将"人们对美好生活的向往"作为价值目标而奋斗，医德修养的价值观起到引领示范作用。

2. **医德修养的自律观**　医学是一门严谨的科学，其规范性不仅仅表现在医疗行为方面，对医务人员的内心及境界的自我管束及道德约束也非常重要。无论是在古代还是现代，医务人员都是医学信息的掌握者、拥有者、支配者，在这种情况，医务人员的自律是医学实践的基础。无论是医疗行业的"九不准"还是医务人员从业规范，"自律"的警钟一直长鸣，这是医德修养的根本。自律观的培养在医院文化建设尤其是行风建设中占据基础性地位。

3. **医德修养的他律观**　他律与自律相对应。自律是依从于人的内心，他律是除自身之外的约束。医德修养的培养是自律和他律的统一，是医德认识与实践达到统一。即医务人员能够严格遵守医德规范和规章制度，又能从内心出发自觉地履行医德规范。在这个过程中充分体现医务人员在医疗实践活动中的主动性和能动性,真正做到"知行合一"。

4.**医德修养的实践观** 医疗实践活动是医德实现的根本途径,也是医德修养最重要、最根本的方法。医德修养的培养、教育、形成、评价、监管等只有在医疗实践中才能实现。离开了实践这一根本途径,任何道德修养方法都不可能培育出优秀的道德品质和高尚的道德人格。医疗实践是检验医德修养水平高低的唯一标准。"内化于心,外化于行",用医德规范指导自己的医疗行为,用修养提升自己的境界,用"患者满意度"来评价自己的行为,才能真正成为人们信赖和敬仰的健康守护者。

三、医德修养的实践意义

1.**有利于医务人员自律观的形成** "德不近佛者不可为医",佛者,仁慈者也,强律者也。医者和佛者无论是行业属性还是行为规范方面都有很强的相似性。良心在其行为中都支配着行为。医务人员的本职工作要求其必须遵守道德规范和行为准则,舍己为人。无论在重大突发公共卫生事件处置还是日常诊疗行为中,都要求医务人员不仅始终按照已经形成的医德信念支配行动,把外界约束转化为行为自觉,而且还要求医务人员运用自律力克服医疗实践中的各种困难,约束可能发生的失当言行,从而使自己的医疗行为时刻有利于患者与社会。

2.**有利于高尚医德的培育** 医德教育是医德修养培育、形成的一种重要手段。医务人员从作为医学生踏入医学院校那刻起,就注定要"终身学习",除了专业知识之外,以医德为主要内容的自身修养的教育贯穿学习过程始终。强化医德修养,有利于医务人员自觉遵守医德原则、医德规范,有利于培养医务人员的同情心、同理心、责任心。

3.**有利于树立正确的人生观** 医德修养是道德品质修养的组成部分。医务人员通过不断加强自身医德修养,深刻领会新时代卫生健康总方针,以人民健康为中心;以满足人民群众日益增长的多元化健康需求为目标;以全面推进中国式现代化为愿景;以夯实中华民族伟大复兴健康基石为己任,将个人前途融入国家民族的发展中去,达成"小我"和"大我"的统一,树立正确的医学价值观和人生发展观,才能增强社会责任感,形成高尚的医德意识,承担医德义务和医德责任。

4.**有利于推进医教协同战略的实施** 医德修养不仅是个人品德的体现,更是医疗行业持续进步和社会和谐的重要基石。医教协同战略作为提升医学教育质量、培养高素质医学人才的关键途径,与医德修养的深化密不可分。医德教育是医学教育的灵魂,它为学生树立了正确的价值观和职业道德观。医德修养不仅停留在理论层面,更需在实践中不断磨砺。医教协同战略强调教学与临床实践的紧密结合,通过早期接触临床、模拟训练、见习实习等方式,让学生在实践中体验和领悟医德的重要性。这种理论与实践的结合,能够使学生在面对复杂多变的医疗情境时,迅速做出符合医学伦理道德的决策,从而有效减少医疗纠纷,提升医疗服务质量。

四、医德修养的境界

医德修养境界是指医务人员以一定的医学概念为基础,在调整个人与患者、社会之间的利益关系中所形成或达到的觉悟水平和道德情操。一般分为四个层级,即自私自利(不道德境界)、先私后公(最低境界)、先公后私(基本境界)、大公无私(最高境界)。此类划分反映了医德修养的不同层次,从最高境界的利他主义到最低境界的纯粹利己主义,体现了医者在道德修养上的不同追求和实践。每个医者都应在自己的职业生涯中不断努力提升自己的医德修养,以达到更高的境界,更好地服务于患者和社会。

五、提高医德修养的基本路径

医德修养的过程,实际上是医务人员自身素质和品格提升的过程,是一个不断认识、不断实践、不断强化的复杂的、系统的、缓慢的过程。想要达到预期的目的,在医德修养方面,医务人员必须遵循正确的途径。

1. 提高认识,确立医德信念 医德信念是医务人员在已形成的医德认识、医德情感、医德意识的基础上,内心逐步形成的一种实践医德义务的真诚信仰和执着追求。在医务人员的医德品质中,医德信念始终处于核心地位,具有坚定性、持久性、自律性等特点。良好的医德医风,源于坚实的医德信念,其对医务人员的理想具有约束和指导。无论是在疫情期间的白衣执甲,逆行而上,还是在当下深化医改,医务人员在医德信念的引领下,持续践行着"敬佑生命、救死扶伤、甘于奉献、大爱无疆"的神圣使命,全身心地投入医疗卫生事业高质量发展中去。

2. 塑造高尚情操,培育"医者仁心" 我国著名教育学家叶圣陶先生说过:"高尚的情操就是时刻想到自己在人民心中,是社会的一员,应该而且必须为人民为社会做有益的事。"情操的特点具有复杂性、理智性、沉静性、高尚性、持续性。医务人员在医德实践中应确立积极的道德情操。"医者仁心"是医务人员执业之基,主要表现为大慈恻隐之心,舍己为人之心,推己及人之心,救人水火之心。敦促医务人员从小事做起,从细节做起,从身边做起,切实担负起人类健康的守护者。

3. 养成良好习惯,注重行为实践 良好的医德行为是医德修养的目的,也是衡量医务人员医德水平的客观标志。医德修养的培育和养成是与医学实践分不开的,医德实践是医德修养的前提和基础。医务人员只有在医学实践中,才能表现出医德活动,磨炼出医德意识,培养出医德情感,树立起医德信念,养成医德医风;才能认识和理解各种医患关系,暴露自身的思想矛盾,理论联系实际。医学实践是医德修养的目的和归宿,通过医德实践这种手段,全面提升医务人员医德品质,提高医务人员的医德境界。

六、提高医德修养的基本方法

医德修养意味着自我监督、自我批评、自我约束、自我改进、自我提升。医德修养的最高境界是"慎独",想要达到这种高的境界,必须有内外条件和环境,才能获得良好的效果。总结医学发展史,梳理医德成功经验和案例,主要有内省法、学习法和慎独三种经典方法。

1. 内省法 我国传统文化积累了很多关于内省的案例。曾子的"吾日三省吾身",韩愈"早夜以思,去其不如尧舜者,就其如尧舜者",王阳明提出的"省察克治",都属于提高道德修养的内省法。所谓内省法,是指医务人员根据医德理论、原则和规范,将自己医学伦理学习和执业行为过程,主动地进行自我评价,判断、批评、改进并自愿促进医德水平的提高。内省包括理论学习和实践学习。理论学习是在学习理论知识时,省察自己对相关知识的真实认识、情感、觉察自己认识的正确性,及时修正自己错误的观点及其情感体验。只有通过这样的内省过程,才能将医学伦理的基本准则有效整合成为人生价值观的有机内容,才能内化为职业态度,修炼成职业素养。实践过程中的内省,是指在进行医学实践过程中,省察自己的行为及其背后的观点、态度并联系理论,查找是否与道德规范一致,及时发现自己的错误行为及其支配观念,并加以反思,纠正,便于持续改进。

2. 学习法 《论语·里仁》中"见贤思齐焉,见不贤而内自省也"的论述,是道德修养学习法的最好诠释。学习法是指医务人员在医疗活动中见贤思齐,"见高人不能交臂失之",而见到那些不合乎医德要求的行为,及时省察自己是不是也有类似行为。学习法的对象有两类:一是公认的医学道德典范。如上海科学技术出版社的《古今中外医德故事》收集到的众多享有崇高声誉的各类医德典范。二是身边的医务人员,从国家到地方,从医师节的设立到定期评选的各种医德楷模、标兵、"好医生"以及笔者所在单位的"郑医好人"群体。他们是医学道德坚定践行者,在他们的从业生涯中,他们全方位地表现出医学道德高境界,为医务人员树立了榜样。

3. 慎独 这是医德修养的最高境界。出自《礼记·中庸》"莫见乎隐,莫见乎微,做君子慎其独"。慎独始终是儒家富有特色的道德修养方法。与"慎思""慎言""慎行""笃行"共同构成了较高的道德境界。强调医务人员无论是在公众场合还是无人知晓的情况下,始终如一地保持仁爱之心、大爱之心、修身之行、救人之行。

七、培育医学生道德修养的途径

医学生作为医疗卫生事业高质量发展的重要后备力量,其人生观、世界观和价值观的形成是医德修养的核心体现。医学教育贯穿医学生成长的始终,是培育医德修养的关键阶段,也是践行医教协同发展战略的重要实践路径。在医学教育中,应坚持专业知识传授与医德修养培育并重,双管齐下,实现医教协同的深度融合。一方面,通过加强医学生医德修养教育,提升其对医德内涵的深刻理解;另一方面,营造良好的医德教育环境,为医学生提供早期医学道德修养的实践平台。同时,注重理论联系实际,将自省与慎独相结合,培养德才兼备的医学人才,为医疗卫生事业的高质量发展提供坚实的人才保障。这一路径不仅体现了医教协同的战略要求,也为医学生医德修养的全面提升奠定了坚实基础。

第三节 医疗实践中的道德

医学的学科属性及服务对象决定了卫生健康领域工作人员的职业道德在社会各行业中要求是最高的。新时代医疗卫生职业精神是所有医务人员必须坚持的核心价值观,是社会主义核心价值观在卫生健康领域的具体体现。

一、医疗实践中对医务人员职业道德的要求

医疗实践是医务人员将医学知识应用于临床诊疗,将医德规范内化为职业行为的过程。直接关系到患者身体健康和生命安全,具有高风险、高责任的特征。这就决定了医务人员的道德规范比其他行业更高、更完备,尤其是随着"生物—心理—社会"医学模式的兴起,医务人员的社会责任更重,全社会对医务人员的要求更高,要求医务人员不仅要知识全面,技术精湛,而且还要拥有崇高的医学人文精神和道德规范。

医务人员的道德规范一般采用条文的形式表现出来,古今中外,许多国家的政府、行业组织及国际卫生机构专门制定的一系列医德誓词、宣言、守则、法规等,都含有大量的医德基本行为规范的内容。我国的《执业医师法》《医疗机构工作人员廉洁从业九项准则》等都对新时代医务人员的从业提出了明确的规范要求。下面从三个方面对医务人员道德规范进行阐述介绍

(一)处理医患关系的道德规范

1. 救死扶伤,尊重生命　医德最本质的特征是由医疗活动的属性决定的。就是尊重人的生命价值,即以人为本,以人民健康为中心。因此,医德规范首先明确界定医师的根本任务是救死扶伤。当突发公共卫生事件、自然灾害、重大事件发生时,医师应充分利用各种施救手段,救治事件中受伤的人员,帮助减少痛苦。"救死扶伤"是人类文明的表现,也是体现社会公德与人道主义的行为准则,多年来一直被视为医务人员的基本职业操守。无论是白求恩、南丁格尔还是吴孟超、王忠诚、王振义,这些伟大的医务工作者都以自己的实际行动传承者"救死扶伤"的深刻含义,他们千方百计地为患者解除病痛,把维护患者生命,增进人类健康作为崇高职责。在新冠肺炎暴发期间,全国医务人员坚持人民至上、生命至上,临危不惧,义无反顾,勇往直前,舍己救人。由于疫情初期对疾病认识较少,许多工作在临床一线的专家教授不分昼夜地观察疾病变化,调整治疗方案,为疫情防控取得最后胜利做出了巨大贡献,成为"新时代最可爱的人"。

2. 无私奉献,大医精诚　奉献精神是我国传统文化的精髓。在医学界,孙思邈的《千金方·大医精诚》提出"凡大医治病,必当安神定志,无欲无求,先发大慈恻隐之心,誓愿普救含灵之苦"。《开宗明义》提出医生必须医术精湛、医德高尚、无私奉献。我国出现了诸如扁鹊、张仲景、李时珍等一代代的大师。现今"中医治癌第一人"罗光明教授,在那个西医治疗肿瘤尚显稚嫩、前路茫茫的年代,罗教授犹如一位独步天下的剑客,以深厚的中医修为为剑,以超凡的洞察力为眼,毅然决然地踏入了这片未被完全征服的领域,开辟出一条通往康复的康庄大道。他不仅是一位技艺精湛、妙手回春的医者,更是中医抗癌智慧的灯塔与传承者,为无数患者解除了痛苦。

3. 尊重患者,一视同仁　首先应尊重和维护患者生命和健康的权利,更应尊重患者的自主权、知情权、隐私权。患者自主权是患者的第一权利,医师应充分认识到法律和社会正在赋予患者作为个体在生与死问题上更大的自主权。医师应遵循医学规律,实事求是制定诊疗方案并告知患者,医师应充分尊重患者选择治疗方案的权利。隐私权更是患者的核心权利,患者作为特殊群体,其内心感受、生理感知都与健康人群不一样,医务人

员应充分考虑到患者的隐私权。除了增强保护意识外,采取屏风遮挡、一人一诊室、合理划分区域等都是很好的办法。另外,医务人员应言语温和地同患者交流,在做各种检查时,避免不必要的爆率。

4.举止端庄,文明行医 医务人员要举止端庄,语言文明,态度和蔼,同情关心患者。医务人员应切实做到"视患者如亲人",时刻换位思考,营造一切舒适温馨的环境,利用轻柔温顺的语言温暖患者,打造"有温度的医院",尽最大可能减少患者的损伤和不适感。这就要求医务人员在对待患者时应保持细心、耐心、爱心和高度的责任心。正如裘法祖教授每次手术前一定要为患者做出全方位的分析,最终确定方案。

(二)处理医社关系的行为规范

在现有的社会体制内,公立医院医务人员仍是国家工作人员,其他医疗机构医务人员也是医疗信息的掌握者、拥有者、支配者,相对于患者是"强势"群体,有居高临下之感。这就要求医务人员应廉洁奉公、遵纪守法、不以医谋私,干干净净地做个有责任感、有使命感、有同情心的医务人员。

(三)处理医际关系的行为规范

医学是一门实践性、专业性很强的学科。医学的进步离不开先辈们的辛勤付出和经验积累;医生要想成长,离不开师长的无私传授和教诲。医务人员无论在什么时候都应尊重师长,注意传承;同时,随着社会的发展和医学精细化程度的提升,任何一项医疗活动都是在团队协作下完成的,医务人员不仅仅要团结本专业同道,更应该遵循医学发展规律,顺应国家卫生健康政策,提升团队协作意识和协作能力。

二、临床医学道德

(一)临床诊断的医德要求

1.询问病史的医德要求 询问病史是医生通过与患者、家属或有关人员的交谈,了解疾病的发生、发展和治疗情况以及患者个人情况的重要过程,它是获得患者病情的首要环节,也是疾病诊断的主要依据之一。因此,能否取得真实可靠、准确全面的病史及症状资料,直接关系到进一步的检查、治疗和护理措施的制定。尤其是现代社会,患者不仅仅是一个单纯的人,运用叙事医学手段进行采集病史,把患者当成一个疾病整合的对象,或许对疾病的治疗有很大的帮助。

(1)行为端庄,态度和蔼,给患者以信任感。医生要想获得完整可靠的病史,关键在于取得患者的信任。在医疗活动中,患者首先感受到的是医生的仪表、举止、态度等外在表现。因此,医生应以整洁的衣着、端庄的举止、和蔼的态度出现在患者面前,这样可以使患者产生亲切感。有利于患者自主地倾诉病情和与疾病有关的隐私,从而获得详细、可靠的病史资料。

(2)语言亲切,通俗易懂,真诚与患者交流。医生询问病史时,应全神贯注、语言通俗,以关注、鼓励或同情的目光注视患者,使患者感受到医生的关心,从而感到温暖,增强战胜疾病的信心。医生亲切温和的语言,会使患者乐于接受询问;通俗易懂的语言,会使患者感到平易近人,这些都是取得患者信任的基础。相反,高傲的态度、难懂生硬的语言会增加患者的精神负担,从而缺少对医生的信任感;同时,会使患者的自尊心受到伤害,产生不安全感,影响病史资料的收集,甚至会引发医患纠纷。

(3)耐心倾听,正确引导,力求病史的真实性。患者是疾病的亲身体验者,他们的主诉常常是疾病因果关系的真实反应,是认识疾病特征、分析与诊断疾病的基础资料。医师要耐心倾听患者的生活经历和主观体验,不要轻易打断患者的陈述或显得不耐烦。从生活经历中可以分析出患者的心理、社会因素与疾病的关系;有些陈述可能是患者因为忧虑或隐私的困扰而做出的宣泄,但患者因此可以缓解紧张的情绪,医师则可能由此找到疾病的根源。当然,如果患者诉说太离谱,医师可以引导患者转到对疾病陈述上来或抓住关键的问题询问,避免机械地听记。但医生不应暗示或诱导患者提供希望出现的资料,以免导致病史失真,造成误诊或漏诊而贻误病情。

2.体格检查的医德要求

(1)关心体贴,减少痛苦:患者疾病缠身,心烦体虚,焦虑恐惧,要求医生在体检过程中,急患者所急,想患者所想,关心体贴患者,尽量减少因检查而带给他们的痛苦。要根据患者的病情选择尽可能舒适的体位,对痛苦较大的患者要边检查边安慰。检查时重视配合,手法轻柔,动作敏捷。

(2)全面系统,认真细致:医生在体检过程中,要按照顺序有条不紊地进行,做到一丝不苟,并如实写进病历,严格按照病历书写规范及相关要求进行病历书写及病历管理。

(3)尊重患者,心正无私:在体检过程中,医生要专心验症查病,行为端庄,对需暴露检查的部位,应给予适当遮蔽,以免给患者特别是异性患者造成难堪。检查体位的选择应力求雅观。在记述患者的残疾时,应客观、规范、准确。

(4)重视复诊复查,及时补充修改诊断:医生对复诊患者和住院患者都要认真仔细地作必要的复查,切不可想当然地认为问题不大而放弃检查,或者不负责任地走过场。只有在正确诊断的基础上,才能有针对性地采用有效的治疗措施。

3.辅助检查的医德要求

辅助检查是诊断疾病的重要组成部分,包括实验室检查和特殊检查,是借助于现代特殊的仪器、设备和技术(如超声波、同位素、CT、磁共振等)以及多学科(如临床病理学、检验学、免疫学、放射诊断学等)的合作,使医生从客观上更准确、更精细、更深入地认识和分析疾病的实质,从而达到有效治疗的方法。辅助检查中,医生应遵循以下医德要求。

(1)根据需要确定检查项目:辅助检查要根据患者的诊治需要、患者的耐受性等具体情况,有计划、有目的地选择必需的检查项目。做到合理检查、合理治疗,避免漏查、误查、多查,避免给患者造成不必要的伤害。

(2)遵循程度原则和最优化原则:医生在做辅助检查时,无论是复杂程度、价格高低,都应遵循循序渐进的程度原则。这个程度原则不仅符合医学目的,而且也符合患者的利益。同时,在辅助检查时,还必须符合最优原则,如在保证诊疗效果的前提下,正确运用放射性药物,尽量发挥射线有益作用,而把副作用降低到最低水平。

(3)知情同意,尽职尽责:医生在确定辅助检查的项目以后,应向患者或家属讲清检查的必要性和注意事项,在其理解并表示同意以后再行检查,特别是对一些比较复杂、费用昂贵或危险性较大的检查,更应得到患者的知情同意。有些患者对某些检查,如腰穿、骨穿、内镜等,因惧怕痛苦而加以拒绝,如果这些检查是必要的,医生应耐心细致地向患者解释,以便能够尽早确定诊断和治疗方案,绝不能因害怕麻烦而听其自然,对患者不负责任。

（4）综合分析,避免片面性:辅助检查只是临床诊断的辅助手段,其结果也只能是参考性的。轻视病史,忽视一般检查和常规检查,一味盲目依赖辅助检查,仅凭辅助检查结果直接做出诊断结论,难免会发生误诊。为了避免辅助检查的局限性,必须将辅助检查的结果同病史、体检等有关资料一起综合分析,才能做出正确诊断。

（二）临床治疗的医德要求

1.手术治疗的医德要求　手术治疗是外科传统治疗疾病的主要手段。从某种意义上说,它是药物不可替代的一种行之有效的重要疗法。与其他疗法相比,手术治疗具有见效快、不易复发的优点,但也有不可避免的损伤性和较大的风险性,尤其是现代手术治疗的领域不断扩大,人工组织和人工器官的临床应用,器官移植的广泛开展,显微外科的蓬勃发展,使手术的难度和风险越来越大。因此,在手术治疗过程中,医生应遵循以下医德要求。

（1）严格掌握适应证:确定手术适应证和选择手术时机,是外科治疗的重要环节。任何手术治疗,无论方案设计多么周密,对于人体不可避免都有一定创伤性。正是这一特点决定了医生在选择手术治疗时,应严格掌握手术治疗的适应证。凡可做可不做或术后会加速病情恶化甚至死亡的疾病都不应盲目施行手术治疗,医生更不能为了练习和取得临床经验而滥施手术。

（2）优化手术方案:医学道德最优化原则要求根据患者的病情,对手术的近期疗效和远期影响、正负作用、全部治愈和部分治愈等方面进行全面分析,反复比较,权衡利弊,选择技术上最安全可靠、对患者造成的损害程度最小、又能最大限度实现手术目的的最佳治疗方案。同时,还要充分考虑患者对健美的渴望和追求,在设计和实施手术时,尽可能减少患者术后失去人体美的遗憾。

（3）实行知情同意:手术一旦确定,医生必须客观地向患者及其家属介绍手术的必要性、手术方式、可能发生的不良情况或意外等,让其充分理解并自主地做出手术与否的决定。在知情同意的前提下,履行书面协议的签字手续。医生不能在患者及家属不知情同意的情况下,擅自对患者进行手术,也不能因个人的目的哄骗患者接受手术。知情同意是医生对患者及家属自主权利的尊重,也表明患者及家属对医生的信任和对手术风险的理解和承担。

（4）严格操作规程:任何手术在技术上都有严格的操作程序,如充分做好术前各项准备工作,对术中可能发生的各种情况或意外进行充分讨论和相应准备。

2.急诊工作的医德要求

（1）分秒必争,全力以赴:对急危重症患者的抢救,犹如一场战斗,如创伤、多发伤、胸痛、卒中患者的抢救都是以分乃至秒计算的。急诊患者病情急,诊治要求快,时间就是生命。从事急诊工作的人员必须树立时间观念,突出"急"字,兼顾"诊"字。

（2）敢于负责,勇于承担:危急、重症、痛苦中的患者需要医生在极短时间内完成各类检验检查,完善抢救措施。由于急诊类患者病情变化较快、进展迅猛、凶险复杂,要求急诊医务人员时刻将患者的利益放在首位,敢于负责,勇于承担责任,冷静、敏捷、果断、迅速地组织抢救,姑息、逃避、延误等都会在刹那之间丧失治疗的最好时机。

另外,在遇到一些意外情况,如中毒、车祸、工伤或者被伤害等,有时患者家属不在场,医务人员应严格按照医疗机构报告制度,边报告,边抢救。严格执行"先救治,后付费"原则,果断、勇敢地承担起抢救急危重症患者的义务。

(3)通力配合、密切合作:现代急救医学是一门多专业、跨专科的综合性学科,是处理和研究各类急性疾病发病阶段及其可能发生的急性器官衰竭、慢性病急性变、各种急性创伤以及抢救急危重症患者生命的一门新专业。因此,对于一个急危重症复杂患者,光靠急诊医生广博的知识、丰富的经验是不够的,组建以急诊科牵头,横跨多学科的协作团队是非常有必要的。现在国家一直推进的创伤、胸痛、卒中、危重症孕产妇等中心建设,就是要求所有医疗机构建立起多学科团队协作机制,确保各类急诊患者能在极短时间内得到有效的治疗。

(4)技术精湛,严格遵守规章程序:急危重症患者救治不是简单地靠仁心、爱心能救治的,需要医务人员有较强的业务素质,在急诊抢救过程中,头脑冷静,行动有条不紊、忙而不乱、急而不慌、险而不惊,紧张有序,缩短抢救时间,尽快解除险情。此时,医务人员的"三基"水平应充分发挥出来,再加之气管插管、心肺复苏、心内注射、除颤等技术。同时,还应熟练掌握各类急救抢救设备并能排除一切故障,严格按照操作规程进行操作,并且切实做到"召之即来,来之能战,战之能胜"。

(5)高度警觉、细致严谨:急救医务人员除了有严格的时间观念和熟练的操作技能外,还应有对疾病认知、发展高度的警觉性。严格及时观察患者病情变化,发现蛛丝马迹并敏锐果断地处理。同时,对急诊留观患者,应随时注意患者主诉及仪器的变化状态。

(6)拥有同理心和同情心:急诊患者的特殊性、复杂性要求急诊医务人员应拥有同情心,理解患者的疾苦和家属的心情,给患者以亲切的关心和贴心的照料,给家属以耐心的解释和最有同理心的沟通。

3.心理治疗的医德要求

心理治疗又称精神治疗,主要是依据心理学的有关理论和技术,通过医生的语言、表情、态度和行为等来影响和改变患者的心理状态和行为,消除患者不利于健康的心理因素,变消极为积极,从而实现治疗疾病,恢复健康的目的。随着心理性疾病的发展和现代医学模式的转变,心理治疗作为现代社会不可忽视的治疗方法,越来越受到重视,它是心理疾病的主要疗法,也是身心疾病综合治疗中行之有效的辅助疗法。心理治疗的特殊性对医生也提出了特殊的医德要求。

(1)掌握心理学及其他相关学科的知识和技能。心理治疗有自身独特的知识体系和治疗技能,这就要求医生具备相关学科知识及临床各科的知识,并经过专门的训练,掌握一定的心理学理论和技能,才能顺利与患者沟通,了解心理疾病的发生、发展的因果关系,从而做出正确的诊断,有针对性地开展心理治疗,并获得较理想的治疗效果。

(2)具有同情、理解、帮助患者的诚意。要求心理治疗的患者,在心理上都有种种难以启齿、难以摆脱的困扰与痛苦。因此,医生要有深厚的同情心,理解患者的疾苦,耐心听取患者的诉说,在此基础上帮助患者摆脱困境,培养新的适应能力,而最终达到治疗的目的。但是,医生应避免将自己个人的情感、判断和利害掺杂进去,以免对患者产生误导。

（3）尊重患者人格,保守患者隐私。心理治疗是通过医生与患者之间的相互交往和相互作用来实现的,因此,建立良好的医患关系是心理治疗成败的重要因素。在心理治疗过程中,医生要成为患者的朋友,而不是教育者,应尽力启发和鼓励患者与疾病作斗争的主观能动性,而不应过分强调医生对患者的权威作用以及患者对医生的依赖。在心理治疗过程中,患者往往会向医生吐露一些难以启齿的秘密和隐私,医生要赢得患者的信任,就应特别尊重患者的人格权,而隐私权是人格权的重要部分。所以,医生不能讽刺嘲弄或随意张扬患者的秘密和隐私,甚至对其父母、配偶也不能随便泄露,否则就会丧失患者的信任,使心理治疗难以继续进行下去。

（4）以健康、稳定的心理状态去影响和帮助患者。医生肩负着帮助心理患者摆脱心理压抑,排除心理障碍,恢复心理平衡,建立健康、积极的情绪的重任。在心理治疗中,医生个人的观点、态度必须健康、正确,有积极、稳定的情绪,这样才能影响、帮助患者,达到改善患者情绪的目的。如果医生因为自身的原因而造成不健康、不稳定的心理状态,就无法有更多的精力和耐心去体会患者的心理负担,由此产生的不良情绪还会影响患者,甚至使患者的病情恶化。因此,从事心理治疗的医生要以健康、稳定的心理状态去影响和帮助患者,否则就不宜从事心理治疗工作。

（三）特殊专业诊治工作中的医德要求

产科、儿科、老年医疗都有其专业特殊性,医德要求也有别于其他专业。

1. 妇产科工作中的医德要求　随着国家生育政策的调整,各医疗机构的产科专业都面临着重大的挑战,有些基层医疗机构和民营医疗机构产科专科面临着经营困难的风险。产科疾病的特点,诸如妊娠和分娩容易发生意外,急症患者较多;产妇分娩时出血以及抢救新生儿时采取的对口呼吸、产后恶露的观察等,需要产科医师有不怕脏、不计较工作时间长短、任劳任怨的道德情操和奉献精神。另外,产妇患者病情多变,妇女妊娠以后全身器官都会发生变化,或者慢性患者在妊娠或分娩时会随时出现意外或异常情况。这就要求产科医师随时做好应对突发事件的准备,知晓每个产妇的病情,及早准备应急措施;尊重和同情患者也是产科医师基本的医德要求之一,产妇一般伴有害羞、焦虑、害怕、紧张和压抑等心理状态。尤其是高龄等特殊产妇会伴有机体代谢减退等症状。产科医师应抱着同情心、同理心、同感心去施治每一位患者,且做到动作规范、言语庄重、举止端庄,保护患者隐私。

2. 儿科工作中的医德要求　儿童患者与成人患者相比,生理、心理、病理上的特征都有所不同,具有病情急、变化快、患儿不会自诉、配合不紧密、缺乏自理能力,耐受性差、多发病症等特点。这些特点对儿科医务人员提出了较高的医德要求。

儿科医师首先应主动热爱、关心、体贴患儿,用热情、和善、亲切的表情缓解患儿的紧张、害怕情绪;用爱心、热心、细心、暖心的行为给患儿带来舒适感;用高度负责的责任心观察患儿的精神状态、体温、脉搏、呼吸、尿便变化及啼哭声音等情况。仔细询问发病的时间、症状、饮食和周围人接触情况,参考当时季节特点,做出判断;儿科医师应有足够的忍耐力,耐心听取患儿及家属的叙述,耐心检查患儿,耐心帮助患儿开展检查和治疗,甚至还要耐心听取患儿的哭闹;更应严格按照诊疗规范精准施治,尤其在用药方面,既要注重年龄特点,针对性要强,种类不宜过多。又要注重某种药物对小儿发育的影响。在药量方面,更应谨慎精准地计算。特别要注意作用于中枢神经系统药物的副作用,如滥用链霉素可能损害第8对脑神经引起永久性耳聋;口服止咳糖浆等可按实际年龄估算,倘若服用量过大,不仅会增加毒副作用,还会增加肝肾的解毒负担。

3. 老年医疗工作中的医德要求　老年人患病时多数生理功能减退,机体抵抗力下降,行动多有不便,有多种慢性疾病、多发病等特点,医师在诊治老年患者时,应充分了解老年心理、生理特点,首先应用词恰当,行为上体现对老年人的尊重,根据老年人年龄大、忘性大等特点,全面分析病情,审慎做出诊断和提出治疗方案。且应有替代方案,从中选出治疗效果好、代价低和风险小的方案施行,尽可能多地为老年患者提供替代方案,并让患者、家属或代理人知晓、同意;目前,国家着力推进"老年友善医疗机构建设",其标准中有对老年人提供周全服务的细则,医务人员应切实执行,在就诊、检查、治疗、康复、随访等方面想患者之所想。

医学检验、医学影像等检查检验中的技师和合理用药的药师是临床实践重要力量,其医德要求跟临床医师殊途同归,都是为了帮助患者去除病魔,恢复健康,也是基于"以人民健康"为中心,科学治疗,合理检查。不同之处则是与其不同的专业属性决定的。

第四节　医德评价

医德评价是医学道德实践活动的重要形式,是依据一定的医学道德标准,对医务人员或者医疗卫生行政部门的职业行为及各种医学道德现象作出的道德价值和善恶的判断。把医德规范、医德理论和医德实践统一起来,以其独特的医德价值判断力和医德性质分辨力直接参与整个医学实践活动。医德评价作为一种无形的精神力量,以独特的方式影响和制约着医务人员的医疗实践。

一、医德评价标准及依据

在全面推进中国式现代化,全力实现中华民族伟大复兴的巨大历史变革期,我国正经历着一场以践行社会主义核心价值观为主线,以满足人民群众对美好生活向往为目标的深刻社会变革。医改的深入推进及现代医院管理制度的全面铺开,医院医德医风建设与传统的医德观念也将面临着新的挑战。面对社会价值观、道德准则和行为取向的变化以及医务人员在医德医风中出现的新情况、新问题、新挑战,社会对医德的评判众说纷纭,因此要建立与社会主义市场经济及社会主义核心价值观相适应的医德评价系统。做好新形势下医务人员医德的评估与引导工作。

1. 医德评价的标准　医德评价标准是衡量医务人员的医德行为的善恶以及其社会效果优劣的尺度和依据。在社会主义市场经济体制中,生产力标准是根本的价值标准,是我们考虑一切问题的根本出发点和检验工作效果的唯一标准。生产力标准的具体化,在当下就是新质生产力的大力发展,就是社会主义各项事业的高质量发展,是对"三个有利于"理论的继承和发展,对社会主义各个领域的价值判断均有价值论和方法论的意义。社会主义价值判断标准从根本上说,是以人民价值为主体的判断,是以推进人的全面现代化的判断,是全面深化改革、推进中国式现代化的判断。社会主义医德评价标准,应以是否有利于人民身心健康和社会进步为前提来区别行为善恶。社会主义医德基本内容与社会主义新形势下卫生健康职业精神相联系,体现了人民群众身心利益要求,是医务人员的行为准则。

(1)医疗行为是否有利于患者的康复或疾病的缓解和根除。医疗行为的效果,是评价医务人员临床医疗实践的重要标准。党的二十届三中全会提出的"健康优先发展战略"将人民群众的健康又提升到了一个更高的战略层次。是否有利于患者健康是评价和衡量医务人员的医疗行为是否符合医德及医德水平高低的重要尺度。只有将"服务态度"和"医疗技术"紧密结合起来,才能真正提升诊疗效果。

(2)医疗行为是否有利于人类生存环境的保护和改善。新的医学模式要求卫生健康工作把疾病与健康放在一个更广阔的背景下加以认识和研究。《健康中国2030规划纲要》及"健康中国行动"战略部署提出的"大健康观",就是要将与人民健康有关的所有因素全部融入健康政策中。对于医务人员工作主体的公立医院来说,医院不再是单纯的治病救人的诊疗机构,同时还担负着预防疾病、提高人口素质、改善人类的生存环境、促进一切有益于人类健康利益的自然和社会因素的统一。

(3)医疗行为是否有利于医学科学发展和社会进步。医学是保护人的生命、增进人类健康的科学。其任务是揭示人类生命运动的规律及其本质,揭示疾病发生、发展的客观过程,探索战胜疾病、增进人类健康的途径和方法。这就需要医务人员辛勤劳动、不辞风险、不图名利、团结协作、积极进行科学研究,以促进医学科学的发展。

上述标准中最为基本的是对患者本身的康复或疾患的缓解和根除。医学诊疗具有普遍联系性,但患者之间是具有差异性的。而医德在个案患者的诊疗过程中体现。其余医德评价标准也都应以此为基础,在最大程度上完成对患者本身康复或疾患的缓解和解除后再扩大、发展,更大范围地探究医学行为的道德范围。

2. 医德评价的依据 医德评价的依据就是医德评价主体依据一定的医德评价标准对医疗行为进行评价时所依据的载体或者实体。在医学这片神圣而又复杂的领域里,医务人员的职业道德不仅关乎个人声誉,更直接关系到患者的生命健康与社会的和谐稳定。医德评价,作为衡量医疗工作者职业素养的重要标准,其依据涵盖了专业技能、职业操守、人文关怀等多个方面。

(1)专业技能掌握:专业技能是医务人员执业的基础。一位医德高尚的医务人员,首先应具备扎实的医学理论基础和丰富的临床实践经验,需不断学习最新的医疗技术,精准诊断,科学治疗,确保每一次诊疗都能达到最佳效果。专业技能的掌握程度,直接反映了医务人员对患者生命的尊重和对医学事业的热爱。

(2)以人民健康为中心:以人民健康为中心是医德的核心原则。它要求医务人员在诊疗过程中,始终把患者的利益放在首位,尊重患者的知情权、自主权和隐私权,耐心倾听患者诉求,积极回应患者提问。这一原则体现了医务人员对患者人格的尊重和对生命价值的敬畏。

（3）医疗行为规范：医疗行为规范是医德的具体体现。医务人员应严格遵守医疗法律法规，遵循医学伦理原则，不从事任何违法违规的诊疗行为。同时，还应保持高度的职业道德自律，拒绝收受红包、回扣等不正当利益，维护医疗行业的纯洁性。

（4）诚信保密义务：诚信保密义务是医务人员的基本义务。医务人员应诚实守信，对患者提供的信息和诊疗过程保持高度的保密性，除非得到患者明确同意或法律另有规定，否则不得泄露患者的个人信息和病情。这一义务体现了医务人员对患者隐私权的尊重和保护。

（5）持续学习与进步：医学是不断发展的科学。医务人员应具备终身学习的意识，紧跟医学前沿，不断提升自己的专业技能和综合素质。通过参加学术会议、阅读专业文献、参与科研项目等方式，不断更新知识结构，提高诊疗水平，为患者提供更优质高效的医疗服务。

（6）团队协作精神：医疗工作是一个复杂的系统工程，需要多学科、多部门的紧密合作。因此，团队协作精神也是医德评价的重要方面。医务人员应具备良好的沟通协调能力，能够与同事、患者及其家属建立良好的合作关系，共同为患者的健康而努力。

（7）应急处理能力：面对突发事件和急危重症患者，医务人员需要具备冷静的头脑和迅速的反应能力。能够迅速判断病情，采取有效措施，稳定患者生命体征，为后续治疗赢得宝贵时间。应急处理能力的高低，直接关系到患者的生命安全和医疗质量。

（8）人文关怀体现：医学不仅是科学，更是人文。国家卫健委等四个部门在2024年9月份下发的人文行动提升方案，明确聚焦人民群众日益增长的高质量医疗服务需求，以提升患者就医获得感和满意度为目标，以"相互尊重、保护隐私、严守法规、加强沟通"为核心原则，坚持"以患者为中心"，大力开展医学人文教育，加强医学人文关怀，增进医患交流互信，构建和谐医患关系。

医德评价的依据是多维的、全面的。只有那些在专业技能上精益求精，在职业操守上严于律己，在人文关怀上充满爱心的医务人员，才能成为患者信赖、社会尊重的优秀医疗工作者。

二、医德评价的方式

在实践中，医德评价的方式是多种多样的，主要有三种，即社会舆论、传统习俗和内心信念。整个社会、某一社会群体以社会所倡导的道德规范体系作为标准，对医德行为在一定范围内公开进行评价，形成带有明确倾向的共同看法，从而对医德现实和医德建设施加有力影响，这就是具有权威性医德评价的社会舆论。社会舆论可分为两种类型：一是以国家组织、新闻媒体为依托，有领导有目的地营造出来的正式社会舆论；二是所谓的街谈巷议，是在小范围内自发形成的非正式社会舆论。正式社会舆论在医德评价中最具权威性，但非正式社会舆论在医德评价中所具有的直接影响力也不容忽视。

社会评价医德行为还往往运用合俗与否来进行，就是传统习俗的评价方式。虽然传统习俗的医德评价方式只是社会评价的补充，但因其影响深远，渗透广泛。所以应该积极发挥它的正面效应。又因其具有历史惰性和新旧并存等特点，在医德评价中也必须进行具体分析，注意减少其负面效应。

对医德主体来说,前两种方式都是外在的客观评价,而内在的自我评价则是通过内心信念进行的。内心信念作为内在尺度,是医务人员视为具有正确性,自己坚信不疑而且将其内化为强烈医德责任感和良心机制的医德观念、医德准则和医德理想等。医务人员能否正确搞好自我评价,正确对待社会评价,取决于能否具有以医德良心为核心机制的内心信念。医德评价一旦形成,就要求被评价者科学地把握社会舆论、传统习俗与内心信念的复杂关系。社会评价与自我评价的复杂关系,最终以是否符合实际,是否符合社会主义核心价值观决定取舍。

新时代对于以上医德评估方式的应用不能再采取过去单一式的考核评估,应该有效地将各种评估方式融入日常医院管理细则中。根据国家行业规范及行风建设要求,拟定医务人员医德考核评价指标并且做到互动式评估。医务人员应该由原先的评估客体变为评估主体。医疗机构应该引导医务人员自主地参与医德评价和评估,以主体身份附带客体身份更加全面地看待和了解医德评估。这样双方不仅可以在评估过程中做到有效沟通,也方便医院管理者在后续的工作中将医德评估的教育作用施展出来。

三、医德评价的步骤与方法

1. 明确评价医德主题 明确医德评价的主体具有重要意义:一方面为医德评价指明方向,另一方面为医德评价明确难点与关键。医德评价的真伪与对错,最终取决于医德评价标准的科学性以及对医疗行为事实的客观认知。然而,对他人的医德评价要得出正确结论,既依赖于医德评价标准的合理性,也依赖于对医疗行为事实的准确判断。相较而言,最困难的环节在于对他人医疗行为事实的客观认知。因此,在对他人医疗行为进行医德评价时,应重点关注对医疗行为事实的客观性与真实性的判断。

而在对自身的涉医行为进行医德评价时,由于对自身行为事实的认知相对容易,评价的重点应转向对医德评价标准的科学选择与合理应用。各类医疗鉴定机构和组织的存在,正是由于医疗行为事实的复杂性与难以辨别性,这些机构通过专业化的评估与鉴定,为医德评价提供了重要的技术支持与客观依据,从而确保医德评价的公正性与科学性。

通过明确医德评价的主体及其侧重点,能够更好地引导医务人员在实践中有针对性地提升职业道德素养,推动医疗行业的规范化与高质量发展。

2. 明确医德评价的对象 明确对象即弄清是对医药卫生体制或规范进行道德评价还是对医务人员具体的医疗行为进行道德评价,这是医德评价十分重要的一步,是实施医德评价的内容保证,也是所有医德评价活动的关键环节。因为对什么进行评价直接关系着医德评价的方向和根本,关键是明确将要进行的医德评价是针对抽象的医药卫生治理规范——医疗卫生体制(医德体系),还是针对具体的医务行为。对前者进行医德评价的价值和意义在于通过持续科学客观的评价,可以不断完善和健全医疗卫生体制,使之越来越科学、优良,并逐步接近最优;对后者进行医德评价的价值和意义则在于通过持续逐渐科学客观的评价,不仅可以不断促进医疗卫生体制规范的优化,更可以使医疗行为者更好地遵守医疗卫生体制规范(医德、医法规范),进而实现医疗卫生体制规范的终极目的,增进全社会和每个人的健康与利益。

3. 选择医德评价的类型 医德评价的类型主要是对医德行为者的品德评价和医疗行为的评价。选择医德评价类型的意义在于,在对医疗行为进行评价时,品德评价与医疗行为评价的根据是不同的。如果不提前明确医德评价的类型,就可能混淆标准,模糊根据,难以获得客观正确的医德评价结果。

4. 选定医德评价的标准 所有的医德评价,归根结底,都要看根据怎样的标准来进行评价。某种意义上说,不论评价的对象是医疗体制规范、具体的涉医行为,或是对医疗行为者的品德评价,还是对其涉医行为的医德评价,最终都要靠医德评价标准来裁定和判断。目前最缺乏的就是医德评价的终极标准,以为医德评价仅仅是对医务人员医疗行为及其品德的评价,忽视了对整个国家医德体系本身优劣的评价。岂不知一个国家医德体系本身的优劣,在总体上决定一个社会的医德水平。医疗行为者的个人修养,仅仅能具体决定个体医疗行为者的医德水平。

5. 确立医德评价的依据 医德评价的依据是与评价对象直接相关的问题,属于评价对象的范畴,但与评价标准有着本质区别。医德评价的核心在于根据评价对象的不同,选择相应的依据进行判断。①对医疗行为者品德的评价:评价医疗行为者的品德,需依据其在具体涉医行为中的动机,即其对行为目的与手段的预想、对行为过程与结果的预想进行判断。品德评价侧重于行为者的思想意识、心理因素及其对行为后果的预期。②对医疗行为者涉医行为的评价:评价医疗行为者的涉医行为,则需依据该行为实际产生的效果,即实际出现的行为目的、手段、过程与结果进行判断。行为评价侧重于行为本身的客观表现及其实际影响。③对社会医疗卫生管理者的道德评价:医疗卫生体制规范的制定过程本身也是一种医德行为。评价社会医疗卫生管理者的道德水平,需考察其制定规范时的动机,包括其思想意识、心理因素,以及其对所制定医疗卫生体制的目的、手段、结果与过程的预想。④对医疗卫生体制本身的评价:评价医疗卫生体制,则需依据其实际效果,即该体制是否真正增进了全社会和每个人的健康水平。这种评价关注的是医疗卫生体制的实际运行结果及其对社会健康的贡献。⑤对具体医疗行为及医德品质的评价:评价某一具体医疗行为,需依据医药卫生体制的标准和要求,对实际出现的行为目的、手段、结果与过程进行判断;而评价某一医疗行为者的医德品质,则需依据医药卫生体制的标准,考察其动机、思想意识、心理因素,以及其对行为目的、手段、结果与过程的预想。总之,医德评价的依据需根据评价对象的不同而有所侧重,既包括对动机、思想意识等主观因素的考察,也包括对行为效果、实际结果等客观事实的判断。通过科学、全面的评价依据,能够更准确地反映医疗行为者及其行为的道德水平,为提升医疗行业的职业素养提供有力支持。

四、我国医德评价现状

我国目前医德现状是与新时代的背景息息相关的,是社会主义核心价值观在医疗实践中的具体体现。正如恩格斯认为:"一切以往的道德论归根结底都是当时的社会经济状况的产物。"我国医德的发展及趋势变化离不开新时代的经济政治社会环境。

1. 经济法治为医德提供保障 我国经济的发展和民主法治制度的逐步完善,为医德实践活动提供了经济政治制度保障。恩格斯以唯物史观为指导,明确指出道德作为调节人们行为的规范,是社会关系的产物,特别是经济关系的产物。随着我国逐步富起来、强起来,国家对医疗行业的投入不断加大,医疗保障制度进一步健全,正在逐步实现老有所依、病有所医。医疗保险,尤其是能覆盖大多数人的城乡居民医疗保险制度,让人民有了真正的获得感。同时,民主法治制度进一步健全。我国法律已明确规定"医闹"与伤医行为属于违法犯罪行为,国家机关依法制裁了一批"医闹"和伤医行为。在此过程中,医务人员的执业权利得到保障,社会公众的卫生法治意识得到加强。新实施的《民法总则》第184条也明确规定:"因自愿实施紧急救助行为造成受助人损害的,救助人不承担民事责任。"该规定对保障医务人员见义勇为、治病救人意义重大。民主法治环境的进一步净化和美化,在一定程度上解除了医务人员的后顾之忧,让医务人员工作和救人助人时不再畏手畏尾。对于少数"害群之马",近几年的行业腐败专项整治起到了杀鸡儆猴的作用。

2. 党和国家重视医疗事业　党和国家对医疗事业的重视,医疗激励机制的进一步健全,社会舆论的正确导向,社会风尚的向好,都温暖着广大医务人员。近年来,国家在加强医疗监管的同时,也高度认可医务人员的工作。"医师节"的设立,疫情表彰大会的召开,体现了对医生的尊重和关爱。中央和地方各级政府还定期评选、表彰和奖励一批先进医疗机构和优秀医务人员。党和国家的关爱和肯定如同阳光,温暖着广大医务人员的心,激励着广大医务人员更加努力地工作。社会舆论的作用也不容忽视。无论大小的医德善行均得到社会舆论的认可,在报道涉医案件时媒体也更加客观公正。"中国好医生""感动中国"等评比活动也体现了对医务劳动者的尊重和对医务工作的肯定。政府和媒体不断发现和挖掘医疗善行和医务人员的"美",弘扬了医德正能量。随着社会主义核心价值观的培育和践行,社会公众的道德文明素养普遍提高,社会心态更加理性,"医闹"和伤医行为受到人们的普遍谴责,社会公众对医疗行业和医务人员的工作更加了解,对医务人员的工作表现出更多的理解和尊重,医患关系整体更加和谐。

3. 医德教育的广泛开展　我国医学院校普遍开设思想政治理论课、医学人文学、叙事医学、医学伦理学、人际沟通、医学与社会、心理学等课程,而且越来越重视培养学生的医德实践能力,医护学生普遍接受了较系统的医学人文教育,具有较强的医德实践素养和一定的道德实践能力。同时,各级各类医疗机构广泛开展了医德医风建设活动。通过一系列建设活动,各医疗机构对医务人员的医德考核标准更具体细致,考核程序更具可操作性,医德考核的结果与医务人员的业绩、职称评聘、职务晋升等均相关。这些举措对医务人员医德意识的培养、良好医德习惯的养成以及医德的践行有很大的促进作用。

总之,新时代我国的医德实践呈现出非常可喜的局面,涌现出大批可亲、可敬、可信、可学的优秀医务工作者,他们的美德故事被广泛传颂,医务人员的美好美丽新形象正在逐步形成,令人欢欣鼓舞。正如美丽的参天大树离不开培育它的土壤、水分、空气和阳光一样,新时代的医德实践发展离不开特定时代国家的经济政治制度、党和国家的支持以及社会环境的净化等要素,这些要素构成了我国医德实践的肥沃土壤、充足的水分、清新的空气和温暖的阳光。同时,新时代伟大的医德实践也有助于社会经济建设、法治的进步、社会的道德文明建设。社会发展和医德实践紧密联系,互相影响,在新时代形成良性互动。

【参考文献】

[1]何兆雄.中国医德史[M].上海:上海医科大学出版社,1988.

[2]王明旭,赵明杰.医学伦理学[M].北京:人民卫生出版社,2018.

[3]丘祥兴,孙福川.医学伦理学[M].北京:人民卫生出版社,2011.

【思考题】

1.案例:某市中心医院急诊室接收了一名因车祸受重伤的患者。患者伤势严重,需要立即进行手术。然而,患者的家属因情绪激动,对医生提出的治疗方案表示质疑,并坚持要求使用某种他们认为"更有效"但实际上并不适合患者当前状况的治疗方法。此时,医生面临着巨大的伦理压力和技术挑战。

问题一:在这个案例中,医生应如何应用医德基本原则来处理与家属的沟通和治疗方案的选择?

问题二:请结合上述案例,分析医生在面临伦理和技术挑战时,应如何运用医学道德修养来指导自己的行为和决策。

2.案例:在2020年初暴发的新冠疫情中,钟南山院士以其深厚的医学造诣、坚定的科学态度、无私的奉献精神,成为全国乃至全球抗击疫情的领军人物。他带领团队开展紧急科研攻关,为疫情防控提供了宝贵的科学依据。他多次参加新闻发布会,以坦诚、专业的态度向公众通报疫情最新情况,稳定了社会情绪,增强了民众信心。同时,他深入一线,亲自参与患者救治工作,用实际行动诠释了"医者仁心"的深刻内涵。

问题一:请结合钟南山院士在新冠疫情中的表现,分析新时期医务人员应具备的医德修养和职业素养。

问题二:思考如何在实际工作中践行钟南山院士的医德精神,不断提升自己的医德修养和专业技能,为医疗卫生事业的发展贡献自己的力量。

第三章

医疗活动

【学习目标】

    1.掌握医疗活动的主要类型、人际关系、医疗沟通的原则和中国医院协会患者安全十大目标。

    2.熟悉医疗活动常见问题及解决措施和常见的医患沟通问题解决方法。

    3.了解医疗活动的发展历程和医疗技术的发展现状与趋势。

第一节 医疗活动概述

    医疗活动是指通过各种方式和手段,组织医疗人员和资源,对特定的群体提供健康管理、医疗、预防、康复、教学、科研等服务的一系列活动的统称。随着我国医疗事业的发展,人们对医疗活动的需求越来越高。医疗活动旨在提高医疗服务的质量,加强医患沟通,推广健康知识,促进公众提高健康意识。

一、医疗活动的特点

    1.专业性与技术性   医疗行为是运用医学科学理论和技术对疾病做出诊断、治疗与康复的高技术性、高专业性的职业行为。医疗人员必须经过严格的专业教育和培训,持有专业资格证书,才能从事医疗活动。医学作为一门科学,依赖于大量临床研究和实验数据,涵盖了解剖学、生理学、病理学等多个学科和专业,如内科、外科、妇产科、儿科等,每个科目都有其独特的诊疗方法和技术要求。随着医疗专业知识的不断更新,医务人员需要长期甚至终生的学习和培训才能更好地为患者服务。

    2.复杂性与综合性   医学是一门复杂的临床实践性学科,对人类的生命奥秘而言,人类目前的认识只是冰山一角。在探索未来的医疗、教学、科研医疗活动的道路上,充满了问题与挑战。一场复杂的医疗活动,通常涉及多学科、多专业的共同协作,需要医务人员之间的紧密配合。一个患者的诊治的过程中可能需要内科医生、外科医生、放射科医生、护理人员等多方共同参与,形成一个多学科联合会诊(multi-disciplinary team,MDT),为患者寻求最佳的诊治方案。

3.有效性与风险性 医疗行为的目的是改善患者的健康状况,因此其有效性是衡量医疗活动成败的关键。医疗工作者严格按照国家规定的疾病诊治指南进行诊疗时,理论上讲可以最大限度地提高患者的治愈率,降低患者的风险。目前,人类对自身的认识仍然存在一定的未知领域,再加上患者自身和医疗活动中诸多因素的不确定性,导致医疗活动具有很大的风险性。医疗活动必须确保患者的安全,避免或减少医疗风险和不良事件的发生。医院和医疗机构需要建立完善的质量控制和风险管理体系,以保障医疗活动的安全性。

举例来说,一位低位直肠癌伴腹腔多处转移的患者,行 MDT 给予肿瘤的放疗、化疗及免疫治疗。两个月后复查发现,该患者的肿瘤体积明显缩小,肿瘤下缘与肛缘距离增大,为手术保肛创造了条件。再次请肿瘤内科、放疗科、麻醉科等多个专业行 MDT,最终行腹腔镜下低位直肠癌保肛术。术后继续给予化疗等综合治疗,最终患者获得了比较满意的治疗效果。手术的成功不仅依赖于外科医生的技术和经验,还取决于麻醉师和护士的密切配合。手术前需要进行详细的评估和沟通,制定可行性的手术方案;术中需要手术医生的精准操作和麻醉师的全程管理;术后需要进行严密的观察和护理,以确保患者的安全和顺利康复。这一过程体现了医疗活动的专业性、复杂性和有效性的有机统一。

二、医疗活动的基本构成要素

医疗活动的基本构成要素包含多个方面,这些要素共同作用,确保医疗服务的有效性和质量安全。

1.医疗人员 医疗人员是医疗活动的核心要素。包括医生、护士、药师及医技专业人员等。他们是医疗活动的核心,通过专业知识和技能为患者提供诊断、治疗、康复、护理等相关服务。医生负责诊断和制定治疗方案,护士负责执行医生的医嘱并提供日常护理,药师负责药物的配制和管理,医技专业人员负责辅助检查的操作和检查报告的审阅。每一个角色在医疗活动中都扮演着不可替代的作用,他们的专业素养和职业道德直接影响医疗服务的质量。

2.医疗设施与设备 医疗设施与设备是医疗活动的重要组成部分。医疗设施如医院、诊所、康复中心等医疗机构为患者医疗服务活动提供了集中而专业的治疗环境。现代医院通常设有急诊室、手术室、重症监护室、普通病房、康复区和高干病房等不同功能区域,每一个区域都配备了相应的专业人员和设备,以满足患者的不同需求。医疗设备极大地提高了疾病诊断和治疗的准确性。例如,磁共振成像(MRI)、计算机断层扫描(CT)等先进影像技术能够提供详细的内部结构图像,帮助医生准确诊断。实验室设备和生物技术的发展也使得许多疾病的早期检测和精准治疗成为可能。

3.医疗信息系统 医疗信息系统在现代医疗活动中发挥着越来越重要的作用。医疗信息系统通过自动化流程和信息化管理,大大减少了人工操作的时间和成本,使医务人员能够更专注于医疗服务。医疗信息系统涵盖了医院管理的各个方面,包括客户信息管理、预约挂号、费用结算、数据分析等,对医生的工作方式产生了深远影响。医生能够更迅速地了解患者的病情和病史,制定更准确的治疗方案。电子处方系统提高了开药的效率,实时更新的医学知识库为医生提供了最新的治疗方案和诊断指导。医疗信息化的协同工作平台促进了医生之间的合作和交流。医院信息发布系统通过多媒体信息发布,实时发布挂号信息、医疗常识等,提高了看病效率,缓解了患者的等待焦虑,同时也提升了医院的管理水平和自身形象。

4. 医疗管理和政策规范 医疗管理和政策规范为医疗活动提供了制度保障。合理的医疗管理体系确保了医疗资源的有效配置和使用,政策规范则为医疗活动的合法性和标准化提供了依据。例如,医疗质量控制体系通过制定和执行标准,确保医疗服务达到预期的质量水平。不同国家和地区的医疗政策和法律法规也规范了医疗活动的各个环节,保护了患者和医疗人员的合法权益。

医疗活动的基本构成要素相互依存,共同作用,确保了医疗服务的全面性和有效性。每一个要素都在医疗活动中扮演着重要角色,只有各要素协同运作,才能实现最佳的医疗效果。

三、医疗活动的主要类型

医疗活动的主要类型可以根据不同的分类标准进行划分,主要包括以下几种。

1. 按医疗服务的对象划分 全科医疗服务主要面向一般人群,提供基础的医疗检查和治疗。全科医学是以人为中心的横向发展的综合性临床医学学科,它更关注患病的"人",特别是对于未分化疾病和多系统疾病的患者,就诊时可以有效地简化就医程序。例如,社区医院和乡村卫生院提供的常见病、多发病诊疗服务。专科医疗服务则针对某一特定疾病或症状,提供更为专业和深入的诊断和治疗,是纵向发展的学科。专科的目标是"治病",医生更多关注的是"疾病",例如,心脏病专科医院、肿瘤医院、妇幼保健院等,这些机构集中了一批具备专科知识和技能的医务人员,能够提供高水平的专科医疗服务。全科医疗是专科的前锋和后卫,专科医疗为全科提供强大的技术支持。

2. 按医疗服务的层级划分 初级医疗服务是最基础的医疗服务,由基层卫生机构一级医院,如城市地区的社区卫生服务中心(站)、农村地区的乡卫生院、村卫生室等提供,主要包括预防保健、常见病诊治、慢性病管理等。二级医疗服务则是立足综合医疗服务基础之上,又具备一定的技术水平和医学专业特色的医疗服务,能够进行较为复杂的诊断和治疗,通常设有多个专科门诊和病房,由县级综合医院、市区级医院和特色的专科医院提供。三级医疗服务是最高层级的医疗服务,由市级、省级或国家级的大型综合医院提供,具备先进的医疗设备和技术,能够处理重大、疑难、复杂的疾病,常常还承担医学高等教育和科研任务。三级医疗服务的体系结构确保了医疗资源的合理分配和高效利用,也满足了不同健康需求的人群。

3. 按医疗服务的性质划分 急诊医疗服务主要针对突发性、紧急性、危重性的疾病或伤害,要求医护人员提供紧急的医疗救治,以稳定患者的生命体征或缓解病情。例如,急性心肌梗死、严重创伤、急性中毒等情况需要急诊处理。门诊医疗服务则针对非紧急性、慢性的疾病或健康问题,为患者提供常规的医疗服务。患者可以预约就诊,接受常规检查、治疗和咨询,例如,慢性病的定期复查、健康体检等。急诊医疗服务和门诊医疗服务是医疗服务体系中不可缺少的部分,急诊服务确保了在患者出现生命威胁情况时能够得到及时的处理,而门诊服务则提供了日常的健康管理和疾病的预防措施。

4.按医疗服务的提供方式划分　住院医疗服务是指患者因病情需要,在医院内连续住院接受治疗和护理,通常适用于病情较重、需要密切观察和持续治疗的患者,包括住院费、护理费、辅助检查费和药物费等。非住院医疗服务则包括门诊、家庭医疗、社区医疗等,患者不需要住院,费用一般较低,可以在家或社区卫生服务中心接受治疗和护理,例如,慢性病管理、康复治疗、健康教育等。具体选择住院医疗服务或是非住院医疗服务,应根据患者的具体病情和医生的建议而决定。住院报销和非住院医疗服务报销方面存在明显区别,主要体现在报销范围、报销比例和报销流程上。这些区别旨在根据患者不同医疗需求和医疗情况,提供更为合理和针对性的医疗保障。

5.按医疗服务的需求划分　常规医疗服务是为体现公立医院的公益性,为普通患者的就诊提供服务,是大多数患者的首选。它提供了基本的医疗保障,但可能无法满足一些患者对高质量医疗服务的需求。特需医疗服务是公立医院在保证基本医疗服务的前提下,为满足不同层面患者的需求而提供的。这些服务根据医院现有的设施条件、医师队伍、学科优势、品牌特色,在服务质量、时间、内容、环境等方面提供更优质、舒适的配套服务。它适用于有特殊需求的患者,如夜间门诊、节假日门诊、专家门诊等。特需医疗服务项目的定价原则是成本加适当的盈余,同时兼顾市场的供求情况,但不纳入基本医疗保险报销。常规医疗服务和特需医疗服务是互相补充的,共同满足不同层面患者的关系。

6.按医疗服务的支付方式划分　广义的公费医疗服务是指通过社会保险进行医疗费用支付的方式,费用由用人单位和职工共同缴纳,医疗费用主要由社会医保基金承担,减少个人的经济负担。我国常见的公费医疗包括城镇职工基本医保、城乡居民基本医保。狭义的公费医疗,是指国家为保证国家工作人员而实行的、通过医疗卫生部门按规定向公务员提供的免费医疗的一项社保制度。自费医疗服务则是指由个人或家庭支付医疗所有费用的服务。自费医疗与医保个人支付的区别在于,个人自费是在医保目录范围之内,需要有患者负担的医疗费用。目前,许多国家和地区还实施了商业医疗保险制度,患者可以通过保险部分或全部报销医疗费用,从而减轻经济负担。

每一种类型的医疗服务都有其独特的特点和作用,它们共同构成了一个完整的医疗服务体系,满足不同人群、不同疾病和不同需求的医疗服务需要。

四、医疗活动的性质与目的

医疗活动的性质不仅涉及自然学科领域,还覆盖了社会科学领域。这是因为医疗实践的对象不仅是自然的人,也是社会的人,他们的身体、精神状况受到社会因素的影响。医疗活动的性质可以从以下几个方面来理解。

1.医疗活动的公益性　救死扶伤、疾病防控、健康促进、服务社会是医疗机构的服务宗旨,也是医务人员的神圣职责和职业道德要求。这就决定了医疗活动是以保护公民健康为基本价值取向,而不以营利为目的,更不是商业活动。医务人员要给予患者真诚无私的奉献,选择最佳治疗方案,为患者谋取最大利益。义务的履行不因有偿无偿而不同,服务质量不因患者身份、地位的不同而不同。同时,我国医疗卫生事业也是政府实行的具有社会福利性质的公益性事业,医疗机构承担着提高人口素质、保护人民生命健康的神圣使命。

2. 医疗活动的互助性　医疗活动的互助性主要体现在医保的统筹基金上。医疗保险基金是指国家为保障职工的基本医疗,由医疗保险经办机构按国家有关规定,向单位和个人筹集用于职工基本医疗保险的专项基金。参保个人缴纳的基本医疗保险费全部划入个人账户;参保单位缴纳的基本医疗保险费除记入个人账户的部分外,全部作为统筹基金,由医疗保险经办机构统一管理,统一调剂使用。统筹基金主要用于支付参保人员住院、门诊特定项目及部分慢性病的医疗费用。大病医疗救助基金用于支付参保人员基本医疗保险统筹基金最高支付限额以上的住院医疗费用。医疗制度遵循"小病能受益,大病能补偿,无病我帮人,有患者帮我"的原则,也是社会主义制度优越性的体现。

3. 医疗活动的伦理性　医学伦理学在医疗活动中的重要性体现在维护患者权益、提高医疗服务质量、促进医患关系和谐、保障医疗安全等方面。它要求医务人员在医疗实践中遵循尊重生命、不伤害、公正、保密等伦理原则,以确保医疗行为的道德性和合法性。医务人员在诊疗过程中需要尊重患者的自主权,充分告知患者的病情、治疗方案及可能出现的风险和收获,让患者在充分知情的基础上做出决策。医疗伦理不仅是对患者的保护,也是对医疗人员行为的约束。

医疗活动的目的主要围绕患者的健康展开。①医疗活动旨在诊断疾病。通过各种检查手段,如影像学检查、实验室检验、临床症状观察等,医生能够准确地确定患者的疾病类型和病情程度。②医疗活动的目的是治疗疾病。根据诊断结果,医生制定个性化的治疗方案,可能包括药物治疗、手术治疗、物理治疗等。③医疗活动重在预防疾病。通过健康教育、疫苗接种、筛查等手段,可以有效减少疾病的发生和传播。④医疗活动的目的是提高生活质量。对于一些慢性病或术后患者,康复治疗和护理服务尤为重要,可以帮助患者恢复健康,改善生活质量。

医疗活动在现代社会中扮演着不可或缺的角色。它不仅直接关系到个人的健康和幸福,还影响到家庭的稳定和社会的和谐。通过不断改进和创新,医疗活动将继续为提升人类健康水平作出贡献。

第二节　医疗活动的发展历程与新趋势

一、医疗活动的发展历程

1. 古代医疗起源与早期发展　最早的医疗活动可以追溯到原始社会,当时的医疗知识主要来自经验的积累和传承。人们通过观察自然界中动植物的特性,发现了一些具有疗效的草药,并开始使用它们来治疗疾病。巫医、巫师等原始医疗从业者利用宗教仪式和简单的草药疗法,为部落成员解除病痛。火的发现和使用,是原始医疗活动的重要里程碑。原始人类利用火的温热来驱寒、止痛,并发展出灸法、热熨等外科疗法。在采集食物的过程中,他们逐渐发现某些植物或动物具有治疗疾病的作用,形成了早期的药物知识。同时,原始人类使用石器作为生产工具,也用它们作为医疗器具来治疗疾病。

进入古代文明时期,医疗活动逐渐系统化和专业化。古埃及、古印度和古希腊等古代文明都形成了各自独特的医学体系。古埃及的医学文献如《埃伯斯纸草书》记载了大量的药物和治疗方法。古印度的《阿育吠陀》是印度传统医学的奠基性文献。古希腊的医学家希波克拉底被誉为"医学之父",他提出了医学伦理和病理学的基本原则,对医学科学产生了深远影响。

商朝时期,医疗制度进一步发展,出现了分科治病的萌芽,如内科、外科、妇科、小儿科等。到了战国至西汉时期,医疗制度更加完善,医生开始分工合作,形成了较为完整的医疗体系,并出现了世界上最早的医学著作《黄帝内经》。春秋战国时期,医学理论开始形成,阴阳五行学说为中医理论的发展奠定了基础。扁鹊等医学家为"望、闻、问、切"四诊法提供经验,四诊法成为后世中医诊断的基本方法。同时,人们开始重视预防疾病,提出了"上工治未病"的思想,强调预防胜于治疗。秦汉时期,医学体系逐步完善,出现了多部重要的医学著作,如《神农本草经》《难经》等。中医理论得到了进一步发展,形成了脏腑学说、经络学说等基础理论。此外,医学教育也开始兴起,出现了官办的医学教育机构,为医学的传承和发展提供了保障。隋唐时期,太医署等医学教育机构设立,推动了医学教育的正规化和专业化。随着丝绸之路的繁荣,中外医学交流日益频繁,促进了不同医学体系的相互借鉴与融合。隋唐时期涌现出大量医学著作,如《千金方》《唐本草》等,为后世医学发展奠定了坚实基础。宋元时期,中医药学在临床实践中取得显著进展。这一时期出现了众多杰出的医学家,如钱乙、朱丹溪等,他们的学术思想和临床经验对后世影响深远。药物学著作大量涌现,对药物的性味归经、功效主治等进行了系统总结,为中药学的发展奠定了基础。明清时期,医学著作数量众多,如《本草纲目》《温病条辨》等,对后世医学发展产生了深远影响。温病学派逐渐形成并发展壮大,对急性热病的诊治取得了显著成果。医学家们在临床实践中积累了丰富的经验,形成了一系列有效的治疗方法和方剂。

中世纪时期,欧洲的医学发展受到宗教的影响,医疗活动主要由教会管理。修道院和教堂成为医疗活动的中心,修道士和修女担任医生和护士的角色。与此同时,阿拉伯世界在医学领域取得了显著成就,阿维森纳的《医典》成为当时最重要的医学参考书之一,对欧洲医学的发展起到了重要的推动作用。

古代医疗起源与早期发展,这一阶段的医学主要依靠经验和哲学思考,虽缺乏科学实验和证据支持,但也为医疗活动发展奠定了基础。

2. 近代医学革命的巨大变化 解剖学的发展使医生对人体结构有了更深入的了解,显微镜的发明揭示了细菌和病毒的存在,细菌学和病毒学的兴起为医疗活动带来了新的视角。19世纪,路易·巴斯德和罗伯特·科赫的研究奠定了现代微生物学的基础,抗生素的发现和应用极大地提高了疾病治疗的效果。20世纪,医学技术和医疗活动进一步发展。放射学、麻醉学、外科技术的进步使得许多过去无法治疗的疾病得以治愈。分子生物学和遗传学的发展推动了精准医疗和个性化治疗方案的实施。信息技术和生物工程技术的结合,使得远程医疗、医疗大数据分析和人工智能在医疗活动中得到广泛应用。19世纪下半叶至20世纪中叶,医学进入了科学医学阶段。这一阶段医学的显著特点是实验医学的兴起,通过对疾病机制的深入研究,发展出了疫苗、抗生素、激素治疗等新的治疗手段。此外,流行病学、病理学、微生物学等分支学科的发展,使医学研究更加精细和专业化。21 世纪,医疗活动进入了一个更加多元化和全球化的发展阶段。基因编辑技术、干细胞治疗、免疫治疗等新兴疗法不断涌现,为攻克各种疑难杂症提供了新的希望。全球合作与交流成为医疗活动的重要特征,各国医疗资源和技术的共享,使得医疗活动更加高效和普及。这一阶段的医学开始采用更加科学的方法来诊断和治疗疾病,但仍然受限于当时的科学技术水平。

3. 现代医疗活动体系建设与成就 新中国成立后,中国逐步完善了医疗卫生体系,建立了覆盖城乡的医疗卫生服务网络。公共卫生事业得到了快速发展,有效地控制了传染病和寄生虫病的流行。随着医疗卫生技术的进步,中国医疗水平不断提高,许多疑难病症得到了有效治疗。城乡基层医疗卫生机构建设得到加强,乡镇卫生院、村卫生室、社区卫生服务中心等基层医疗卫生机构实现城乡全覆盖。全科医生培养与使用得到重视,通过全科医生培养、转岗培训、定向招聘等方式,加强全科医生队伍建设,提高基层医疗卫生服务能力。这一阶段医学的特点是强调多学科、多层次、跨尺度的整合研究。随着生物信息学、分子生物学、遗传学等学科的发展,医学研究开始从基因、细胞、组织、器官等多个层次探索疾病的本质。精准医疗、个性化医疗等新的医疗模式开始出现,为提高疾病诊治效果提供了新的可能。

医疗活动的发展历程展示了人类不断探索和创新的精神。每一个时代的医疗成就都为后世奠定了基础,推动了医疗事业的进步。随着科技的不断进步,医疗活动必将迎来更加辉煌的未来。

二、医疗活动的新趋势

伴随着科技的不断进步和社会需求的变化,现代医疗活动正在经历一系列新的趋势与转变。这些新趋势不仅影响着医疗服务的提供方式,也深刻改变着医生与患者之间的互动模式。

1. 个性化医疗和精准医疗 与传统的一刀切的治疗方法不同,个性化医疗根据患者的基因、生活习惯、病史等信息,制定针对性的治疗方案。精准医疗则通过基因测序等高科技手段,了解患者的遗传信息,从而选择最适合的药物和治疗方法。随着基因组学和生物技术的发展,个性化治疗将成为未来医疗的重要方向。通过对个体基因组的分析,医生可以更好地了解患者的病情,制定更加精确的治疗方案。这些新型医疗模式提高了治疗效果,减少了药物副作用。例如,在肿瘤治疗中,根据患者肿瘤的基因特征来选择针对性的靶向药物,已经成为一种常见的治疗策略。

2. 远程医疗 随着移动设备的普及和网络的发展,远程医疗将成为未来医疗的新模式。借助互联网和移动设备,患者无需亲自前往医院,就能够与医生进行远程咨询,进行诊断和治疗。这对于居住在偏远地区、行动不便的患者来说,无疑是一大福音。远程医疗不仅提高了医疗服务的可及性,还能够节省患者的时间和交通成本。同时,医生也可以通过远程监控设备实时获取患者的健康数据,及时调整治疗方案。远程医疗不仅打破了地域限制,也提高了医疗服务的可及性和便利性。

3. 医疗数字化 数字化医疗技术的发展也为医疗行业带来了巨大的变革,使得医疗信息能够更方便地在不同医疗机构之间共享,减少了重复检查和信息不对称的问题,使得医疗信息的管理更加高效和准确。医生可以更方便地查阅患者的病史、检查结果和治疗记录,从而做出更全面、更准确的诊断。大数据和人工智能技术在医疗领域的应用也日益深入,如通过分析大量的医疗数据来预测疾病的发生风险、优化医疗资源配置等。此外,数字化医疗还包括医疗设备的智能化,如智能血糖仪、智能血压计等,这些设备能够实时将数据传输给医生和患者,实现更精准的疾病管理。

4.预防医学　人们越来越意识到预防疾病比治疗疾病更加重要,也更具有成本效益。通过健康教育、定期体检和早期筛查,能够有效预防疾病的发生和发展。企业和社区也开始重视健康管理,提供健身设施、举办健康讲座等活动,促进公众的健康意识和健康行为的养成。通过智能设备和大数据分析,医生可以对患者的健康状况进行实时管理和预测,提前干预和预防疾病的发生。因此,健康体检、疫苗接种、健康教育等预防措施得到了更多的关注和投入。医疗机构和政府也在积极推广健康的生活方式,如合理饮食、适量运动、减少吸烟和饮酒等,以降低慢性疾病的发生率。

5.微创手术和无创治疗技术　与传统的开放性手术相比,微创手术具有创伤小、恢复快、并发症少等优点。临床治疗一定会遵循从"巨创—大创—小创—微创—无创"的发展轨迹,这是技术发展和认识提高的必然结果,也是微无创治疗存在的内在原因。"微无创"治疗是一种理念,可以表述为"治疗让伤害更小化",例如,腹腔镜手术、内镜手术等"微无创"理念在外科领域得到了广泛的应用。同时,无创治疗技术如聚焦超声、磁共振引导下的治疗等也在不断创新和发展,为患者提供了更多的治疗选择。

6.医疗行业的跨界合作　医疗与科技企业、制药公司、跨国公司、保险公司等的合作不断加强,共同推动医疗创新和发展。例如,科技企业为医疗提供先进的技术支持,制药公司研发新的药物和治疗方法,保险公司则通过创新的保险产品为患者提供更好的医疗保障。

7.医疗服务的重心转向社区和家庭　社区医疗中心和家庭医生制度的不断完善,使得患者能够在离家更近的地方获得基本的医疗服务。这不仅方便了患者,也有助于缓解大型医院的医疗压力,提高医疗资源的利用效率。

8.全球医疗合作　面对全球性的传染病和公共卫生问题,各国之间需要加强信息共享、技术交流和合作研究,共同应对挑战。例如,在新冠疫情期间,全球范围内的医疗合作对于疫情的防控和治疗发挥了重要作用。

医疗行业正处在快速发展和变革的时期,个性化医疗、远程医疗、医疗数字化、预防医学、微创手术和无创治疗技术、跨界合作以及服务重心的转变等趋势,为提高医疗服务质量,改善人们的健康状况带来了新的希望。

第三节　医疗活动中的人际关系

医院是一个专业性较强、压力较大的工作环境,医护人员需要在这里共同工作、相互帮助、协作完成每一项工作任务。医疗的人际关系包括医医关系、医患关系、医护关系、医政关系等。良好的人际关系旨在提高医护人员之间的沟通协作、减轻工作压力,为患者提供更好的医疗服务。

一、医生的角色定位与职责

医生在医疗活动中的角色定位与职责至关重要,医生不仅是医疗服务的提供者,更是患者健康的守护者和社会公共卫生的维护者。事实上,他们与社会生活中其他各种职业人并没有任何的本质不同,唯一区别的只是服务对象和内容有所差异而已。角色定位就是要求角色者正视自己在社会中的位置和相应所承担的职责。要塑造成功的医生角色,就必须给医生角色一个科学合理的定位。在现实的医疗活动中,医生角色内涵被赋予更广泛的涵义。

1. 生命健康的保护者　医生在与患者互动的过程中,扮演的角色有医疗专家、健康教育者和社会工作者。其中,医疗专家、健康教育者角色的主要职责是医生通过其掌握的专业知识和技能为患者进行诊疗,协助患者提高疾病防治素养。不论是潜在患者还是现实患者,基于对生命和健康的关注,自身相关知识的匮乏和对医生的信任,总是期望通过与医生沟通和交流中获得有助于疾病康复、健康维护的信息和帮助。社会工作者角色是指医生为患者提供医疗诊疗之外的社会、心理关怀及服务。患者在诊治疾病的过程中,更需要医生进行情感的温暖、心理的抚慰和思想的沟通。

2. 和谐医院的建设者　医生在与医院互动过程中,扮演的角色有经理人、风险管理者和品牌代表。其中,经理人角色的主要职责是医生通过其诊疗活动为医院的生存、发展筹集资源;风险管理者角色的职责在于降低患者疾病风险,降低诊疗活动中为医院及医生自身带来经济及名誉损失的风险等;提升医院在业内及患者心中的知名度,促进和谐医院的构建。品牌代表角色是医生通过专业上的影响,提高医院的美誉度、影响力,进而促进和谐医患关系,促进和谐医院的构建。

3. 公共健康的传播者　医生在与社会互动过程中,扮演的角色有医学知识科普者、普通劳动者和不良效果承担者。其中,维护社会公共健康是医生的职责所在,医学知识科普者角色的主要内容是医生在医学知识方面进行传播,普及健康常识,引导大众科学就医;普通劳动者角色是医生通过自身劳动获得相应报酬;不良效果承担者角色的职责在于医生承担因制度不完善、媒体取向、大众医学素养等因素带来的医疗领域负面影响,在某种程度上,也起到了社会安全阀的作用。

医生的职责涵盖了广泛的领域:①遵守职业道德。医生应严格遵守医学伦理和职业道德,恪守医德,尊重患者的隐私和权利。医生在诊疗过程中应以患者利益为核心,避免任何形式的利益冲突。②持续学习。医学知识日新月异,医生必须不断学习和更新知识,参加继续教育和培训,掌握最新的医学进展,提升自身的专业水平。比如,通过参加学术会议、阅读专业期刊,医生可以了解最新的研究成果和临床指南,把新知识和新理论应用到临床实践中。③团队合作。现代医疗越来越强调团队合作,医生需要与护士、药师、技师等医护人员密切配合,共同为患者提供全面的医疗服务。医生应尊重和信任团队成员,充分发挥每个人的专业特长,形成合力,共同为患者的健康服务。④危机处理。面对突发的医疗事件,医生需要具备快速反应和处理危机的能力。无论是急诊抢救还是重大疫情,医生都应在第一时间投入救治工作中,尽最大努力挽救患者生命。⑤依法行医。医生在执业过程中应严格遵守国家法律法规和医疗机构的规章制度,依法行医,确保医疗行为的合法性和规范性。比如,医生在实施手术前必须获得患者的知情同意,遵循法律程序,保障患者的合法权益。

医生的角色定位和职责不仅关系到个体患者的健康和生命质量,更关系到整个社会的公共卫生水平和医疗服务质量。医生应以高度的责任感和使命感,认真履行自己的职责,不断提升专业素养,为实现全民健康的目标贡献力量。

二、患者的角色定位与职责

患者不仅仅是接受治疗和康复,还包括一系列的权利、义务和心理适应过程,以及社会和医疗系统的互动。当一个患者被医护人员确诊为患了疾病,其社会行为便发生了变化,并对这个人的后继行为产生影响,从而进入患者的角色。从社会心理学角度分析,患者的角色定位分为以下几种。

1. 医疗自助者　当前,自我保健热潮正遍及全球。自我保健包括自我诊断和自我治疗。个人如确实患有疾病,又自我诊断出来,并进行了自我用药等自我治疗,此种情况时,即进入患者角色。从医患关系角度看,自我保健是人们自己负起对健康的责任,在自我诊断明确且没有监护的条件下,自行选择治疗方法,选用药物,自己掌握所用药物的适应证、不良反应和禁忌,以及消毒、注射、换药技术、变态反应的处理方法等本来属于医生医疗技术范围内的知识与技能。因而,这时的患者角色属于医疗自助者。

2. 医疗合作者　指导–合作型医患关系是一种构成现代医学实践中医患关系基础的模式。这种模式中,患者扮演着合作者的角色。患者作为合作者的被动成分较主动–被动型医患关系中患者作为求助者的被动成分少了许多,即患者的主动地位和平等程度要高一些,但在医生的防御性医疗行为方面和患者的知情权、同意权及权利让渡方面,并无实质上的明显改变。这就带来医疗资源、医疗风险、医疗诉讼、医疗服务标准等方面问题解决的迫切性。根本上看,从法律和公众标准角度规范医疗服务标准,从学校教育和岗位培训标准角度提高综合医生知识、技能、经验为一体的判断决策服务水平,显然是众望所归。

3. 医疗拒助者　当一个人的角色从健康人转为患者之后,一般会表现出一系列的心理特点,如焦虑、恐惧、孤独、恐慌、任性、自我中心、情绪异常、自尊心增强、依赖性增加、猜疑心增加、自卑感增加、攻击性增加、悲观失望等,其中一部分患者还有逃避和拒认,将此类患者归结为患者的医疗拒助者角色。这类患者不愿意接受自己患病的现实,或猜疑医生诊断错了,常逃避就医,不自助、不合作,致使病情延误,健康危险因素增加,健康生命质量减低,甚至存在死亡危险。这其实是一个健康人与患者两种角色冲突导致的角色行为失范。

4. 医疗受试者　"医学的进步是以研究为基础的,这些研究最终在一定程度上均有赖于以人类为对象的试验"(《赫尔辛基宣言》)。这就清楚地界定了患者作为医疗受试者的角色。现在世界许多国家对新药临床试验做出的种种严格规定,都是患者以受试者角色付出高昂代价后换来的。这就需要医生充分尊重患者作为医疗受试者的选择权、知情权,需要医生从高于科学和社会的角度考虑患者利益,需要医生在试验过程中公开、公正、尊重人格,力求使作为受试者的患者最大程度受益和尽可能避免伤害。

患者作为医疗服务体系中的一员,其行为和态度直接影响到医疗服务的效率和效果。因此,患者承担着一定的责任和义务,以确保医疗服务能够顺利进行,同时也保护自身的权益。以下是患者应承担的主要职责:①遵守医疗规范。患者有义务诚实地提供自己的病史和相关信息,不隐瞒重要病情,以便医生能够做出准确的诊断和治疗。患者在接受治疗后,有义务遵循医生的建议和医嘱,包括服药、复查等,以确保病情得到妥善处理。例如,糖尿病患者应严格按照医生的建议控制饮食和服用药物,避免因擅自停药或改变饮食习惯导致血糖控制欠佳,引起糖尿病严重的并发症。②尊重医护人员。患者及其家属应理解和尊重医生的专业判断和工作强度,避免因不满或误解对医护人员进行语言或身体上的攻击。尊重医护人员不仅体现了对医疗职业的尊重,也有助于形成良好的医患沟通氛围,提高治疗效果。患者应尊重医务人员的专业意见和劳动,同时也要尊重其他患者,共同维护良好的医疗环境。③积极配合治疗。在治疗过程中,患者应按时就诊,遵循医生的各项指导,积极参与康复训练和后续治疗。比如,术后康复期的患者应根据医生的建议进行适当的运动和饮食调整,以促进康复,减少并发症的发生。

通过履行这些职责,患者不仅能够更好地接受治疗,还能促进医疗服务的公平性和效率。同时,这也是对医务人员工作的尊重和支持,有助于提升整个医疗服务体系的质量和效率。

三、构建和谐的医患关系

和谐的医患关系是医方和患方在医疗活动中建立起来的协调匀称的相互关系。构建和谐的医患关系是医疗活动中的重要课题,良好的医患沟通有助于医患相互正确理解,保证医疗活动的顺利进行。

加强医患沟通是构建和谐关系的前提。医患沟通是对医学理解的信息传递过程,是为患者的健康需要进行的,它使医患双方能充分、有效地表达对医疗活动的理解、意愿和要求。由于社会分工的不同,决定了医疗活动中医患的不对称,特别在医学的理解和相关知识的拥有上优劣势明显。同样,社会化背景不同的患者,对医疗活动的理解和医疗服务的需求,也存在着差异,这些优劣势和差异要求影响了医患沟通。为此,作为医务员应当及时了解并满足患者被理解、受重视、受尊重的需求,同时也应掌握患者对医疗服务的期望、对每个医疗环节中的疑虑、对医疗服务的感觉以及医疗服务需求的关键点等,了解患者对医疗服务和疾病治疗效果的满意度。例如,在诊断过程中,医生应耐心倾听患者的陈述,详细解释病情和治疗方案,让患者感受到被尊重和理解。患者在获得充分的知情权后,能够更好地配合治疗。

增进医患信任是构建医患和谐的关键。医护人员对患者悉心诊治,患者放心地把生命健康寄托于医生。作为利用专业知识为患者服务的医护人员,只有病人对他信任,才有全心全意地为患者服务;作为怀着期待和希望的患者,只有交付出信任,才能更好地配合医生的诊治,以取得理想的治疗效果。同时,构建相互信任的医患关系,需要双方的换位思考,增进相互理解,随着医学模式的转化,医生在诊治上更需要了解患者的需要和问题,重视指导和治疗。医生应当不断提高自己的专业水平,遵守职业道德规范,避免任何形式的过度医疗和不必要的检查。患者在遇到医疗问题时,应以理性和科学的态度对待,不盲目怀疑医生的专业判断。

努力提高医务人员的业务素质。对于医院这一性质特殊的服务业来说,医患关系体现在医疗服务的各个细节上,每个细节管理的好坏都将直接影响到医患关系,医院需要从软件建设和硬件建设加以强化。在软件建设上,医院要严格执行操作规范、确保医疗质量的不断提高、加强对医务员服务水平和技巧的培训和提升服务标准等。全面推进质量管理体系建设,提升医疗服务质量。同时,医学领域充满着许多未知数和变数,医务人员不能仅仅满足于已有的医学知识,医学科学的发展日新月异,这就要求医生不断地学习,把握经验,认真探索未知领域,寻求解决危害人类健康的有效方法,提高确诊率和各种急诊抢救的成功率。

医患关系的和谐还需要社会的支持和媒体的正确引导。社会各界应当积极宣传医学知识,增进公众对医疗工作的理解和支持。媒体在报道医疗事件时,应当客观公正,避免夸大其词和煽动情绪,营造良好的舆论环境。

四、医生间的合作与竞争

医生间的合作与竞争是医疗活动中不可回避的两个重要方面。合作与竞争的关系错综复杂,既有相互促进的积极作用,也可能带来一定的负面影响。作为医生,在医疗活动中,既要保持良好的合作和团队合作精神,又要保持个人的竞争力,这样才能更有效地提升医疗服务质量,保障患者的切身利益。

合作是医疗活动中至关重要的一环。医生们通过团队合作,可以充分发挥各自的专业特长,加强团队凝聚力和提升工作效率,从而提供更全面、更有效的治疗方案。例如,在一台复杂的手术中,各个科室的医生需要紧密配合,外科医生负责手术操作,麻醉科医生负责麻醉管理,术后护理团队则负责患者的康复护理。这样的多学科合作不仅提高了手术成功率,也为患者提供了全方位的医疗保障。医生间的合作还体现在诊断和治疗方案的制定上。通过集体讨论和病例研讨会,医生们可以分享各自的见解和经验,集思广益,从而制定出优化的治疗方案。这种合作方式在疑难病症的诊断和治疗中尤为重要。多学科团队(MDT)模式已经成为现代医疗的重要组成部分,肿瘤、心血管疾病等复杂病症的治疗常常依赖于这种合作模式。

然而,医生间的合作并不总是容易实现的,竞争也是不可忽视的现实。医疗的工作环境常常紧张而忙碌,医生可能因为工作压力而抱有竞争的心态。竞争在一定程度上可以激发医生的潜力,促进他们不断提升自身的专业水平。例如,医生为了在学术领域取得领先地位,可能会更加努力地进行科研工作,探索新的治疗方法和技术。这种竞争有助于推动整个医疗行业的进步和发展。一旦竞争如果失去平衡,也可能带来负面影响。一些医生为了在职业生涯中获得更多的认可和晋升机会,可能会忽视合作的重要性,这不仅影响医疗团队的凝聚力和工作效率,还可能对患者的治疗效果产生不利影响。

如何处理同事之间的合作与竞争关系,对医生个人和整个团队来说都是至关重要的。首先,建立良好的沟通和合作机制是处理医生间合作与竞争关系的关键。医生应该积极参与团队会议和讨论,分享经验和知识,共同解决问题。有效的沟通可以帮助医生更好地了解彼此工作的紧迫性和重要性,理解彼此的角色和职责,从而减少合作中的冲突和竞争。定期进行团队建设活动也是建立密切合作关系的有效方式,可以增进团队成员之间的互信和理解。其次,对待同事间的竞争应保持积极的态度。竞争可以激发医生的工作热情和进取心,促使其不断提高自身的学术水平和临床技能。然而,竞争也可能导致不健康的竞争心态和争执。医生应始终保持专业和尊重,避免通过抹黑对手或恶意竞争来获取个人利益。取而代之的是,医生应该通过专业发展和学习来提升自己,与同行保持积极建设性的竞争关系。此外,建立个人优势和专业声誉也是处理与同事之间合作与竞争关系的重要策略之一。医生还应该注重与患者的良好沟通,建立良好的医患关系。这些努力可以帮助医生在同事中树立起良好的声誉和形象,促使他们更愿意与自己合作,并共同提升团队的整体水平。最后,医生应该树立以患者为中心的工作理念,把患者的利益放在首位。患者是医生的最终服务对象,医生之间的合作与竞争关系应该以提供优质的医疗服务为目标。医生应该积极与同事分享医疗资源和经验,共同探讨患者的治疗方案,为患者提供更好的医疗解决方案。通过以患者为中心的工作理念,可以有效化解医生之间的竞争,促进合作和团队的成功。

总结起来,医生应该通过建立良好的沟通和合作机制,处理与同事之间的合作与竞争关系。医生应保持积极的竞争态度,建立个人专业声誉和优势,并树立以患者为中心的工作理念,以提供优质的医疗服务为目标。通过这些努力,医生可以在与同事合作的过程中建立良好的职业形象和信任关系,提升个人和团队的成功,使医生们在合作中共同进步,在竞争中不断提升。

五、医护人员之间的协作机制

医护人员之间的协作机制在医疗活动中扮演着至关重要的角色。医护人员不仅包括医生和护士,还包括药剂师、康复治疗师、医学影像技师等多种专业人员。有效的协作机制可以提高医疗服务的质量,保障患者的安全,并提升整体医疗团队的工作效率。

建立明确的职责分工是实现医护人员有效协作的基础。每个医护人员应当明确自己的职责范围,了解其他成员的工作内容和职责。例如,医生负责诊断和制定治疗方案,护士负责执行医嘱和护理患者,药剂师负责药物管理和用药指导,康复治疗师负责患者的康复训练和评估。在明确分工的基础上,各司其职,相互配合,才能避免重复劳动和工作疏漏,提高工作效率。

良好的沟通机制是确保医护人员协作顺畅的重要环节。医生需要向护士提供患者的病情信息、诊断结果、治疗方案等,以便护士能够有的放矢地进行护理工作。而护士则需要向医生反馈患者的观察情况、疗效反馈、用药情况等,以便医生及时调整治疗方案。因此,医生和护士之间需要保持良好的沟通畅通,及时共享信息,确保团队工作的顺利进行。医护人员之间需要通过各种方式进行信息交流,如定期的病例讨论会、交接班会议、即时通讯工具等。通过这些沟通渠道,医护人员可以及时获取患者的病情变化和治疗进展,分享各自的专业意见和建议。例如,在病例讨论会上,医生可以介绍患者的病情和治疗方案,护士和其他医护人员可以提出护理过程中的观察和疑问,药剂师可以提供药物使用的注意事项和副作用信息。通过充分的沟通和交流,医疗团队可以形成统一的治疗和护理方案,提高服务质量。

团队合作精神是医护人员协作机制中不可或缺的元素。医护人员需要相互尊重、信任和支持,树立团队合作的意识。医生和护士的协作配合是为了提供优质的医疗服务。在护理工作中,护士需要密切关注患者的病情变化,及时采取相应的护理措施,并向医生汇报。医生则需要对患者的病情进行全面评估,制定科学合理的治疗方案,并指导护士进行具体的护理工作。只有医生和护士紧密协作,各司其职,才能够为患者提供全方位、高水平的医疗服务。每个成员都应认识到自己的工作对患者治疗效果的重要性,积极配合其他成员的工作。例如,在手术过程中,外科医生、麻醉师、护士等多名医护人员需要紧密合作,互相配合,确保手术顺利进行。术前,麻醉师需要与外科医生沟通麻醉方案,护士需准备手术器械和用品;术中,外科医生需要与麻醉师协调手术进程,护士需及时提供辅助;术后,护士需监测患者的恢复情况,及时向医生汇报。只有每个成员都尽职尽责,团队合作才能发挥最大效益。

1. 培训和继续教育是提升医护人员协作能力的重要手段　医疗技术和知识不断更新,医护人员需要通过系统的培训和继续教育保持专业水平,增强协作能力。医院可以定期组织专业培训、学术交流和技能比武,提升医护人员的整体素质。例如,模拟培训是近年来广泛应用的一种培训方式,通过模拟真实的医疗场景,医护人员可以在虚拟环境中进行操作和协作,积累实践经验,提高应对突发事件的能力。

2. 信息化管理系统的应用为医护人员之间的协作提供了技术支持　现代医疗信息系统可以实现患者信息的实时共享和更新,方便医护人员随时查阅和录入数据。例如,电子病历系统可以记录患者的病史、检查结果、治疗方案和护理记录,医护人员可以通过系统了解患者的全面信息,避免信息遗漏和错误。医护人员之间的协作可以通过信息化管理系统更加高效和精准,进一步提升医疗服务的质量。

通过明确职责分工、加强沟通机制、培养团队合作精神、进行培训和继续教育、应用信息化管理系统,医护人员之间的协作机制可以不断完善和优化,为患者提供更加优质的医疗服务。

六、医疗团队与行政管理的关系

在现代医疗体系中,医院行政部门与医疗团队的协同合作至关重要。医院行政部门负责管理和组织医院日常运营的管理、资源的分配、政策的制定与实施等;而医疗团队则负责提供高质量的医疗服务。有效的协同合作可以提高医疗质量,提升患者满意度,并为医院的可持续发展奠定基础。医疗团队与行政管理的关系主要体现在以下几个方面。

1. 资源分配与管理　医疗团队需要各种资源来完成医疗服务,包括医疗设备、药品、耗材等。行政管理部门负责这些资源的采购、维护和分配,确保医疗团队能够顺利开展工作。例如,手术室的使用、设备的维修和药品的供应等都需要行政管理部门的有效协调。如果资源分配不合理,可能导致手术延期、医疗质量下降,甚至影响患者的安全。

2. 政策制定与执行　医疗团队的工作需要在一定的政策和规章制度下进行,这些政策通常由行政管理部门制定。例如,医院的感染控制政策、医疗质量管理制度、患者隐私保护措施等都是由行政管理部门制定的。医疗团队需要严格遵守这些政策,以确保医疗服务的规范性和安全性。行政管理部门则需要根据医疗团队的反馈,及时调整和优化政策,以适应实际工作中的需求。

3. 绩效管理与评估　医疗团队与行政管理的关系也非常紧密。行政管理部门通常负责制定绩效评估标准,评估医疗团队的工作表现,通过定期的绩效评估,可以发现医疗团队中的优秀人才,并给予相应的奖励和晋升机会;同时,也可以发现存在的问题,并及时进行整改。例如,某个科室的手术成功率较低,行政管理部门可以通过绩效评估发现这一问题,分析原因并采取相应的改进措施。

4. 沟通与协调　良好的沟通与协调是确保医疗团队与行政管理部门合作顺利的重要因素。行政管理部门需要听取医疗团队的意见和建议,了解他们在工作中遇到的困难和问题,并及时给予支持和帮助。例如,某个科室需要引进新设备,行政管理部门需要与医疗团队进行沟通,了解新设备的必要性和使用情况,进行合理的采购和配置。如果沟通不畅,容易导致误解和矛盾,从而影响医疗服务的质量。

医疗团队与行政管理的关系在医院管理中起着至关重要的作用。通过合理的资源分配与管理、科学的政策制定与执行、有效的绩效管理与评估以及良好的沟通与协调,可以提高医院的运营效率和医疗服务质量,确保患者的安全和满意度。

第四节　医疗语言与沟通

语言是交流的工具,是建立良好医患关系的一个重要载体。医护人员必须善于运用语言艺术,达到有效沟通,使患者能积极配合治疗,早日康复。医护人员语言美好与否,不只是医德问题,而且直接关系到能否与患者进行良好的沟通。因此,医护人员一定要重视语言在临床工作中的意义,不但要善于使用美好语言,还要讲究与患者沟通的语言技巧。

一、医疗语言

医学是兼具自然科学与人文科学双重属性的一门科学,不仅要求掌握精湛的医术,还要求具备较高的人文素养,这是由其职业特殊性所决定。在医疗行业,医学语言的作用,远远超过了普通职业者用语的作用。医疗语言作为医务人员医疗行为的重要组成部分,是以患病状态的、具有丰富情感和多种心理社会需求的人为沟通对象,其语言交流和沟通应该始终传递医学人文关怀,因此必须重视和规范医疗语言。

1. 医疗语言的重要性　由于医疗信息的不对称性,医生既是卫生服务的提供者,又是卫生资源的分配者和消费的引导者。在患者看来,医者的建议总是经过慎重思考才提出来的,是涉及个人生命安危乃至存亡的严肃事情,意义非同一般。所以医生的话语对于患者来说几乎具有绝对的权威性和巨大的影响力。临床中医务人员一句不经意的话就可能引起患者的无端猜测。医疗语言是治疗手段之一,也是正确诊断的前提之一。希波克拉底指出:医生看病有三大武器,一是药物,二是手术刀,三是语言。对医疗语言的重视是医学作为"仁术"的本质决定的,也是医学存在和发展的需要。古今中外不乏依靠语言进行治疗的范例,如今,语言更是成为临床心理学的不可缺少的治疗工具。如心理咨询与心理治疗是运用语言作为治疗工具最典型的领域,采用的精神支持疗法、暗示疗法、催眠疗法和精神分析等无不借助语言作为其媒介。语言是医生作出正确诊断的前提之一,医生只有通过恰当、得体的问诊语言,才可能建立良好的医患关系,获得正确、全面的疾病信息。有一个被重症肾病折磨了多年的女患者,身心状态游离于生死边缘,家人抱着试试看的心理送她到异地的肾病专家门诊,她第一句话说:"大夫,您看我怎么样?"专家说:"你有信心,我才能有信心!我们要不放过任何可以治愈的机会。"一句鼓励的话,患者顿时泪如泉涌,表示愿意积极配合所有可能的治疗,哪怕是可能引起的任何副作用以及无法确定的时间考验。当患者身体和精神康复时,竟给专家跪下了,泪水伴着话语,情景非常感人。因此医患语言沟通在诊治过程中起着至关重要的作用。

2. 语言不当成为医患纠纷的主要原因　有资料表明,目前医患纠纷中,有60%以上是由服务方面的问题引起和诱发的,而其中又有一半以上是由于医务人员语言不当造成的。在过去经验医学时代,医疗技术相对落后,但是医生重视与患者的面对面沟通,尤其是语言沟通,医生获得了患者的信赖,医患关系融洽。医生的语言对患者具有极其重要的影响力,可以对其健康状况产生直接而深远的影响,医患能否进行充分而有效的沟通直接关系到医患纠纷的多少。

二、语言沟通

1. 医疗口语　在我们日常生活中,遇到健康问题时,能够用流利的口语与医护人员交流,是非常重要的。医疗口语在医疗活动中扮演着至关重要的角色,其特点和运用不仅影响医疗服务的质量,还直接关系到患者的治疗效果和心理状态。

医疗口语具有高度的专业性。医生和护士常常使用专业术语来描述病情、诊断和治疗方案。例如,医生在解释一种疾病时,可能会使用诸如"高血压""糖尿病""癌症"和"心肌梗死"等专业术语。这些术语有助于明确地传达医学信息,迅速而准确地传达病情和治疗方案。但对于普通患者来说,理解这些术语可能会有一定难度。因此,医疗工作者需要根据患者的理解能力,适当调整医疗口语的复杂度。医疗口语还需要具备简明性。医疗活动中时间紧迫,医生往往需要在有限的时间内做出准确的诊断和治疗决策。这种情况下,简洁明了的沟通显得尤为重要。例如,在急诊室,医生可能会迅速询问患者"哪里疼""多长时间了"等简短问题,以尽快获取关键信息。同时,患者的回答也需要尽量简洁,以便医生能够更快地做出判断。如果患者的回答拖泥带水、不分主次时,医生应适当诱导。

医疗口语的一个重要特点是同情心和人文关怀。患者在就医时通常处于身体和心理的双重压力下,医生的语言可以对患者的情绪产生显著影响。例如,当医生告知患者诊断结果时,可以使用温和且富有同情心的语言,比如:"您的情况我们已经了解,并且有相应的治疗方案,不用过于担心。"这样的表达能够缓解患者的紧张情绪,增强治疗的信心。在医疗口语的运用中,医生还需具备良好的倾听能力。有效的沟通不仅包括医生的信息传递,也包括对患者诉求的理解。例如,患者描述自己的症状时,医生应当耐心倾听并适时给予反馈,如:"我明白您的担忧,我们会进一步检查。"这种互动有助于建立信任关系,提高患者对治疗的依从性。医疗口语的运用也必须遵循一定的伦理和法律规范。医生在与患者沟通时,应当保证信息的准确性和完整性。例如,在手术前,医生需要详细告知患者手术的风险和预期效果,确保患者在知情的情况下做出决策。这不仅是对患者权利的尊重,也是医疗实践中的基本伦理要求。在医疗团队内部,医疗口语的运用同样重要。医生与护士、技术人员等需要高效沟通,确保医疗服务的顺利进行。例如,在手术过程中,主刀医生与麻醉师之间的配合至关重要,任何一个细微的指令错误都可能对手术结果产生重大影响。因此,团队内部的医疗口语需要高度精确和规范。

医疗口语在医疗活动中的运用既需要专业性和简明性,也需要同情心和关怀,同时还必须遵循伦理和法律规范。有效的医疗口语不仅能提高医疗服务的质量,还能增强患者的信任感和满意度,广泛应用于医疗机构的各种场景。

2. 医疗书面语　医疗书面语在医疗活动中扮演着至关重要的角色。它既是医疗工作者之间沟通的桥梁,也是保障患者利益的重要工具。医疗书面语的规范性贯穿于医疗活动的各个环节,主要体现在以下几个方面。

(1)医疗书面语的规范性体现在书写医学记录。病历记录是医疗活动的重要组成部分,记录着患者的病史、检查结果、诊断、治疗方案以及随访情况。规范的病历书写不仅有助于医生准确掌握患者的病情,还能为后续的医疗决策及可能发生的医疗纠纷提供依据。病历书写要求语言简练、准确无误、客观真实,所有的诊断和治疗措施都应当有据可查。例如,在记录患者的过敏史时,必须详细注明过敏原、过敏反应的具体表现,以防止在后续治疗中出现用药不当的情况。

(2)医疗书面语的规范性体现在开立医嘱。医嘱是医生向护士和其他医疗人员传达治疗方案的重要手段,医嘱的内容包括药物的种类、剂量、使用方法以及注意事项等。规范的医嘱书写能够确保治疗的准确性和安全性。医嘱应当字迹清晰、语言简洁、条例清晰,避免使用模糊不清的表达。例如,开具药物时,应当注明具体的剂量和用药时间,而不是简单地写"按需要使用"。

(3)医疗书面语的规范性体现在撰写医疗报告。医疗报告包括检查报告、检验报告、手术记录、出院小结等,它们记录了患者在医疗过程中每一个重要环节的具体情况。规范的医疗报告为医生提供了全面的信息,帮助他们更好地评估患者的病情和治疗效果。例如,影像学检查报告应当详细描述检查结果,标明病变的部位、大小、形态等,以便医生作出准确的诊断。

(4)医疗书面语的重要性体现在医学教育和科研中。医学教育中,学生通过阅读规范的病历和医疗报告,学习如何准确记录和处理医疗信息。医学科研中,规范的书面语有助于研究人员准确记录实验数据和研究结果,确保科研工作的严谨性和科学性。例如,在撰写科研论文时,研究者应当详细描述研究方法、实验过程和结果分析,以便其他研究人员能够重复实验和验证结果。

(5)医疗书面语的规范性对医疗纠纷的处理具有重要意义。在医疗纠纷发生时,病历、医嘱、医疗报告等书面资料是重要的证据。规范的书写能够减少纠纷发生的可能性,提高医疗机构在处理纠纷时的透明度和公信力。例如,在手术同意书的签署过程中,医生应当详细向患者说明手术的目的、过程、可能的风险和预期效果,并在书面记录中反映出来。

（6）医疗书面语的规范性不仅有助于提高医疗服务的质量,还能增强患者对医疗机构的信任。患者在接受治疗时,往往会通过查阅自己的病历和医疗报告,了解自己的病情和治疗进展。规范的书面语能够使患者清晰地了解相关信息,增强对医疗决策的信心。例如,在出院小结中,医生应当详细记录患者的出院状况、后续治疗计划和注意事项,使患者在出院后能够按照要求进行康复。

医疗书面语的规范性贯穿于医疗活动的各个环节,既保障了医疗工作的顺利进行,也维护了患者的权益。通过规范的书写,医疗工作者能够提高工作效率、减少医疗纠纷、增强患者信任,同时也为医学教育和科研提供了坚实的基础。

三、非言语沟通

非言语沟通在医疗活动中占有重要地位,它不仅丰富了沟通的形式,还显著影响了医患关系和医疗效果。非言语沟通包括面部表情、身体语言、手势、眼神接触、声调和姿态等多种形式。

面部表情是非言语沟通中最直接的方式。医生在与患者交流时面带微笑能够传达友善和关切的情感,缓解患者的紧张与不安;相反,冷漠或严肃的表情可能使患者感到被忽视或不被理解,增加心理负担。在表达患者病情恶化时,可表现出无奈、痛苦的表情;在和对方关系紧张时,可适时微笑体现自己的善良、可信,能缓解气氛。要使用点头、摇头、扬眉、挥手、耸肩、撇嘴、晃动身体等动作表达意见或情感,如解释患者的诊断或手术的风险时应正襟危坐等。面部表情的细微变化能够反映医生对患者病情的真实反应,例如皱眉表示疑虑或担忧,点头则表示理解和认同。

身体语言也是非言语沟通的重要组成部分。医生的站姿、坐姿、手势等都能传递信息。一个开放的身体姿态,如身体前倾和适度的手部动作,表示医生对患者的关注和倾听。反之,交叉双臂或背对患者的姿态可能传达出距离感和冷漠。如要常与患者及其家属握手,当家属出现痛苦时,尤其是老年人、儿童或妇女,可轻抚其手臂或肩背。这些细微的身体语言能够增强医患之间的信任感和沟通效果。

眼神接触在非言语沟通中具有独特的作用。适度的眼神接触能够增强信任感和理解感,传达出医生的专注和认真。眼神接触不足可能使患者感到被忽视或不被重视,而过度的眼神接触则可能引起不适。要正视对方眼睛,最好配合点头等动作,要从眼神中读出对方的内心活动;如果家属出现斜视、回避视线、烦躁或目不转睛,那么他可能想表达拒绝。因此,医生需要在沟通中掌握适度的眼神接触,确保传递出积极的信息。

声调和语速也在非言语沟通中扮演着重要角色。温和而坚定的声调能够传达出医生的自信和专业性,安抚患者的情绪。过快或过慢的语速都可能影响患者对信息的理解和接受。医生应根据患者的反应及时调整声调和语速,以达到最佳的沟通效果。

在医疗活动中,非言语沟通不仅仅是语言的补充,更是建立信任、传递情感和提升医疗效果的重要手段。通过有效的非言语沟通,医生能够更好地理解患者的需求和情感,提供更人性化的医疗服务。

四、医患沟通的原则与技巧

随着现代科学技术的迅猛发展,医学也出现了飞速的发展,现代医学模式已由原来的医学-生物模式转变为现代的生物-心理-社会医学模式。以患者为中心,已成为目前医院适应社会主义市场经济体制改革而形成的全新的服务模式。在医疗服务中良好的人文关怀要求医护工作者要正确实施医患沟通,促进医患之间的相互理解与支持,实现以患者为中心,减轻患者身心痛苦,创造最佳心身状态的需要。因此加强医患沟通,与患者建立良好的关系,就是塑造医院的良好形象。医生一句鼓励的话,可以使患者转忧为喜,精神倍增,病情立见起色;相反,医生一句泄气的话,也可以使患者抑郁焦虑,卧床不起,甚至不治而亡。由此可以看出医患沟通的重要性,但在实施医患沟通时我们又必须遵循一定的原则的和技巧。

1. 遵循原则

(1)尊重和平等的原则:尊重就是尊重患者,包括尊重患者的人格和尊重患者的情感。只有尊重患者才会获得患者的尊重,也只有在相互尊重的基础上,医患双方才能进行友好的沟通。尊重患者的感受和意见,理解其心理状态,才能建立信任关系。医生的态度应坦诚开放,避免使用居高临下的语气和方式。一个微笑、一句问候,都能拉近医患之间的距离。比如,当患者表达对某种治疗方法的担忧时,医生应耐心倾听,给予专业解释,而不是简单否定患者的感受。平等的原则,一是医患双方之间是平等的,因为医生和患者作为人,本身就是平等的,只是因为社会分工的不同;二是对患者一视同仁,在医务人员眼中应只有患者,没有地位高低、贫富之分,只有这样才能进行友好的沟通。

(2)守法和遵德的原则:医患关系是一种法律关系,在患者就医时就自动建立的一种特殊法律关系。医护人员说话做事要谨慎,注意保护患者隐私,严谨执行医疗规程,努力消除纠纷隐患。因此在进行医患沟通时,医务人员必须严格遵守相应法律法规,严格恪守医疗道德。医务人员既要用好法律法规赋予的权利,又要履行好法律法规规定的责任和义务。只有在此基础上再加上医务人员具备良好的医德医风,才能赢得患者及其家属的尊重和信任,才能在沟通中处于主动地位,进行友好的沟通。有些患者或者家属,会在医患双方交流时进行录音或者录像,留作"证据",作为发生意外时可以起诉医生的手段。这样的行为会给医务人员造成极大的心理压力,在治疗过程中思考的因素太多,反而对治疗效果产生影响。

(3)真诚和换位的原则:真诚是医患沟通得以延续和深化的保证。所谓心诚则灵,医务人员只有抱着真诚的态度,才能使患者及家属放心,才能与患者及家属进行推心置腹的沟通。在与患者沟通时医务人员要有明确的可知性和预见性,才能使患者放心。所谓换位思考,是指在管理过程中医患主客体双方在发生矛盾时,能站在对方的立场上思考问题。换位思考的核心包括两个方面,一方面是考虑对方的需求,满足对方的需要;另一方面是了解对方的不足,帮助对方找到解决问题的方法。只有在医疗活动中医患双方都懂得进行换位思考,多站在对方的角度考虑问题,才能使沟通达到应有的效果。

(4)适度和克制的原则:语言、态度和举止以及体态语言是沟通交流的各种形式。一句亲切的问候能使患者感到如沐春风,而一句不经意的"恶语"会使患者如临冰窟。医务人员的态度和举止,在患者眼里可能会有特定的含义,如患者可能会把医务人员的笑脸理解成友好或病情好转的信息,可能会因医务人员眉头紧皱联想到自己病情是否恶化。因此医务人员必须把握好自己的情绪,避免因不恰当的情感流露传递给患者错误的信号。同时运用体态语言时要适度,要符合场合,切忌感情冲动、动作夸张。夸张的动作、不良的语言不仅损害医务人员的形象,还会严重伤害患者及家属的感情。医务人员要懂得克制自己,不要把自己的情绪带到工作中来,避免医患双方矛盾激化。当患者或其亲属情绪激动时,以温和的态度保持沉默,可以让患者或其亲属有一个调整情绪和整理思绪的时间,但沉默时间不宜过长,以免陷入僵持而无法继续交流。

(5)留有余地的原则:医务人员在与患者及其家属交代病情时,讲话一定要有分寸,要留有余地,特别对疑难病危重病者更要慎重。说话不能太绝对,尤其不能讲保证治好之类的话,就是有十分把握也不能说,只能说有八分;否则一旦发生意外,由于患者及其亲属没有思想准备,会造成纠纷,给治疗带来一些负面影响。

2. 医患沟通的技巧

(1)沟通态度:医务人员态度好坏直接体现了医务人员的综合素质和道德情操。患者因为疾病的折磨而进入了患者角色,难免会情绪低落甚至是精神恍惚或神智丧失,但医患的人格仍然是平等的。所以我们医务人员就要适时恰当进行情感"输出"。我们都知道人是有情感的动物,你对患者输出多少情感就会得到多少回报。真诚、平和、关切的态度是与患者沟通成败效果的关键。一对夫妇来看病,病理检查报告丈夫患了胰腺癌,听到这个消息,妻子的反应非常强烈,问医生自己的丈夫还能活多久? 一位年轻医生说"5 年后 80% 的患者会死亡",而一位高年资的医生却说"5 年后有 20% 的患者还活着"。两种说法的意思是一样的,但给人的感觉是不一样的,前者是给患者判了"死缓",而后者给了患者一线曙光,使患者并没有完全绝望。作为临床的一线医生要善于把患者不爱听的话,转换成患者喜欢听的话,把消极的话,赋予积极的含意。

(2)仪表、言谈、行为规范:医生在工作期间应该用一定的行为规范来约束自己,如着装得体、衣服洁净、佩戴胸牌,女士饰物简单,不宜浓妆,严禁穿拖鞋等不雅行为;面对自己每天的工作应抱着热情的态度,而不是萎靡不振,给患者不信任的感觉;医生的诊室应该保持整洁、干净,桌上的各类文书、纸张摆放有序,反之则会给患者留下此医生办事条理不清的印象;在跟患者交谈时应吐词清晰,语调亲切,用语文明,倾听认真,谈吐高雅,热情耐心等;在诊室就坐应端庄大方,站立仪态高雅,行走稳健轻盈;患者来时有迎声,走时有送声,应该站立迎送。多使用礼貌用语如"您好!""请坐,请稍候!""请问您感觉哪儿不舒服?""我将为您做一下身体检查,请您配合一下!""谢谢您的合作""祝您早日康复!"等。在日常工作中应做到接诊每一位患者时主动问候,微笑服务,爱心相助,应用规范的仪表、言谈、行为来沟通。只有这样才充分诠释了"放心、舒心、暖心"的三心服务。

(3)认真耐心地聆听:当人长期生病时就进入了患者角色,就会产生悲观孤独感,甚至会产生绝望感。我们医务人员就要把握患者这种心态,日常的工作中除了做一名医生外,又要做一名耐心的聆听者,积极耐心聆听患者的诉说,对于患者心理上来说也是一种释放和安慰。医生需要认真倾听患者的陈述,包括其主诉、症状表现和心理状态。通过倾听,医生可以获取更多有价值的信息,有助于准确诊断和制定治疗计划。在倾听的过程中,适时给予反馈,确认自己听到了患者的核心问题,可以增强沟通的有效性。只有在认真仔细聆听中才能正确引导患者去讲出与疾病相关的重要的内容。同时只有认真、耐心地聆听完患者的诉说后,才能更准确地判断疾病的发展过程,才能做出更明确的诊断。

(4)注重体态语言和表情艺术:医患沟通时医务人员必须注重自己体态语言和表情艺术,体态语言包括面部表情、眼神、手势、姿势和外表。进行沟通时把握好自己体态语言的分寸,做到自然而不失庄重,严谨又充满温情,愉悦但不夸张,恰到好处地将我们医务人员对患者的病情传达给患者,同时又要注意患者的接受心理和审美感受,使交谈更富有感染力,使医患沟通更富有成效。

(5)详细地告知和耐心地解惑:在整个医疗行为过程中,你必须尊重患者的各种权利,让患者明白诊断、预后、检查、治疗、用药等,并完善各种知情同意书。同时尊重患者的选择权,详细提供各种不同的诊疗方案的优劣点及所需费用,允许患者做适当的选择。患者对于医疗过程中要进行的各种治疗或检查,可能是完全陌生的,医生须向患者解释清楚各种检查及治疗的目的,让患者有所了解。在向患者交代病情时,应尽量用准确、通俗和容易让患者接受的语言,不易闪烁其词。避免不恰当的解释让患者感到害怕而退缩;也不易过于轻描淡写,造成患者对特殊治疗或检查过于轻视,而致发生不良反应后抱怨医生。对患者提出的每一个疑惑应本着实事求是、科学、认真的态度耐心细致地解释,让患者做出正确的认知和选择。例如,一个离预产期还有 10 天的孕妇,在产前检查中突然发现胎儿不明原因死亡。孕妇及其家属悲痛万分,孕妇更是情绪激动,不吃、不喝、不说话,也不配合治疗。三级医师查房时,妇产科主任观察到此种情况,她征得患者家属同意,为该患者调换了单人病房。该主任一个人来到病房与患者谈话:"在我的20 多年临床实践中,见到的类似情况也不少。至于什么原因,很复杂,可能是你自己身体的原因,据你的家属说,你最近感冒,咳嗽很厉害;也可能是胎儿本身发育的原因,病历上记载你在早期妊娠时,误服过一些对胎儿不利的药,怀孕两个月时曾保过胎……但不管是哪种原因,我想都遵循了一条人类生存的最基本法则——优胜劣汰。我们也可以换一个角度想,每个人都希望自己的孩子健康聪明。我们试想一下,如果这个孩子勉强保住,但不健康,你们的痛苦会更大。你还年轻,现在配合我们好好治疗,回去把身体养好,过一年再生一个健康的宝宝。我希望你能配合我们。"听完了主任的这一番话,患者的情绪明显稳定。第二天,患者主动与医生护士进行言语交流并积极配合治疗,这是被主任的工作方法和这番有理有据的劝慰所折服。

(6)互动技巧与逆反技巧:患方的情绪、认识往往不稳定,在沟通中要随时注意到其变化,猜测出他们的心理,随之调整沟通方式,这叫互动技巧。如对医生缺乏信任的、计较多而不够宽容的、高度自我而希望被关心的、希望优质服务态度的患者,要留意患方对疾病的认知程度、对疾病的期望值和个人素质等,如不能接受病情恶化的、对疾病的期望值过高的、容易发生纠纷的患者,应尽早发现这些问题和变化,随之在沟通甚至诊疗方案方面做出调整。如对于希望医疗费用低廉的患者,可主动说:"这里费用较高,家属把患者送来说明很孝顺,我们会尽力减少家属的负担,但我们首先考虑怎样有利于病情的诊治。"语言沟通往往需要"顺接",而其内容有时需要"逆反",这叫逆反技巧。例如,在对方情绪低落时要告知患者有希望,在对方情绪高涨时要告知患者有危险;又如,在谈及转院时,如果患者趋向于转院就告知途中风险,如果趋向不转院就告知病情容易恶化,如确需转院,需让家属签字,这样才能减少纠纷。

3.常见的医患沟通问题解决方法

(1)如何快速接近家属?医生要重视第一印象,学会打招呼。医生可以邀请对方到办公室,请他们坐下,为他们倒上一杯水,营造一个友善、宽松的气氛。要尊敬每一个人,包括不喜欢自己的人。要记住对方的名字,要目光交流,与人握手时,可多握一会儿。礼貌性用语是愤怒的患者愿意听到的,觉得自己被尊重和理解。要保证尽力,要提供支持,表达关心、理解以及帮助的愿望。其次要从介绍自己和询问病情开始。要以患者及家属说、医生听的方式开始,要以其容易接受的内容开始,谈论的内容主要是疾病的发生、变化以及家属的希望,这样可以缓解患者及家属的紧张和抵触。例如:"我姓任,是老人的主治医生,咱们一起帮助老人渡过难关,有什么事情咱们一起商量,我的电话是×××,我想先听听老人的发病情况……"要主动介绍入院须知,包括本科室主任、护士长、管床医生。要表达友善,常用"我们、咱们"开头。明示家属很孝顺,我们愿意交这样的朋友,当有中间人时,要说"他和我关系很好";让家属知道,你将对他们负责到底。可以建立同理心,站在对方的立场说话,向对方表示同情。要先完全了解病情,要记住人名,记住家属的嘱咐。要赞美对方,从一百个缺点中找出优点,如"家属很疼患者"。要抓主要矛盾,家属内心可能有很多困惑需要解决,如果医生能很快"猜到"并主动解释,家属就会有知己的感觉,沟通才容易顺畅。

(2)如何让家属签字?医生要看人签字,有时要逐字逐句地解释;有时可直接说:"病情复杂,我们肯定尽力,但是病情可好可坏,签个字吧。"有时要解释签字的理由:"这是表示您听明白了,授予了我们抢救的权利。"一般情况下,签字内容要与口头交待相差不大。但口头交待要灵活,如在不希望家属转院而让他在"拒绝转院"上签字时说:"我们一定全力救治,在本院有×主任,我们会照顾,但结果也可能让我们失望,别的医院对这个病也没有更好的办法,而且病情随时有可能恶化,你们随时有提出转院的权力,现在转院吗?还是以后再说?"要掌握时机、观察家属的心理状态,认为可以时再说"签字吧",如果请求签字而被拒绝,再解释就难了。签字困难时可在家属情绪缓和时进行。

(3)如何对待患方的粗口或暴力警告?医生对于患方的粗口或暴力,可以使用下述表达方式:"从远方赶来,你们肯定不是来打架的,都是为了患者,咱们应该克制一下,打架解决不了问题,我说的没错吧。""我们可能观点不一样,那是因为我们的位置不一样,而我们目的一样,可以商量着办事。""我们有不妥之处还请指正。给老人治病,我们并没有欠谁什么,我们肯定会努力,请相信我们、配合我们,信任是您在这个医院治疗的基础,是吧?"

(4)如何应对"大夫就是不担任何责任"的责问?医生对于患方的"医生不负责"的责问,可以使用下述表达方式:"很多事情没有最好,它在是非之间,此种选择会有好处和风险,选择权是家属的权力,我们不能替代。""您做出选择时,我们就和你们一起承担相应风险。""绝大多数事情中,付出和成功成正比,这是正常思维,可是疾病的治疗,付出的是心血,收获的可能是失败。""疾病的发展,好转或恶化,像天气预报、地震等一样难以预测,很多人白白付出了很多,可是当初不争取,机会往往失去。""我们肯定会百分百努力,我们有过错时,我们会负责的。"

(5)如何让家属认识到病情危重、容易恶化? 首先是要让家属信任医生,建立较好的情感联系,不能有抵触情绪。可以寻找多个机会解释病情,如有病情变化、新的辅助检查结果、中间人来访时等。要在多个地点,多个医生同多个家属以不同的方式解释,尤其是让其信任的医生说出病危,要说出详细的理由,如高龄、疾病规律、类似患者的预后。

五、有效沟通在医疗过程中的作用

有效沟通在医疗过程中的作用不可低估,它不仅影响医疗服务的质量,还直接关系到患者的康复效果和满意度。有效沟通是建立在清晰、准确和及时的信息交换基础上的。只有在有效的沟通下,才能起到以下的作用。

1. 增强医患之间的信任关系　信任是良好医患关系的基石,患者只有在信任医生的情况下,才会更积极地配合治疗。比如,当医生能够用通俗易懂的语言向患者解释病情和治疗方案时,患者会感到被尊重和关心,从而更愿意接受医生的建议和治疗。

2. 提高疾病诊断的准确性　医生通过细致的问诊和倾听,可以获取更多的病史信息和患者的主观感受,这些信息对于疾病的诊断至关重要。例如,一位医生在与患者交流过程中,通过深入细致的问询,发现患者长期有头痛和视力模糊的症状,这些症状可能提示某种隐匿的疾病,如脑部肿瘤或青光眼,从而能够及时进行进一步的检查和治疗。有效沟通还可以减少医疗纠纷的发生。很多医疗纠纷的根源在于信息的不对称和沟通的不足。通过有效沟通,医生可以及时向患者解释治疗过程中的风险和可能的副作用,使患者有充分的知情权和选择权。比如,在手术前,医生通过详细的术前谈话,让患者了解手术的必要性、风险、预期效果以及术后可能的并发症,从而获得患者的知情同意,减少术后纠纷的可能性。

3. 增强患者的依从性　患者依从医生的治疗方案和建议,是保证治疗效果的关键。通过有效沟通,医生可以了解患者的心理状态、生活习惯和对治疗的期望,从而制定更符合患者实际情况的治疗方案。比如,医生在了解到某位糖尿病患者难以坚持常规的饮食控制后,通过耐心的沟通和指导,帮助患者制定了更切实可行的饮食计划和运动方案,提高了患者的治疗依从性。

4. 提高患者治疗的信心　许多患者在患病期间会经历焦虑、恐惧等负面情绪,这些情绪如果得不到及时的疏导,可能会影响治疗效果。医生通过积极的心理沟通和情感支持,可以帮助患者缓解压力,提高心理调适能力。比如,一位肿瘤科医生在与患者交流时,不仅关注治疗方案的讲解,更会倾听患者的心声,给予鼓励和支持,帮助患者树立战胜疾病的信心。

六、跨文化沟通在医疗领域的重要性

在医疗服务中,不同文化背景的患者对疾病的理解,对治疗方案的接受程度,对医护人员的信任度等方面存在显著差异。例如,某些文化中对疼痛的忍受程度较高,不愿意过多表达痛苦,而另一些文化则对疼痛极为敏感,可能会过度表达不适。如果医护人员不了解这些文化差异,可能会误判病情,影响诊断和治疗效果。因此,跨文化沟通在医疗领域中具有不可忽视的重要性,尤其在全球化进程不断加快的当下,医疗服务的对象和医疗团队的组成越来越多样化。跨文化沟通不仅影响到医疗服务的质量和患者的满意度,还涉及医疗伦理、医疗安全等多个层面。

1. 跨文化沟通提升治疗的依从性　通过有效的跨文化沟通,医护人员可以更好地理解患者的文化背景和个人偏好,从而制定出更加符合患者需求的治疗方案,提高患者的依从性。一项研究表明,当医护人员能够与患者进行有效的文化交流时,患者的治疗依从性和满意度显著提升。

2. 跨文化沟通协作提高医疗质量　随着国际医疗合作的深入,医疗团队中常常包括来自不同文化背景的成员。有效的跨文化沟通可以增强团队凝聚力,促进团队成员间的协作,提高医疗服务的整体质量。一些国际医疗机构通过开展跨文化培训,帮助医护人员提高跨文化沟通能力,从而减少由于文化差异引起的误解和冲突。

3. 跨文化沟通促进医教发展　医学生在学习过程中需要掌握跨文化沟通技巧,以便在未来的职业生涯中更好地服务于多元文化背景的患者。许多医学院校已经将跨文化沟通纳入课程体系,通过模拟情景、案例分析等多种方式培养学生的跨文化沟通能力。

在实践中,跨文化沟通的实现需要医护人员具有开放的心态和尊重的态度。医护人员应当尊重患者的文化背景,积极倾听患者的需求和意见,避免使用带有偏见和歧视色彩的语言。同时,医疗机构可以通过提供多语言服务、设置文化敏感性培训等措施,改善跨文化沟通环境,确保患者享有平等和尊重的医疗服务。

跨文化沟通在医疗领域的重要性不仅体现在对患者的关怀和治疗效果上,还涉及医疗服务的整体质量和医疗团队的协作效率。通过不断提高跨文化沟通能力,医护人员可以更好地服务于多元文化背景的患者,促进医疗服务的公平和高效。

第五节　医疗质量与安全管理

患者安全是医学领域的永恒课题,也是医疗服务的最基本出发点和终极目标。医疗人员在临床操作、处置和抢救等各环节中,都会涉及患者安全问题。严格制定医疗服务质量评价标准,从而持续改进医疗服务的质量管理体系,及时发现和有效处理医疗服务过程中的各类风险,不断提高医疗质量,可以有效地回避医疗风险,为患者提供优质、安全的医疗服务。

一、患者安全与风险管理

患者安全与风险管理是现代医疗活动中至关重要的组成部分。保障患者的安全不仅是医疗机构的基本职责,也是提升医疗服务质量的重要手段。风险管理则是通过系统化的方法识别、评估和控制潜在的医疗风险,以减少或避免不良事件的发生。

以患者为中心,从患者的角度出发,是国际医院联合委员会评审标准(简称 JCI 标准)的核心,"以患者为中心"的重中之重是患者的安全。作为普通患者最为关注的就是安全问题,从进入医院的大门开始,无论身处医院的任何一个点位,都应是绝对安全的。《中国医院协会患者安全十大目标》(2025 版)是中国医院协会根据国内外患者的安全管理最佳实践,结合中国医院质量与安全管理工作的实际而最新制定的。其具体内容如下:正确识别患者身份;确保用药和用血安全;强化围术期安全管理;加强有效沟通;落实临床"危急值"管理制度;防范与减少医院相关性感染;加强孕产妇及新生儿安全;鼓励患者及家属参与患者安全;识别患者安全风险;加强医学装备及医院信息安全管理。通过实施中国医院协会患者安全十大目标,可以有效地降低医疗差错,提高医疗的效率和安全性,增强患者对医疗服务的信任和满意度。

患者安全问题具有复杂性和多样性,涉及诊断、治疗、护理等多个环节。比如,药物错误是常见的安全隐患之一,包括药物名称混淆、剂量错误、给药途径不当等。为了预防药物错误,许多医院采取了电子医嘱系统和条码扫描技术,通过减少人为操作失误,提高药物管理的准确性。手术过程中的安全问题也不能忽视。手术部位错误、器械遗留体内、感染等都是潜在的风险点。为此,手术安全清单成为一种有效的工具,通过术前、术中和术后的多次核查,确保手术的各个环节都处于可控状态。此外,手术室的无菌操作规范、术前术后的严格消毒措施,也大大减少了感染风险。医院感染控制是另一个重要领域。医院是病菌滋生的高风险区域,尤其是重症监护室、新生儿科、血液内科等科室。为了降低感染风险,医院采取了多项措施,包括严格的手卫生规范、隔离措施、抗菌药物的合理使用等。通过建立多层次的感染监控体系,及时发现和处理感染病例,有效遏制了感染的蔓延。患者安全文化的建设是保障患者安全的基础。医疗机构需要营造一种开放、透明的文化氛围,鼓励医护人员主动报告不良事件和安全隐患。通过建立完善的报告和反馈机制,分析不良事件的根本原因,制定相应的预防措施,持续改进医疗服务质量。

风险管理是用于风险分析、评价、控制和监测工作的管理方针、程序及其实践的系统运用,其核心是安全,目标是消除风险或控制风险在可接受水平。风险管理的策略如图3-1所示。

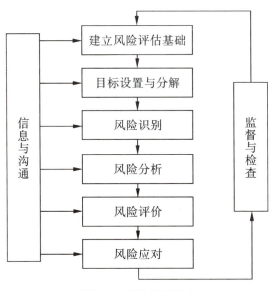

图3-1　风险管理策略

风险管理是一个系统工程,需要全员参与和多部门协作。风险识别是风险管理的第一步,常用的方法包括根本原因分析、故障模式与影响分析等。通过系统地识别和评估风险,制定相应的风险控制措施,如制定标准操作规程、进行风险教育培训等。

　　风险评估是风险管理的重要环节。通过定量和定性的评估方法,确定风险的严重程度和发生概率,优先处理高风险领域。风险控制则是通过采取防范措施,将风险降到可接受的水平。比如,对于高风险手术,医院会安排资深专家进行操作,并配备完善的应急预案。风险监控是风险管理的动态过程。通过持续监测和评估风险控制措施的有效性,及时调整和改进。比如,医院会定期开展安全检查和风险评估,组织应急演练,检验应急预案的可行性和有效性。

　　患者安全与风险管理不仅需要医疗机构的努力,也需要患者及其家属的参与。患者应了解自己的治疗方案,积极与医护人员沟通,遵循医嘱,注意自身健康状况的变化。通过医患双方的共同努力,才能更好地保障患者的安全,提升医疗服务质量。

二、医疗服务质量评价项目

　　医疗服务质量评价项目是评估医疗机构和医务人员在提供医疗服务过程中的表现和结果的关键工具。评价项目不仅涵盖医疗技术和服务的有效性,还包括患者体验和安全性等多方面内容,以帮助提高医疗服务的质量和安全性。常见的医疗服务质量评价项目有以下几个方面。

　　1.医疗服务的有效性　有效性是衡量医疗服务能否达到预期健康结果的重要指标。评估有效性的方法包括患者康复率、再入院率、手术成功率等。比如,通过统计某医院的心脏手术成功率,可以了解该院心脏外科的医疗服务质量。

　　2.患者安全　患者安全是医疗服务质量评价的重要组成部分,是在评估医疗机构在提供医疗服务过程中患者是否存在潜在性的风险和错误,并采取措施进行改进,旨在减少或避免医疗差错的发生。医疗安全评估可以包括对医疗设施的安全管理、医疗人员的培训和规范操作、医疗设备的维护和管理等方面的评估。

　　3.患者满意度　患者满意度直接反映了患者对医疗服务的感受和评价。通过患者满意度调查问卷和随访,可以了解患者对医疗服务的满意程度,包括对医生、护士、医疗设施和服务流程的评价。患者满意度评估可以帮助医疗机构了解其服务质量的优势和不足,并采取相应的措施加以改进。常见的评价方法包括满意度调查、投诉处理情况等。比如,通过定期对出院患者进行满意度调查,可以了解患者对医生态度、护理质量、诊疗环境等方面的看法,从而发现和改进服务中的不足。

　　4.医疗资源利用率　资源利用评估旨在评估医疗机构的资源使用效率和合理性。通过对医疗机构的资源利用情况进行评估,可以发现资源浪费和不合理使用的问题,并采取措施进行改进。医疗资源利用率评价标准主要包括床位使用率、设备利用率、医护人员工作效率等。这些指标可以反映医院资源配置的合理性和使用效率。比如,通过分析某医院的床位使用率,可以了解其资源的利用情况,进而优化床位配置,提高资源利用效率。

　　5.医疗服务的及时性　及时性是指患者能否在合适的时间内获得所需的医疗服务。评价标准包括门诊等待时间、急诊处理时间、手术排期时间等。例如,通过统计急诊科的平均等待时间,可以评估医院在紧急情况下对患者的响应速度。

6.医疗服务流程评估　医疗服务流程评估旨在评估医疗机构的服务流程是否合理、高效。通过对医疗服务流程的评估,可以发现存在的问题和改进的空间,提高医疗服务的效率和质量。医疗服务流程评估可以包括对挂号、就诊、检查、诊断、治疗和随访等环节的评估。

7.遵循临床指南和标准操作规程　医疗服务质量评价还包括对临床实践的规范性和一致性的评估。遵循临床指南和标准操作规程可以确保医疗服务的科学性和一致性。比如,通过审查病历和手术记录,可以评估医务人员是否严格遵循相关指南和规程。

医疗服务质量评价项目是一个复杂而多维度的体系,不同的医疗机构可能会根据自身特点和发展目标,制定具有针对性的评价项目。通过持续的质量评价和改进,可以不断提升医疗服务水平,保障患者的健康和安全。

三、持续改进医疗服务的质量管理体系

持续改进医疗服务的质量管理体系是一项复杂而系统的工作,涉及多个层面的管理和技术手段。通过持续改进,医疗机构能够在不断变化的环境中保持高水平的服务质量,保障患者的安全和健康。

医疗服务的质量管理体系需要建立在科学的基础上。医疗机构应当采用国际公认的质量管理标准,如国际标准化组织(international organization for standardization,ISO)、ISO 9001、JCI(joint commission internation,JCI)认证等。这些标准提供了系统化的方法和工具,有助于医疗机构建立高效的质量管理体系。例如,某医院在引入JCI认证后,通过严格的自我评估和外部审核,发现了一些潜在的风险点,并采取了相应的改进措施,从而显著提高了患者的满意度和安全性。

数据驱动的决策是持续改进的关键。医疗机构需要建立完善的数据收集和分析系统,实时监测医疗服务的各个环节。通过数据分析,可以发现问题的根源,制定有针对性的改进方案。例如,一家大型综合医院通过电子病历系统的数据分析发现,手术后的感染率在某些科室较高,经过深入调查,发现是由于消毒不彻底导致的。医院随即加强了消毒流程的管理,并对相关人员进行了再培训,最终显著降低了感染率。

员工的参与和培训也是持续改进的核心要素。全体医护人员的积极参与和持续培训能够确保改进措施的有效实施。医疗机构应当定期举办培训和研讨会,分享最新的医疗技术和质量管理方法。例如,某医院在实施质量改进项目时,组织了多次专题培训,涵盖了风险管理、患者安全、服务流程优化等内容。通过这些培训,医护人员不仅提升了专业技能,还增强了团队协作和问题解决能力。

患者反馈是改进医疗服务质量的重要参考。医疗机构应当建立畅通的患者反馈渠道,及时收集患者的意见和建议。通过分析患者反馈,可以发现服务中的不足并进行改进。例如,某医院在患者出院时发放满意度调查表,收集到患者对住院环境、医护态度、治疗效果等方面的意见。根据反馈,医院对住院环境进行了优化,增加了病房的舒适度,并加强了医患沟通培训,提升了患者的整体体验。

过程控制和标准化操作是质量管理体系的重要组成部分。医疗机构应当制定详细

的操作规范和流程,确保每个环节都有章可循。例如,在手术过程中,严格按照手术流程图进行操作,确保每一个步骤都符合规范,减少操作失误的可能性。某医院通过引入标准化流程,将手术前的准备时间缩短了30%,手术后的并发症发生率也显著降低。

定期的内部审计和外部评估是确保质量管理体系持续有效的重要手段。通过内部审计,医疗机构能够及时发现和纠正问题;通过外部评估,可以借鉴其他机构的先进经验,进一步完善自身的管理体系。例如,一家医院每年邀请外部专家进行质量评估,通过专家的建议,医院不断优化管理流程,提高了整体服务水平。

持续改进医疗服务的质量管理体系不仅是医疗机构提升服务水平的关键,也是保障患者安全和健康的重要手段。通过科学的管理方法、数据驱动的决策、全员的参与和持续培训、患者反馈的利用、标准化操作以及定期的审计和评估,医疗机构能够不断优化服务质量,为患者提供更优质的医疗服务。

第六节　医疗技术与创新

随着科技的快速发展和医疗需求的不断增长,医疗技术取得了突破性进展。医疗技术的发展趋势将继续朝着个性化、智能化和精细化方向迈进。带来更加高效、精准和人性化的医疗服务。

一、精准医疗与个性化治疗方案

精准医疗是一种基于个体基因、环境及生活方式的医疗模式,旨在为每位患者量身定制最有效的治疗方案。随着基因组学、计算生物学和大数据技术的迅猛发展,精准医疗逐渐从理论走向实践,在疾病预防、诊断和治疗中发挥着越来越重要的作用。

精准医疗的核心在于对个体差异的深刻理解。精准医疗是基于临床生理学指标和生物分子水平的分析来为患者个体的需求确定诊断、预后和治疗的策略。在诊断方面,需要借助更多物理手段来帮助人们找到疾病存在的依据,对可供参照的信号传导通路的研究也将更接近于生理上信号传导通路的实际情况,进而帮助对该疾病做出准确判断。先进电子设备在预防某些疾病,减少不必要检查或手术,从而对患者进行更精准的治疗等方面应用前景广阔。现在已有非常多的仪器能够帮助诊断和治疗疾病,如除颤器可以治疗心律失常,计算机断层扫描能够为患者提供高度灵敏性和特异性的相关诊断,正电子发射断层显影技术可以检测到肿瘤动态代谢图,这一技术正在逐渐用于恶性肿瘤的辅助诊断。某些癌症患者的基因突变会影响肿瘤的生长和对药物的反应,基因检测能够帮助医生选择最合适的靶向药物,提高治疗效果。精准医疗还在罕见病的诊断和治疗中显示出巨大潜力。罕见病往往具有复杂的遗传背景,通过基因测序技术可以快速、准确地找到致病基因,为针对性治疗提供依据。例如,脊髓性肌萎缩症(SMA)是一种遗传性疾病,患者由于SMN1基因缺陷导致肌肉萎缩和无力。通过基因治疗,可以补充或修复缺陷基因,从而改善患者的生活质量。

精准医疗的核心在于对个体差异的深刻理解,根据患者的具体情况,制定最符合其病情和需求的治疗计划。个性化治疗不仅关注疾病本身,还考虑患者的整体健康状况、生活习惯、社会环境等多方面因素。例如,在糖尿病的治疗中,医生不仅会根据患者的血糖水平制定药物治疗方案,还会结合患者的饮食习惯、运动情况和心理状态,提供全面的管理和指导。在癌症治疗中,精准医疗和个性化治疗方案已经取得了显著成效。乳腺癌患者中,HER2 基因过度表达的个体对传统化疗的反应较差,但通过靶向 HER2 的药物治疗,如曲妥珠单抗,能够显著改善预后。类似的,非小细胞肺癌患者中,EGFR 基因突变者对 EGFR 抑制剂具有良好的反应,这种个性化治疗显著延长了患者的生存期。实施精准医疗和个性化治疗方案需要多学科的协作和先进的技术支持。基因组学、影像学、计算生物学和临床医学等领域的专家需要紧密合作,共同制定和优化治疗方案。同时,大数据和人工智能技术的应用,使得海量的健康数据能够得到快速分析和利用,为精准医疗提供强大的支撑。

精准医疗的发展无疑将引领医学进入一个全新的纪元,人们对疾病的分类、诊断方法以及治疗手段等都将发生巨大的变化。越来越多针对患者个体的信息将有助于医生对患者做出更准确的诊断,成熟的疾病生物分子知识系统也将为医生与患者之间的交流与相互信任搭建平台。精准医疗将会为每一个人的健康带来最好的机会。精准医疗和个性化治疗的推广还面临诸多挑战。基因检测和数据分析的高成本,使得许多患者难以负担。此外,隐私保护和伦理问题也是需要面对的重要课题。尽管如此,随着技术的不断进步和医疗体系的完善,精准医疗和个性化治疗方案必将在未来的医疗实践中发挥越来越重要的作用,为患者提供更加科学、有效和人性化的医疗服务。

二、医疗技术的发展现状与趋势

医疗技术的发展现状呈现出多样化和快速进步的特点。医学影像技术的进步显著,核磁共振成像、计算机断层扫描和超声波技术的应用广泛。这些技术不仅提高了疾病的早期诊断能力,也增加了临床治疗的准确性。分子生物学和基因组学的研究成果也在临床医学中得到广泛应用。基因检测、基因编辑技术如 CRISPR-Cas9 的出现,为个性化医疗和精准医疗提供了新的可能性。

微创手术技术的创新,极大地改变了传统外科手术的模式。通过内窥镜、腔镜、机器人辅助手术系统(如达芬奇机器人)的应用,手术创伤显著减小,患者的恢复时间缩短,手术的精确性和安全性也得到提升。再生医学和干细胞技术的发展使得许多过去难以治疗的疾病,如脊髓损伤和心肌梗死等,看到新的希望。干细胞疗法、3D 打印生物组织等技术逐步进入临床试验阶段,期待在未来的临床应用中取得突破。

人工智能(AI)和大数据在医疗领域的应用日益广泛。AI 辅助诊断系统能够通过分析大量的医学影像和病历数据,提供精准的诊断建议,减轻医生的负担,提高诊断的准确性。大数据分析技术则通过整合和分析海量的健康数据,为疾病预防和公共卫生管理提供科学依据。远程医疗技术的发展,使得医疗资源能够突破地域限制,服务于更多的患者。通过互联网和移动设备,医生可以远程为患者提供诊疗意见和健康管理服务,特别是在偏远地区和医疗资源匮乏的地区,有效提高了医疗服务的可及性和公平性。

未来的医疗技术将不仅仅关注疾病的治疗,还会更加注重疾病的预防和健康管理。

通过早期诊断、精准预防和个性化健康管理,提升整体健康水平,延长人类寿命。医疗技术的发展将持续推动医疗模式的变革,并为人类健康作出更大的贡献。

第七节 医疗问题与管控策略

随着社会的发展和科技的进步,医疗活动在人们生活中扮演着重要的角色。然而,医疗行业也面临着各种风险和挑战,可能导致医患双方受到伤害,影响医疗质量与安全,甚至引发医疗纠纷。因此,正确识别医疗风险,采取有效的管控策略,从而提高医疗服务的质量和水平,保障患者的权益和利益,是当今社会共同关注的焦点。

一、医疗活动常见问题及解决措施

凡是在医疗活动中能够对诊疗进程、结果和医患关系发生不良影响的行为、方法、事件,都应该属于被识别为医疗活动的"问题"。这些常见问题涉及医疗资源的分配,医疗服务的质量,以及医患关系的改善等方面。

1. 医疗纠纷数量急剧上升 医疗纠纷是医患双方之间产生的因对治疗方案和治疗结果有不同认知而导致的纠纷,通常是由医疗过错和过失引起的,有时也会因患者单方面不满意所导致。医患纠纷的发生有诸多方面的诱因,既有院方因素,也有患方因素,还有社会舆论导向和媒体的传播等因素。其主要表现在医患双方沟通不足、医保制度不够完善、相关法律法规不健全、医疗技术存在局限性。针对此类问题,应从医方、患方和社会三个层面进行统筹考虑,坚持以人为本,构建和谐的医患关系。第一,医院的行政部门应加强医患关系的理论研究,通过科学客观的研究数据来指导医疗卫生实践。第二,提升医科类大学生语言文化素养,从根本上提升和改善未来医护工作人员的语言文化素养,提升人际沟通的技巧和有效性。第三,完善医疗信息公开制度,双方明确责任、权利和义务,消除误会,避免信息不对称。第四,建立科学的医患纠纷处理机制,充分发挥医疗管理机构的监督调节作用。第五,强化正确的社会舆论导向,避免激化医患矛盾。第六,依法打击涉医暴力犯罪,普及相关法律知识,促使全社会全面发挥监督防范作用。

2. 医患关系紧张 目前,我国医患关系普遍紧张,患者对医生缺乏信任,医生遭受到暴力伤害的事件时有发生;严重影响了医疗卫生工作的正常运行。一方面,患者对医疗服务的期望值越来越高;而另一方面,医生面临着巨大的工作压力,导致医患关系紧张。针对此类问题采取以下措施:①加强医患沟通。医生应该与患者进行更多的沟通,尊重患者的意见,积极解答患者提出的各种疑惑。这样可以增强医患之间的信任,改善医患关系。②建立健全的医患纠纷处理机制。当医患之间发生矛盾时,需要有一个公正的处理机制来解决矛盾。这样可以有效化解医患之间的矛盾,保障医患双方的合法权益不受损害。③提高医护人员的待遇和福利待遇。合理的薪酬和福利待遇可以有效减轻医护人员的工作压力,提高医护人员的工作积极性,进而改善医患关系,更好地为患者的健康服务。

3. 医疗资源分布不均衡 我国目前处于社会主义初级阶段,人口老龄化日益突出,医疗资源的分布不均衡现象较为普遍。城市和经济发达的地区,医疗资源相对充裕;

而农村和经济落后的地区,医疗资源却严重不足。这种医疗资源分布差异导致了医疗服务的质量不均衡。针对此类问题采取以下措施:①加大对落后地区医疗资源的投入。政府可以通过加大资金投入、加强医疗设施建设等措施来改善农村地区的医疗资源。这样可以让农村居民享受到更好的医疗服务,保障农村和偏远地区居民的基本医疗需求。②提高医疗资源的利用效率。在发达地区,医疗资源相对丰富,但往往存在资源浪费的现象。这需要通过改进医疗资源配置的方式,提高医疗资源的利用效率,以满足更多患者的需求。③加强医疗资源的配置规划。政府应该对医疗资源进行合理的配置规划,使得医疗资源能够更加均衡地分布在各个地区,从而可以减少医疗资源的浪费,提高医疗服务的质量。

4. 医疗服务的质量不高 在一些地区,由于医护人员素质不高、医疗设备不完善等原因,导致医疗服务的质量不高,引起区域性病源向上级医疗机构转诊严重。针对此类问题采取以下措施:①加强对医护人员的培训和教育。通过提高医护人员的素质和技能水平,可以提高医疗服务的质量。这需要政府加大对医护人员的培训投入,提升医护人员的专业技能。②加大对医疗设备的更新和升级。医疗设备的更新和升级可以大大提高医疗服务的质量。政府可以通过加大对医疗设备的投入,提高医疗设备的水平和医疗服务的质量。③建立健全的医疗服务监督机制。建立健全的医疗服务监督机制可以有效监督医疗服务的质量,确保医疗服务符合相关规定,从而提高医疗服务的质量,保障患者的合法权益。

5. 医疗费用过高 医疗费用过高是医疗事业发展中的一个重要问题。由于医疗资源和医疗服务的不足,导致医疗费用过高,给患者造成经济上的负担。针对此类问题采取以下措施:①建立健全的医疗保险制度。通过建立健全的医疗保险制度,可以有效降低患者的医疗费用负担。政府可以通过加大对医疗保险的投入,完善医疗保险的覆盖范围,避免医疗保险漏缴现象的发生,以减轻患者的经济负担。②加大对基层医疗服务的支持力度,可以有效提高基层医疗服务的水平,努力实现"小病不出村,常见病不出乡,大病不出县"的目标,减少患者对大医院的就医需求,从而降低医疗费用。③加强对医疗费用的监管和控制。通过加强对医疗费用的监管和控制,可以有效减少医疗费用过高的现象。政府可以通过出台相应的政策和法规,规范医疗费用的收费标准,以保障患者的合法权益。例如目前我国正在执行的按病种分值付费(Diagnosis Intervention Packet,DIP)和疾病诊断相关分组(Diagnosis Relatetd Groups,DRG)支付方式等。DIP 是指区域点数法总额预算和按病种分值付费的方式,可以使医疗保险机构实现对医院的激励与约束。一方面,通过设定合理的支付标准,激励医院提高服务质量、降低成本;另一方面,通过严格的分组标准和支付规则,约束医院的行为,防止过度治疗和资源浪费。DRG 支付方式是根据患者的病情、治疗方式、病程等因素,将患者划分为相似的病例组,以确定每组病例的平均费用对医院进行支付。它有助于控制医疗成本,提高医疗服务的质量和效率。

6. 医疗科研水平不高 在一些地区,由于医疗科研水平不高,导致了医疗技术的水平不高,给患者带来了诸多不便。针对此类问题采取以下措施:①加大对医疗科研的支持力度。通过加大对医疗科研的支持力度,提高医疗科研的水平,进而提高医疗技术的水平。政府可以通过出台相应的补贴政策,加大对医疗科研的投入,确保医教研的协调发展。②加强医疗科研人才的培养和引进。通过加强医疗科研人才的培养和引进,可以提高医疗科研的水平,提高医疗技术的水平。政府可以加大对医疗科研人才的支持力度,以提升医疗科研的水平。③加强医疗科研成果的转化和应用。通过加强医疗科研成果的转化和应用,可以提高医疗科研的水平,提高医疗技术的水平。政府可以加大对医疗科研成果的支持力度,以提升医疗科研的水平。

7. 健康管理不足 随着人们生活水平的提高和我国人口老龄化的速度加快,健康管理的重要性日益凸显。然而,我国的健康管理仍然存在一些问题,包括缺乏个性化的管理、健康档案管理不完善、健康管理信息缺失等。针对此类问题采取以下措施:①引入个性化健康管理。结合现代的科技手段,收集和分析个人健康数据,提供定制化的健康管理计划和建议,以满足个体的健康需求。②建立健康档案管理体系。政府应加大对健康档案的管理和建设力度,建立起完善的健康档案管理体系。通过推行电子健康档案、健康数据互通共享等技术手段,优化健康档案的建设和管理流程,提高健康管理的效率和质量。③开展健康管理宣传与教育。加强对公众的健康管理知识普及,提高公众的健康管理意识和能力。通过开展健康管理讲座、宣传活动等方式,向公众介绍健康管理的重要性,传授健康管理的基本知识和技能,推动健康管理在社会的普及和实践。

医疗事业在快速发展的同时也面临着一系列复杂的问题。解决这些问题需要政府、医护人员以及社会各界的共同努力。只有通过加强制度建设、加大投入、提高医疗服务水平,才能促进医疗事业的健康发展,为人民群众提供更加优质、高效的医疗服务,更好地为患者的健康保驾护航。

二、医疗活动常见问题的管控策略

1. 核心制度的执行与落实 医疗核心制度是指在诊疗活动中对保证医疗质量和患者安全发挥重要的基础性作用,医疗机构及其医疗人员应当严格遵守的一系列制度。医疗核心制度能够保障医疗质量和患者安全,保证医疗秩序的稳定性,已经成为医务界的共识。核心制度的创建紧扣医疗系统这个主题,是以质量与安全为基本原则,是规范医疗行为的准则和标准,是医疗过程内在连续性、秩序性和流程性的系统表达。核心制度可对医疗行为起到指引作用,为医疗行为提供模式、标准、方向;具有判断和衡量医疗行为的评价作用,通过考查医务人员对医疗核心制度的落实情况,就可以对医疗过程质量做出评价;还有预测作用,医务人员在医疗行为之前就应该预见到自己行为的正确与否,从而注意约束自己的医疗行为。如果核心制度没有得到重视和落实也就不能发挥其应有的作用,必然出现相关的医疗问题。

2. 科室文化的传承与创新 科室文化与传承是决定科室发展的重要支点,因为科室文化是在科室长期发展过程中逐渐形成的价值理念和行为准则。文化底蕴深厚的科室每个人都有强烈的责任感,包括对患者、对科室医院等,它体现在精神层面、制度层面和行为层面并成为传统。在这个传统的指引下,科室能将不同层次的全体成员团结起来,形成一个"医疗命运共同体",更加强化责任感、荣誉感、归属感,进而不断地自我完善,推动科室又好又快地发展。没有良好文化传承的科室,则基础不牢潜力不足,久而久之成为各种问题产生的基础和根源。

3.临床医生"临床应对能力"的加强 临床医生在每天的工作中,都需要应对日常的诊疗工作和突发医疗事件,其中既有人文内容又有职业属性,应对的状况与医生"临床应对能力"紧密相关。"临床应对"要有人文情怀和以患者为中心的理念,既要善于尊重、安抚患者,同时要让患者取得信任并产生安全感;对家属要尊敬,要主动沟通,以非专业人员能够理解的语言及时说明患者的病情,告知疾病与诊疗过程的风险,并对家属的疑问和咨询给予客观诚恳的解释;对病情要充分收集病史信息,严格查体,恰当应用客观检查手段获得检验和影像学资料,综合做出科学评估,并在诊疗过程中严谨观察及时发现病情变化,识别早期危急警示体征及早期处置,做到清楚了解患者病情的全部状况;对常态诊疗工作和突发事件则要尽职尽责,还需慎独自省,检视自己的行为过程是否出现疏漏或对患者造成延误和其他伤害。

总之,医务管理是以临床医疗问题为靶向,而这些问题需要相关的途径才能捕获和识别,因此无论是设定的还是自然的"信息途径"都必须给予充分的重视。若想从根本上解决这些问题,就必须做到医疗核心制度落实,解决好科室文化建设和文化传承,加强临床医生"临床应对能力"培养和训练。只有这样,医疗活动的问题才能最大限度地减少或避免,促进医疗事业健康全面的发展。

【参考文献】

[1]王阳.医生角色伦理的三维度分析[D].大连:大连医科大学人文与社会科学学院,2015.

[2]任朝来.医患沟通的实用技巧[J].医学与哲学,2015,36(526):55-57.

[3]郭禹,沈崇德."以患者安全为中心"的医院后勤风险管理的探索[J].卫生经营管理,2019,16(34):77-82.

[4]韩俊毅,陈炳官.精准医疗背景下基因和基因组学对外科疾病治疗决策的影响[J].腹部外科,2015,28(4):292-293.

[5]杨晓月,陈枢青.精准医疗计划[J].中国生化药物杂志,2016,7(36):8-11.

[6]靳兆恒.思考法医学理论在预防处理医疗纠纷中的作用[J].中国卫生标准管理,2019,10(6):16-18.

[7]李桂玲.医院医疗活动常见问题分析与管控策略研究[J].继续医学教育,2020,34(12):72-74.

[8]向永红,张云.打造特色科室文化促进学科可持续性发展[J].现代医院管理,2018,6(2):84-87.

【思考题】

1.当一位危重患者痊愈出院时,如何正确理解这一医疗活动的性质?

2.结合自己的临床工作,怎样正确理解医疗活动中的人际关系?

3.在医疗活动过程中,针对不同的人群,如何进行有效的沟通?

4.在医疗活动的过程中,如何保证医疗质量的顺利开展?

第四章

临床思维

【学习目标】

1. 掌握临床思维概念、分类、诊断思维过程及培养策略。
2. 熟悉临床思维作用、理论框架、形式特点、原则与常用方法。
3. 了解临床思维发展趋势与就医思维关系及各类推理模式。
4. 理解临床思维缺陷、陷阱识别及误诊误治,分析相关要点。

第一节　临床思维概述

一、临床思维的概念

临床思维英文原意是"临床推理(clinical reasoning)"。临床思维过程的本质属于人类认知的心理过程。它的详细学术定义是:"医学专业人士为改善患者的健康状况,采用有意识或潜意识的推理思考方式,在各类患者个体与环境因素的影响下,收集并解读病情信息的数据,关注患者个人偏好,权衡获益与风险,来制定诊断与治疗方案的一种认知的生理过程。"这种定义方法凸显了现代认知心理学中对人类个体认知过程的研究成果,并充分考虑了周围环境因素的影响,更关注了不同患者因素与偏好在诊断与决策中的特殊作用(见图4-1)。

如果将定义中的主线进行梳理,发现临床思维过程包含以下五个核心的步骤:采集病史、体格检查、使用与解读诊断试验、推理、(医患)共同决策,它符合人脑进行认知的流程。所谓认知,来自拉丁语词根"cognscere(知道)",是指"对于感觉信号输入后加以转换、简化、细化、储存、恢复和利用所依赖的所有加工过程",即认知的信息加工模型(information-processing model),人脑具有自然地将接收到的信息吸收和处理,将它们转换成知识与判断的能力。学习、注意力、记忆、语言、推理与决策等都属于认知过程,研究认知过程的科学就被称为认知心理学(cognitive psychology),是心理学研究的重要分支。近20年来,认知心理学为揭示人类认知与思维的真相,提供了诸多研究技术与理论模型,将其纳入了尚可接受的心理学理论框架之中。因此,它也为临床思维的形成提供了一个有价值的理论与研究的基本构架。

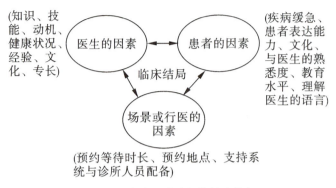

图 4-1 临床思维过程的基本构架

二、临床思维内涵

临床思维是所有医学生必备的基本能力,也是除了医学知识与临床技能以外,最值得培训的一项临床通用能力。由于临床思维构建在认知能力基础之上,与个人受教育水平、生活阅历、价值偏好、记忆能力,甚至与行为方式、思考习惯以及所处环境等诸多因素都相关联,并不仅限于医学知识多寡的影响。如果把医生的大脑比作计算机,那么临床思维就是一套重要的软件。

目前对于临床思维的认识多是基于认知心理学、神经科学、循证医学乃至哲学与数学的研究。因此,每位医学生都有必要对临床思维的科学原理与教学策略有所认识,从认知心理学的共性规律入手,结合各学科特点来更好地把握自己在疾病诊断与临床决策中的不确定因素,避免直觉思维的认知偏差与经验局限性的干扰,突破诊断能力低水平重复现象,改进诊断与决策的效率,减少误诊与差错,提高医疗水平与质量。与此同时,作为一名临床医学生,应结合临床科室实习情况,将日常参与的临床诊疗工作与临床思维训练结合起来,选择有实际价值的临床思维培训方法与软件系统,更科学地训练,针对性地提高医学生的临床思维能力,促进医学上获得可靠的诊断决策能力。临床思维是指医务人员在临床实践中,运用医学科学、自然科学、人文社会科学和行为科学的知识,以患者为中心,通过充分的沟通和交流,进行病史采集、体格检查和必要的实验室检查,得到第一手资料。随后,结合其他可利用的最佳证据和信息,包括患者的家庭和人文背景,对患者的症状、体征等多方面信息进行批判性的分析、综合、类比、判断和鉴别诊断。最终,形成诊断、治疗、康复和预防的个性化方案,并予以执行和修正的思维过程和思维活动。

三、临床思维分类

临床思维的分类可以根据不同的角度和标准进行划分,但一般来说,它并不直接按照传统的分类方式进行分类,而是根据其在临床实践中的应用特点和思维过程的不同阶段来区分。然而,从思维方式的角度来看,临床思维可以包括以下几种类型。

1.批判性思维　强调对临床信息进行深入分析和评估,以判断其真实性和可靠性,从而做出更为准确的诊断和治疗决策。

2.系统性思维　注重从整体和系统的角度看待患者的病情,将各个部分和因素相互关联起来,形成全面的诊疗方案。

3.反思性思维　在诊疗过程中不断反思自己的决策和行动,及时发现并纠正错误,以提高诊疗效果。

4.逻辑性思维　运用逻辑推理的方法,对临床信息进行有序、有条理的分析和推理,以得出正确的结论。

5.循证性思维　强调基于证据进行临床决策,通过查阅相关文献和资料,寻找最佳证据来支持自己的诊疗方案。

四、临床思维作用

随着科学技术的迅速发展与进步,医学科学技术发展也越来越快,尤其是新诊疗设备、新诊疗方法、新技术、新药物的问世和临床应用,国民整体健康水平得以大幅提高。随着经济社会快速发展,近年来,我国医疗装备的速度与水平有了显著改善。但就我国临床医学整体水平而言,与一些先进国家相比,还存在一定的差距。多种研究提示,导致这种差距的关键实则是医生临床思维和临床决策水平的差距。要知道用金钱在短时间内就可以添置大量高端设备,但无论如何也买不来科学的临床思维和提高这种思维能力的精神。科学的临床思维是提高临床决策水平的基础。所以,培养和提高医学生及年轻医生的临床思维能力,对提高我国临床医学的整体水平、推动医学教育质量的提高具有重要作用。

思维是行动的先导,正确的思维方式是掌握智力性技能的前提。正确的临床思维是医疗行为的中心环节,能有效地指导临床,对提升疾病诊疗方案的准确性起着重要作用。临床思维作为临床医学教育过程中的必修课,体现了临床医生最重要的基本功,也是保证医疗水平的关键能力。

科学的临床决策取决于医生对患者客观证据的掌握和分析问题、解决问题的能力及临床思维,而不是高端的医疗设备。正确的思维方法能够帮助临床医生在现象后面看到本质;在两者似乎无关的现象中看到联系;在一般现象中发现特殊,在特殊中观察到一般;在杂乱无章中找到规律;在疾病迁延发展中理出不同阶段;在现存状态中预见到未来。而这一切,都是任何一个临床医学生毕生所期求的。医学知识和技术设备,是从事医学的手段,而如何恰当地使用知识和技术手段就在于医生的思维艺术。循证医学的核心思想及要求正是"认真、明确与合理应用现有最好的证据,来决定对具体患者的医疗"。所以,作为忙于临床工作的医学生,必须要有坚实的基本功;认真观察与发现临床问题,根据问题不断更新知识;批判地评估新成果,综合分析并应用于临床实践。

五、临床思维基本理论与框架

对临床思维的早期研究中,心理学家曾试图找到一种解决临床问题的通用能力,以找到在推理能力上医学专家与新手的区别之处。这样可以通过教会医学生掌握某种通用的思维技巧,来帮助他们提高诊断水平。然而各类心理学或医学教育研究最终证实了这样的通用能力是不存在的。举例来说,实际情况下医学专家与医学生在诊断过程中采用的策略是十分相似的,他们都是先快速形成一个或多个诊断假设,并在此基础上通过进一步收集信息来做出判断。同时,医学专家也与新手相似,并无法保证每次都能判断准确,尤其是在信息与知识不充分的前提之下。实际观察告诉我们,一个成功的呼吸科专家如果在诊断其他专科(如血液系统)疾病时,可能与低年资医学生的诊断水平相差无几。临床思维能力依赖于两个最重要的决定因素,即信息和经验,如果没有充足的事实依据,单一解决问题的技巧不足以形成敏锐的诊断能力。而医学专家与新手之间重要的区别之处在于,专家似乎能更有效地获取信息,并能关注到更关键的信息。认知心理学家们意识到各类专家的能力可能来自其知识组织形式与记忆编码方式的不同,这个观点在一项针对国际象棋手的著名心理学研究中被证实。研究发现,如果对多个棋盘上的棋子进行随机排布,那么象棋大师并不会比新手记住更多的"棋局",但如果换成真正的棋局,象棋大师对棋子布局的记忆力远超过新手,这说明专家丰富的经验使得记忆编码能力更为高效。他们能照顾细节,但更有全局观,换句话说,专家们"既能看到树木,又能看到森林"。此外,临床思维水平还可能受到临床工作强度、医生的生理或情绪状态,以及患者的表达水平等因素的影响。此后,主流研究开始转向利用认知心理学中信息加工模型及情景学理论来解释临床思维的机制。

1. 认知心理学模型:知识组织方式与疾病脚本 如前述,认知心理学是研究人脑获取信息、处理信息、储存信息、调取信息,以及进行推理、判断、决策等认知过程的科学,医生的临床思维过程与认知信息加工模型相对应。具体来说,医生首先通过询问病史、完成体检来获取病情相关的初步信息;同时在脑中将信息抽象加工成对疾病特征的概括,并且调取以往脑中储存的相关专业知识或对病例特征的记忆开展比对,形成诊断假设;如果病例典型或者正好有相关知识信息匹配,就可以形成初步诊断;否则就通过追问病史、反复查体或运用辅助检查等方法进一步获取病情信息,再次"优化(验证或排除)"诊断假设,如此循环往复,最后形成诊断与决策。

在这个过程中,第一个关键点是如何将从患者处获得的繁杂信息,转化成利于临床判断的疾病特征概括,又称"临床问题表述(clinical problem representation)",它通常包含"患者的年龄性别、重点的相关既往病史、本次发病特点(常用急性、慢性、突发、反复性、持续性、进行性等词语来描述)、时间与主要的疾病特征"这需要用一句完整的句子来表达,如"一个中年男性在全髋关节置换术后突发胸痛、气急与咯血1小时"。其中,对发病特点描述的词语被称为语言限定词,是指那些成对的、有助于概括或特征化疾病症状、体征、病理过程的抽象短语,帮助医学生对患者信息进行分块整理。提炼临床问题表述的价值在于人脑存在认知负荷,即短期记忆的容量有限,只有当原始信息被归类整合为概念,才能更好地用于推理过程中。同时也能更好地触发存储在长期记忆中的知识组织模块或疾病脚本进行比对。

　　所谓"疾病脚本",是指医学生长期记忆中储存与临床案例相关的专业知识模块,主要包含"疾病易感因素、病理生理损害机制以及临床特征"三个方面。这样对具体的知识"打包"有利于归纳整理并记忆,也有利于诊断过程中的快速调取并"解包"用于推理分析。随着临床经验增加,记忆中疾病脚本数目会随之扩展,不仅包含典型病例,也会有非典型病例。不同"疾病脚本"的丰富和完善被认为是医学专家拥有高水平临床思维能力的标志之一。因此在临床思维教学中,应有目的地培训学生熟练运用各种语言限定词概括与归纳临床问题表述。汇报病例特点,是运用疾病脚本的第一步。此外,要尽可能让学生接触不同的临床病例,目的之一也是为了构建更多的疾病脚本。

　　2. 认知心理学模型:双相推理过程原理　当医生完成了对临床问题表述的提炼,随即与记忆中的疾病脚本进行有意识或无意识地比对与推理,并作出诊断或决策——这个过程形成了临床思维中第二个关键点。Croskerry 等提出的双相推理过程原理是解读医生临床思维中推理与决策过程的主流理论。这个理论的基础来自 2002 年诺贝尔经济学奖获得者、行为经济学奠基人、美国心理学家丹尼尔·卡尼曼关于人脑快、慢思维与认知过程的研究。快思维系统又称为直觉思维,思维运行过程是无意识且快速的,不花费注意力,没有感觉,完全处于自控状态;慢思维系统又称为逻辑思维或分析思维,思考时需要将注意力集中到大脑活动中,常与推理、计算和分析等过程相关。两者就像是人脑中的两种"性格",它们相互影响。其中直觉思维常在决策中处于支配地位(约占95%),无法被"关闭",常会"不由自主"快速地产生对事物的初始印象和感觉,这种判断被称为模式识别,能得到快速而整体的结论。例如,你几乎不用思考就知道如何区分猫与狗的照片。这种模式识别的判断过程依赖于头脑中各种以往经验、学习或决策积累形成的思维捷径,心理学术语称为启发式,因此在具备充分经验或处于熟悉情景中,判断反应是快速而准确的,缺点是存在成见或思维定式,容易产生认知偏差或错误。直觉思维的判断结论为逻辑思维深思熟虑分析过程提供依据,相反,逻辑思维会对直觉思维的建议进行监督、调整或毫无保留地接受。逻辑思维的工作特点是按部就班地构建想法,虽然多数时间处于"放松偷懒"状态,但当直觉思维遇到决策困难(例如,需要逻辑分析复杂的问题或数学计算)时,它将被激活并提供支持。

　　双相推理过程理论认为,医生的临床思维也是由直觉思维与逻辑思维各有侧重、相互协作的结果。前者常体现在有临床经验的医生或遇到典型病例时,他们能依据信息快速做出诊断,感觉诊断像"灵光一现"那样"蹦入"脑中。例如,当呼吸科医生看到一位长期吸烟并伴有慢性进行性活动后呼吸困难的患者,就会考虑该患者存在"慢阻肺"。这种判断方式尤其当患者存在典型体征的情况下(例如,发现胸痛患者的肋间皮肤成簇疱疹,或年轻女性颜面部的蝶形红斑等),就会运用得更加频繁。正所谓的"一看便知",就是直觉思维通过模式识别进行快速判断的表现。这个过程中我们无意识地识别与比对了既往已经储存在记忆中的临床特征组合(疾病脚本),从而节省了有意识分析的过程,立刻得出了诊断或决策。然而当遇到临床信息缺乏、医生经验不足或者不典型病例时(如不明原因的长期发热),逻辑思维就会开始执行一种有意识的、分析性的推理,整个过程包括激活相关知识储备,有条理有目的地挖掘信息,提出可能的诊断假设,再通过检查方法逐一对比、分析与验证可能性大小,最后选择最能解释病因的判断。逻辑思维的分析性推理作为一种能自控的思考过程,可以在一定程度上对思考过程进行自我评估与回溯,以发现诊断过程中的错误与偏差,并加以纠正。而直觉思维却是建立在各种启动式或思维定式基础上,虽然在特定的前提下提高了判断决策的效率,但却很难发现潜意识思考过程中已存在的不足与差错。

在一般情况下,医生都喜欢在自己熟悉的领域,运用较多模式识别主导的临床思维做判断。只有在遇到临床信息不足、相关知识不全,或者需要重新审视之前判断的偏差时,运用逻辑分析的思维。同时,模式识别的快速判断也在局部为逻辑分析推理提供了很多线索与依据。虽然人脑认知的机制决定了医生都倾向于首先运用直觉判断,但成熟的临床专家会懂得如何恰如其分地在直觉判断与分析判断之间切换。而初学者常由于相关医学知识与疾病脚本的不足,对疾病的整体特征把握不全,更倾向于运用解剖、病理生理等基础知识构架,开展缓慢而刻意的推理分析。当然,学生也会一有机会就尝试使用模式识别快速完成信息收集与判断,但其诊断的实际准确率可能都不高,甚至"漏洞百出"。

3. 情景因素对临床思维过程的影响　通过对医学生运用临床思维的过程进行研究,发现除了上述关于医学生个人的认知能力、知识储备、临床经验等有重要影响以外,医学生的情绪与身体状态、工作强度、环境条件与干扰及患者理解与表达能力等情景因素也会一同产生影响。一个完整与合理的临床诊断与决策是否能够达成,是医生、患者、同事以及环境因素相互作用的结果。这就是运用社会学中的情景学理论的视角来观察情景特异性因素对临床思维能力的影响。这样的例子在临床工作中随处可见,例如,医生在有限的门诊时间内需要接诊大量的患者,就无法详细获得诊断与决策的信息;遭遇不太熟悉的电子病例系统,也就无法找到想要的资料;团队成员在查房前准备不足,会缺乏临床判断所需的数据;患者的方言口音较重,可能出现交流障碍;医生因工作劳累、睡眠不足或情感问题,无法在临床诊断与决策时集中注意力思考等。这些因素都会削弱分析思维的能力,并影响其对直觉思维的监视与反思作用,导致诊断错误成倍的发生。总之,情景学理论更关注医生个人认知能力以外因素的相互作用对临床思维过程产生的影响。

六、临床思维发展历程与趋势

临床思维的发展趋势是一个伴随着医学理论与实践不断深化的过程,它体现了医学界对疾病认识、诊断、治疗及预防等方面思维方式的演变与进步。以下是对临床思维发展历程的概述。

1. 萌芽与初步形成阶段　在医学发展的早期,临床思维主要依赖于医生的个人经验和直观感受。医生通过观察患者的症状、体征,结合自身的医学知识和实践经验,进行初步的诊断和治疗。这一阶段的临床思维具有较大的主观性和局限性,但为后来的临床思维发展奠定了基础。

2. 系统化与规范化阶段　随着医学理论体系的不断完善和临床实践的深入,临床思维逐渐走向系统化和规范化。医生开始注重收集和分析患者的临床资料,运用逻辑推理和演绎归纳等方法,形成更为科学、准确的诊断思路。同时,医学教育也开始重视临床思维的培养,通过系统的课程设置和实践教学,帮助学生建立科学的临床思维方法。

3.循证医学与精准医学的兴起　20世纪末以来,循证医学的兴起对临床思维产生了深远的影响。循证医学强调以证据为基础的临床决策,要求医生在诊疗过程中充分考虑现有最佳证据、临床经验和患者意愿,从而制定更为合理、有效的治疗方案。这一思维方式的转变促进了临床实践的规范化和个体化,提高了医疗质量和患者满意度。

随着科技的进步和医学研究的深入,精准医学逐渐成为临床思维的新趋势。精准医学通过基因组学、蛋白质组学等高通量技术,对患者进行个体化分子水平的分析和诊断,从而实现更为精准的疾病分类、风险评估和治疗选择。这一发展进一步推动了临床思维的创新和发展。

4.临床思维的未来发展　未来,临床思维将继续向更加科学、精准、智能的方向发展。随着人工智能、大数据等技术的广泛应用,医生将能够更加便捷地获取和分析患者的临床资料,提高诊断的准确性和效率。同时,临床思维也将更加注重跨学科合作和综合治疗方案的制定,以应对日益复杂的临床问题和患者需求。

第二节　临床思维形式、特点及原则

一、临床思维形式

临床医生诊治水平如何,不只取决于专业知识和临床经验多少,还取决于临床思维水平高低。所谓临床思维,就是临床医生在诊治疾病过程中,利用所获得有关疾病的感性资料(包括病史、体征、实验室及影像学检查所见等)结合自己的知识与经验来分析综合疾病的理性思维过程。既然是思维过程,就必须运用一切思维共有的形式,服从和遵循思维运动的共同规律,这些并不能完全靠自发地形成,需要自觉的培养与训练。当前各种先进检查技术层出不穷,无疑使诊断水平大为提高,但也增加了临床医生对先进检查方法的依赖性,轻视理论思维的作用,总想从"特异"检查中毫不费力地得出现成的答案而养成"思维惰性"。这也是有的临床医生动辄撒大网式地开检查单的思想根源。其实更多的信息并不一定意味着更满意的结果,增大信息量也可能产生不肯定的结果,甚至毫无用处。有人引用一位焦虑患者的问话:"所有这些检查是否都是必需的?"我们希望临床医生都能给予正确的回答。任何检查都不能代替医生的思维,没有正确的临床思维统帅,在纷乱繁杂互相矛盾的资料面前就会不知所从。临床思维过程都是在一定思维形式下进行的,对各种思维形式的特点和规律的了解,有利于临床医生自觉地运用,达到正确诊治疾病的目的。按照钱学森教授的意见,思维形式大体上可以分为5种:即逻辑思维、形式思维、直觉思维、经验思维、模糊思维。临床思维作为思维的一种,在形式上也分为以下5种。

1.逻辑思维　逻辑思维是把形式逻辑的一般原理与规律应用到分析综合临床资料上,以各种推理形式(归纳推理、演绎推理、类比推理等)来诊断疾病的一种常用思维形式。逻辑思维总的特点是由感性资料所得的印象抽象出概念;通过概念之间的联系进行判断,由一系列已知判断推出新的判断即推理。概念是逻辑思维的细胞,临床医生要掌握逻辑思维,必须正确建立与运用概念。医学概念是人类多年来不断修正前人认识的成果,反复科学抽象之后的结晶。医生对疾病的判断和推理都要靠一系列医学概念的运动与联系来实现。临床医生掌握概念越准确,判断才越明确,推理才越正确。如果概念不清,势必思维混乱,思维过程也就难免出错。这就要求临床医生真正了解概念所反映的特有属性和它的适用范围,即逻辑上概念的内涵与外延。临床上由于概念上的理解错误而造成误诊误治者屡见不鲜。

2. 形象思维　形象思维不只是文艺所专用的一种思维形式,也是科学家、工程技术人员、医生所普遍使用的一种思维形式。形象思维可以通过对形象的感知、储存、识别和概括来认识疾病的本质。形象思维同样具有思维共有的理性功能,它不是靠抽象的概念联系而推理,而是在思维过程中不扬弃客观事物的具体性和形象性,靠众多的形象联系与组合来把握事物的典型性,即通过典型来认识本质。

人体的疾病就是以形态万千的形象表现出来的,有时单凭逻辑思维的抽象推理尚不能完全认识疾病的本质,还须借助于形象的运动才能完成临床思维的认识过程。中医的脉象就是脉的形象,医生通过对患者桡动脉血流对血管壁冲击传播的感知,再同既往储存于头脑中的"模式"进行对比,可以得出患者是"滑脉"还是"浮脉",近代的脉象仪把借助于形象思维的主观形式识别变成清晰可见的客观形象。热病衰竭时的"希波克拉底面容"(鼻端尖削、眼枯无神、颞窝下陷、耳廓发冷、耳垂外翘、脸上皮肤干硬、面色蜡黄带灰),就是希氏借助于形象思维概括了各种热病衰竭患者的个体形象,把他们提炼组合而得出典型化的形象。近代医学临床上有所谓"匹克威克综合征",即"肥胖并发肺心综合征",完全是根据英国作家狄更斯文艺作品中的人物——矮小、肥胖、脸红、嗜睡的匹克威克先生的形象而命名的。

临床医生通过物理检查的感性形象也需要进行思维加工,捕捉疾病感性映象的细节,发现疾病映象中大量的普遍存在的本质表现(典型形象)。一位有经验的内科医生能把风湿性心脏病患者面颊的紫红色同肺结核患者面颊的潮红色区别开来;在普遍人看来都相似的舌苔,有经验的中医可以把它们分成各种类别并与有关疾病联系起来。除经验以外,这都与形象思维的储存、识别形象的能力有很大关系。形象思维是把形象作为思维的起点,靠形象来思维,可以把枯燥的文字"翻译"成生动的形象,便于掌握和记忆。一个外科医生不是完全靠背诵教科书上的手术操作程序来作手术的,还要靠形象思维对大量的个体的局部解剖形象的记忆进行综合的再现,把教科书的文字概念变成了逼真的、生动的具体形象,这样在手术时才能提高思维的效率,显示出精妙的手术技巧。

3. 直觉思维　直觉思维作为一种认识事物的特殊思维形式,具有爆发性和突破性的特点。不只是诗人、艺术家、科学家在进行创造性思维活动中所必须,一个临床医学家特别是急诊医生同样需要直觉的灵感。具有多年从业经历的医生都有过这样的体验,有些疾病,我们刚一和患者接触时,即使没有检查和询问,只凭患者的一般情况、长相、气色、步态、气味等外在信息,在头脑中几乎未加思索就可得出个诊断结论来,而有时这个结论竟然和随后经过各种全面检查所得结论八九不离十。这种未经严格的逻辑思考,只凭我们感官对外界事物直接观察中所获得的感觉、知觉和表象的综合来把握事物本质的认识过程就是一种直觉思维。另外一种情况是有时我们对某个疑难病例，虽经多种检查，反复冥思苦想也得不出合理的诊断，但在某个偶然的并没有有意识地去思考的时间里，却突然迸发出一个使我们恍然大悟的正确结论来，确有"众里寻他千百度，蓦然回首，那人却在灯火阑珊处"的感觉。这也是直觉思维的结果。

看起来这两种直觉思维似乎是偶然的"灵机一动"，实际上直觉思维的发生是在丰富的感性经验和已有知识的基础上，在瞬时将平时储备的信息"聚焦"为一束灵感的火花，点燃了知识与经验的导火线使其突然爆发出巨大的智慧能量，从而突破常规方式和时间序列完成认识上的飞跃。直觉是一种浓缩了的综合判断，在事物总体的特征上而不是细节上把握事物的本质。虽然直觉思维在临床诊断上和疾病本质吻合性较高，但医生与人往往难以说清楚，它只是预感的自明性，不需证明或无法证明的，在某种程度上来源于头脑中在无意识（潜意识）水平上对以往知识的灵活组合（这种不自觉的下意识潜流是自觉有意识持续思索的积累和延续的结果），其正常与否单凭主观意识本身是难以确定的，一时也无法寻出对直感结论证伪的证据。因此直觉思维常常有不确定性，也即一定程度的不可靠性，这也是直觉思维的局限性所在。然而唯其如此，直觉结论创造性很强，而固定的惰性思维，只在既有模式下囊括所有可能状态的结论。直觉思维初看起来豁然开朗地解决问题，它却是以千百次的实践为基础，以广博的知识为前提，以丰富的经验为条件，只有长期艰苦的学习与思考，反复的临床实践，才有可能迸发出直觉思维的闪光。

4. 经验思维 经验思维是临床医生长期实践中形成的，有着隐性的强化过程。临床医生在长期医疗工作中，依据所习惯的、特定的思维方法，从大量的、反复接触到的病例中，不断获得许多反复出现的叠加信息。人脑通过对这类信息的重复处理，逐渐形成了一种较为牢固而潜在的反射连接式。此后，当这类信息再度刺激大脑时，我们就会比较容易习惯启动潜在的思路，按熟知的模式，自觉或不自觉地对该事物比较迅速地作出判断。当一位患者来就诊时，经验思维就运用所熟知的概念、判断、推理形式，把所得的印象同头脑中的既有模式进行多元相似的分析，确认其从属程度，通过综合评判找出归宿，这就使诊断过程精简得多也迅速得多。经验越多，头脑中已有的各种疾病模式也越多，正如一个高超的棋手，有近五万个棋谱储存于他的记忆中，而且能很快地被再现出来，因此思维过程极其迅速，决策水平极高。

经验思维的形成受到量的积累和时间的制约，因此这种思维形式仅限于年资较高的医生中才运用，另外一些特殊的病例，如按共性经验也常使诊断误入歧途，这是经验思维的局限性所在。在经验形成的同时，习惯也被养成，在习惯的土壤上有时会萌生僵化和偏见，经验思维成为对其他思维形式一种本能的排斥。所以一位有经验的医生既要看到经验之可贵，也要克服经验思维之不足，扭转那种固有的、习惯的思考方法和寻找共性模式的思维结构，学会全面的多种思维方式。

5. 模糊思维 模糊思维是人脑所具有的得天独厚的特殊思维能力，是思维能动性的表现。模糊思维在认识疾病过程中也有独特的作用。这是由于临床医学是生命科学中最复杂、最多变的学科，许多临床现象与疾病概念因互相渗透与转化常无明确界限，即有一定模糊性。临床思维在很大程度上是对这些模糊现象与概念的理性认识过程。认识模糊事物,常须用模糊思维。我们判定与认识客观事物具有某些属性,不一定对该事物的特征有非常精确的定量认识,而是大体掌握了决定该事物本质的主要特征和大轮廓的综合判断。我们对人面貌的认识就是如此,并不是精确掌握了他们的身高、头围、眼距等具体数字,只要见过一两次面,下次就不会认错。这种一定程度的模糊,反而得出清晰的结论,这是模糊思维的作用。

模糊思维有其数学依据和实践基础。数学依据是"模糊集合论"。所谓集合是按一定特征组合起来的事物的总体,构成集合的个体称"元素"或"子集",如肺内球形病灶是结核球、周围型肺癌、炎性假瘤等元素构成的集合。经典集合只表示一事物是否属于某个集合,只有两种回答:是(以 1 表示)或不足(以 0 表示),两者必居其一。但客观事物,尤其是疾病现象并非都能用完全肯定和完全否定来回答,医学上的模糊概念(如不典型增生、异型性不明显、肺纹理增重等)所对应的集合,就远非如此简单了。以高血压集合来说,究竟血压多高才算高血压,很难有个"一刀切"的明确界限,其他许多临床现象更是如此,这就需要在完全肯定和完全否定之间寻求新的判断形式,这就是模糊概念的数学表现——模糊集合。它把某事物是否属于某个模糊集合,用 0 到 1 之间的数来表示它的"资格"和程度。如 55 岁属于老年的集合为 0.5,60 岁为 0.8 等。临床医学本身就是一个庞大的"模糊域",无论从患者主诉疼痛的性质或部位,还是检查所得的体征,很难是绝对精确的。由于临床资料是由诸多"元素"的集合而得出疾病的总概念,临床医生对某一疾病的认识当然离不开这些元素,模糊思维则要求对模糊集合的诸"元素"逐个加以分析,特别注意某元素在整体中的"权重地位",而后进行加权平衡,得出从属度最大的可能性。例如,在作为集合的"元素"中有一个起决定作用的"权重因子",尽管仍有许多模糊元素存在,如果该权重因子明确无误,仍可据此来作出明确诊断。

模糊思维的实践基础,是人们长期同熟悉的事物或发现接触中,在大量的有意识和无意识中形成的。如临床医生对各种疾病的征象在诊断中的价值大致"心中有数",这个"数"并不是什么精确的"数",实践上就是个模糊近似值,但关键在于临床医生要善于有意识地利用这种模糊近似值来达到诊断疾病的目的。对一个不典型的病例,临床医生可不受教科书条文的限制,不拘泥于精确的检查数据规定,只是粗略地根据大量模糊信息元素分析而得到正确诊治。这正是模糊思维的巧妙之处,临床诊断中也"难得模糊"。

总之,在临床实际诊治疾病过程中,特别是疑难病的诊治中,其具体思维过程是极其复杂的。医生不可能也不应该从始至终只是使用一种思维形式。各种思维形式之间既有差别又有联系,不仅表现为前后相随、互相转化的纵向联系,也表现为互相渗透和相辅相成的横向联系。形象思维可以把疾病的形象综合资料作为逻辑思维的前提和中介;经验思维可以为其他形式学问;直觉思维的真理性闪念,又常须经验思维的激发,而直觉信息常需用逻辑方法的捕捉与表达,并须模糊思维的升华,使之明确化。

二、临床思维原则

在临床思维的基本原则中,有我们熟知的"首先考虑常见病与多发病""一元论""先器质性后功能性"的原则以及人们一直呼吁并倡导的"先可治疾病后不可治疾病"原则和整体性原则,还有一条重要原则常常被忽视,那就是"患者安全第一"的原则,在临床实践中没有充分强调,较多的医疗差错均由此引发。

1."患者安全第一"的原则　医学,特别是临床医学,说到底是做两件事,一是治病,二是救命。其根本目的还是救人,即使治不好病,也以不伤害患者的生命为前提,这是临床思维的第一原则。

案例1:一位青年男性体检发现肺小结节,被医生建议"肺小结节胸腔镜取病理手术"。实施手术后第二天,患者诉胸痛,管床医生认为"手术后没有不痛的";第三天,患者仍然胸痛,医生和患者都没有在意,第三天下午患者出现面色苍白、呼吸浅快,检查发现发生了休克,于是紧急抢救,超声检查发现手术一侧血胸,胸腔血液凝固,需要开胸手术。

"患者安全第一"的原则,就是疾病诊断首先要除外危及生命的病症,然后才考虑常见病和多发病。概率论原则必须以"保障患者安全"为基础,在全科医学中亦是如此。澳大利亚著名的全科医学教授 John Murtagh 已经把这一条放到了他的"安全的诊断策略"中,作为全科医生的思维模式。由此可见,临床思维也是我们常说的"降阶梯思维",降阶梯思维最早在急诊界由王佩燕教授提出,至今已经十多年了,是指将患者所患疾病按照一定的方法依次进行排除,先从危及生命的疾病到一般性疾病,从进展迅速的疾病到进展缓慢的疾病,从器质性病变到功能性病变。有学者认为,"时间、地点和人物这三个要素是确定患者初步诊疗方向的奠基石",这是临床思维"常见病与多发病"原则的具体运用,但"概率论"思维、"常见病与多发病"原则必须以"降阶梯思维"为基础。

2."先可治疾病,后不可治疾病"的原则　医学的复杂性决定了临床思维的不确定性,临床思维的不确定性决定了临床思维无时无刻不在艰难选择,而这种选择又有明显的时效性,错过了时效,就会违反"患者安全第一"的原则。因此,"先可治疾病,后不可治疾病"是临床思维中涉及患者安全的一个重要原则,特别是在急诊医学和各个外科体现得尤为突出,而这一原则常常被人忽视。

案例2:老年患者,男性,腹痛急诊就诊,体检腹软,化验无特殊,CT 提示肠梗阻收入院,约 8 小时后,患者休克,呼吸困难、意识模糊,请多学科会诊。外科会诊示腹痛、软,化验体检无特殊,诊断不全肠梗阻,无外科紧急干预情况。神经内科会诊示:无定位体征,病理征阴性,不支持神经内科病变,建议头颅 CT 确认。呼吸科会诊示:影像学提示肺炎与呼吸困难不匹配,不考虑呼吸科疾病,条件许可时建议肺 CT 肺动脉造影,除外肺栓塞。急诊医生听取了其他专家意见后,把休克原因锁定在腹腔病变,建议手术探查。术中发现肠系膜上动脉栓塞,切除大部分坏死小肠。案例2中建议手术探查的医生在处理这个病例时运用了"患者安全第一"的原则,首先考虑除外可能威胁患者生命的疾病,同时,运用"先可治疾病,后不可治疾病"的原则,果断采取手术探查,挽救了患者生命。

3.整体性原则　众所周知,人体是一个有机的整体,局部的全身病变可以影响到全身,全身的疾病不仅可以影响到局部,有时还可能仅从局部表现出来。西医是以解剖学为基础的,注重精确的器官定位,但有时局部的病变器官未必有明显的临床表现,需要从整体来发现线索;即使局部表现十分明显,也可能只是全身疾病在局部的表现。因此,坚持从人体普遍联系的观点出发,处理好局部和整体性的关系,从整体中解释局部变化,从局部预见到整体,是临床思维整体性原则的具体运用。全身影响局部的例子很多,眼病真正由眼部的组织结构或功能异常引起的只占15%,85%是由全身因素引起的;心律失常也是这样,其真正由心脏引起也只有15%,85%是由全身异常所致。案例2中肠梗阻最后诊断"肠系膜上动脉栓塞"的老年休克患者就是如此,是局部影响到整体,从局部看都没有大的问题,但患者休克的整体告诉我们一定出了大的问题。如果会诊医师都抓住"休克"这一整体病变,本着首先除外本专业威胁生命的病症这个主线,或许患者的诊断会更早明确。医学的不确定性和临床思维的不确定性,加上患者个体千变万化的差异性,要求我们不仅把症状与疾病看作一个整体来考虑,还要把疾病与患者、患者与周围环境看作一个统一的整体,考虑人与自然的关系。人体的生理、病理活动,这些因素都和疾病的发生变化息息相关,有时可能是主要因素。

医学远比科学复杂,医学的复杂性决定了临床思维的性质和原则,面对远比科学复杂的医学,思维显得十分重要,可以这样理解,没有良好的思维支持,在医学的大道上几乎寸步难行。临床医学不仅要研究疾病,而且要研究疾病的载体,即有着不同生活经历和生理体验的活生生的人。充分认识临床思维的性质和原则,对待患者才能因人而异、因时而异、因地而异。正像特鲁多医生所说的那样:"有时去治愈,经常去帮助,总是去安慰。"自觉地把医学人文融入到临床思维中。保障患者安全是医学人文的基本要求,丰富发展临床思维的理论和实践,或是医学人文融入临床的切入点。临床思维不是某一个专科、学科的思维方式,它是"内、外、妇、儿"所有临床工作者的思维方式。临床专业种类越来越多,特点性质不同,但治病救人的目标是相同的。对象相同、目标相同,只是手段不同。因此,所有的专科应该也必须有一个共同的思维模式,临床思维是所有专业共同具有的思维。我们经常因为某一个临床问题,特别是患者比较危重的时候,总是产生很多不同的意见,被怀疑推诿的情况时有发生,由此造成诸多的医疗风险,甚至是低级的错误。多学科协作产生强大良好的临床效果,真正的多学科协作要求我们具有共同的思维,"首先除外自己专科可能威胁生命的病症",而不是"目前没有我们的问题",或者"我们的问题暂时不需要处理",众多"我们的问题暂时不需要处理"综合起来,最终可能会把患者推向死亡。现实版"十个专业会诊都说没有自己专业的问题,最后患者去世了"的例子不在少数,这种"各自谈自己专科的思维方式"有着极大的医疗风险。医学知识的最终目的是实现临床应用,正确的临床思维就是要抓住临床现象的本质,掌控发展趋势。深刻理解临床思维的性质和原则,可以让所有临床医生都有一个共同的思维原则,避免各个专科碎片化的思维模式,让所有医生配合得更好,达成共识更容易;抓住"患者安全第一"的原则,医生不因医院规模的大小,不因是门诊还是病房,不因专业不同而初始诊断思路不同。安全的医生才是一个合格的医生,这是临床思维的第一要求,也是在当今复杂的医疗环境下的第一要求。

三、临床思维与就医思维

(一)临床思维与就医思维含义及特征

临床思维尚无标准定义,约定俗成地指向医生临床工作的思维活动,有狭义和广义之分。狭义临床思维,特指医生诊断和治疗患者疾病的思维方式,是以患者病史、体检及实验检查等信息,同时结合医学知识及医生临床经验为主要依据,进行归纳和演绎的推理判断,确定较为科学的诊断结论和治疗方案的思维过程,属于传统生物医学模式。正确地理解临床思维概念首先是适应现代医学模式转变的需要。广义临床思维,是以狭义临床思维活动为核心,在患者不同疾病和状态下,医疗全过程渗入人文关怀、医患沟通、守法遵章,形成医患共同参与的临床决策思维模式。在时代和医学发展到今天,我们理应顺应大趋势,强化推行广义临床思维。

患方就医思维有着明显的特征,即自我性、情感性及权衡性,而医方狭义临床思维的特征,则有着突出的公理性、理智性及规范性,在实际临床决策和处理医患关系时,两类思维方式恰恰形成了矛盾焦点,容易引发各种医患矛盾和纠纷。如患者和亲属一般都不希望做有创伤的诊断穿刺术,担心扩散病灶和产生不良后果。而医生则信守病理报告的"金标准",坚持让患者做穿刺诊断。

(二)多因素临床思维

前面所述临床思维的多重因素,理应都属医生思考和决策的权重点,但实际多因素医患关系下,医生不可能把所有医患要素和元素都加以比较,而是在患者不同疾病和状态、不同临床工作环境下,选择重中之重的要素进行权衡利弊,做出决策,实施相关诊疗工作。临床思维核心权重点为疾病与状态、本人(科)专业技能、医疗风险、设备条件等,这些年医患沟通和医章法规又被"列席"为新重点。这是医生站在自身角度考虑的重点,其实首要问题就是考虑医疗安全,患者生命是否可控?然后才是考虑怎样治愈或缓解病症,同时又确保不违背医章法规。在患者医疗安全基本没有问题的情况下,医生就有"余地"考虑其他要素,如医药、医利、医德等。如某老年患者的身体状况尚好,前列腺肿瘤手术指征两可之间,有的医生为增加业务量就会动员患方做手术。可以理解医生的这种权重思维方式,这是人们趋利避害的基本思维,即"往最坏处想,往最好处做"。但是,如果医生都是单一的这种思维,患者的就医思维及相关诉求就不能得到解决,医患矛盾随之而来。

(三)多因素就医思维

患者及亲属面对疾病时思维内容基本一致,由于绝大多数患者人群不懂医学,疾病来临后,他们的思维核心权重点是病情状态、诊断结论、治疗效果、风险预后及医疗费用等。同样,在患者生命安全有保障的情况下,患方会更多关注医护态度、医患沟通及服务质量等。如车祸受伤患者在急诊中,患者和亲属不会多在意医生的态度,而是特别重视抢救的及时性和有效性。此外,我国国情下的家庭关系,一般大多由亲属掌控就医思维权重点,至少也是与患者平行决定就医事宜。作为新要素的患方利益相关方,在具体实务中并不直接作用患者就医思维,而是间接地影响和支持患方,如医患纠纷事件上网后,网民大多数都同情和支持患者。

(四)临床思维与就医思维融合

1. 权重融汇　虽然有一个共同目标,但医患两种思维各居其位出发和活动,如果不强化融合意识和行为,顺其自然就会平行同向没有汇合,医患双方的信息优势和最佳决策就难以产生,医患误解和矛盾必然发生。因此,以权重策略融合医患两种思维,就兼具了医学的科学性和人文性的天然属性。一个好的临床决策的形成,不仅需要有丰富的医学知识和有赖于医生对患者和病情的充分了解,而且与我们的思想方法有关和道德修养相关联。我们的思想方法是死板僵化还是比较活泼,是麻木还是敏感,是狭窄还是比较开阔,是单极还是多极,这对诊疗决策都很重要。至于伦理道德对治疗决策的影响,则更是人所共知的。

2. 权重消长 权重是在特定的环境和条件下,为实现一个总目标,评价某个标准(信息)的重要程度而展开的模糊性决策。医疗活动是医患两大体系组成,所以,必须将医患所有相关信息进行融会贯通,才能有的放矢地确定相对重要标准。医疗决策的环境背景极为复杂,特别是疾病发展和患方需求的变化较大,医疗权重的特征必然是消长型的,即此消彼长和彼消此长,医患矛盾运动没有特别的规定性和重复性,取决于当时主要方面决策的力度,如患者亲属未理解医生谈话要点,坚持承担医疗风险而选择手术治疗方案,患方主导了权重,医方权重削弱。

3. 医患沟通成为权重实施平台 权重本质,是权衡相关信息的重要程度而决策。医患沟通的功能,是在医患追求战胜疾病目标并共享利益的基础上,互相获取信息、交流信息、评价信息、平衡信息、决定信息。医患沟通形式上也是开放、互动、公平的交流方式,医方得益于积极沟通,倾听其声音、了解其诉求,体会其感受,所获得的信息指引我们在提出诊疗思路时走了"捷径"。因此,选择医患沟通,双方都能接纳,是权重活动可操作的平台,如医患谈话,医方耐心通俗地讲解该病手术治疗的风险与不良预后,使患方选择了药物治疗,医方就主导了权重。

第三节 临床思维方法与技能

一、临床资料收集与整理

1. 病史询问技巧 无论是常见病还是疑难病,就病史、体征和辅助检查相比较而言,对诊断贡献最大的往往是病史。病史经常可以直接提示诊断,或决定后续检查的方向。不仅是现病史,既往史、个人史乃至月经婚育史对诊断都可能有很大帮助。以腹痛为例,既往腹部手术的患者发生肠梗阻,首先考虑肠粘连;长期从事冶金行业而反复剧烈腹痛者,需除外铅中毒;育龄期女性急性腹痛伴停经,应警惕宫外孕等。

2. 首先考虑常见病 西方医学界有句谚语:"If you hear hoof beats,do not think zebras(听见马蹄声,也别想斑马)。"意即首先考虑常见病是诊断思维的原则。就发生率而言,由高到低排列应当是:①常见病的常见表现;②常见病的罕见表现;③罕见病的常见表现;④罕见病的罕见表现。例如在我国不明原因发热疾病中,最常见的为结核病,若结核病与另一罕见病(例如Q热)都能解释临床表现时,应优先考虑结核病。

3. 一个疾病解释所有表现 上述原则亦称为奥卡姆剃刀(Occam′s razor)。奥卡姆是中世纪英国哲学家,他提出了"如无必要,勿增实体"的思维经济原则,其目的在于尽量减少人为的多余概念,使哲学理论更加简明清晰。有人形容该理论就像锋利的剃刀,将繁琐的经院哲学削得体无完肤,因此称之为"奥卡姆剃刀"。在临床实践中,我们也可借用这一思维原则,尽量用"一元论"来解释整体病情,毕竟同一个体患多种疾病的概率远小于一种疾病。但一元论不是绝对的,当一个疾病无法解释病情全貌时,必要时也需采纳二元论甚至多元论,尤其是老年人(基础疾病较多)、免疫抑制人群(易并发多种感染)和长期住院的患者(医源性疾病)。

4.专科患者不一定患专科疾病 患者就诊大多根据自己的症状,选择科室可能带有一定的盲目性。医生若不注重整体观念,鉴别诊断只从本科角度出发,则可能造成误诊。例如,因恶心、呕吐就诊消化科的患者,所患疾病可能在其他系统,有些还是临床急症,需要快速识别和处理,如青光眼、脑卒中、心肌梗死、酮症酸中毒、肾上腺危象等。可见,有时医生需要突破思维定式,扩大知识面,才能提高诊断水平。西方谚语"If you were a hammer,the whole world looks to you like a nail(如果你是一把锤子,看什么都会像钉子)",形象说明了思维定式对人的强大影响。

5.不轻易结束诊断思考 卡尔·波普尔曾说过:"科学命题的根本特征在于能够被证明是错误的。"强调的正是人类认识的相对性。患者的疾病是客观的,而医生的诊断是主观的。要让主观认识符合客观实际,医生就必须有否定自己的勇气。疾病是一个动态演变的过程,即使初始诊断无误,也只能反映疾病某一阶段的情况。病情新的变化,可能促使医生修正、更改,甚至完全推翻原有判断。对原有诊断保持一定程度的怀疑,不轻易下最后结论,为后续思考留有余地,都是这一原则的体现。

6.不为表面现象所迷惑 很多疾病的临床表现都有一定的相似性,鉴别诊断的关键是要"同中求异",要能从复杂纷乱的表现中抓到要害,理出头绪。何谓病情的"要害"?一般而言,表现相对明显、持续存在、有规律可循的,常为疾病的重要表现,需要认真看待。例如,一位住院患者长时间发热,按感染治疗无效。通过仔细观察,医生发现患者发热很有特点:上午多无症状,体温总是在下午升高,发热时一般情况好,可以读书看报。因此怀疑为"药物热",果断停用了所有抗生素,次日患者即热退。这一病例说明,同样是发热,有的医生只看到了表面现象,想当然地认为是感染,却没有进行更深层次的分析,从而错过了正确诊断的机会。

7.需要治疗的是患者,不是数字 随着临床医学的发展,用于评估病情的定量指标日益增多。但我们不能忘记,患者的感受永远都是第一位的。这不仅是医学人文关怀的问题,就医疗技术而言,患者的症状、主观感受依然有不可替代的重要价值。例如,哮喘患者根据自身症状监测病情变化,效果并不亚于常规肺功能检查。反之,盲目追求检查数值好转,却可能对病情造成不良影响。例如,新近发现联合应用血管紧张素转换酶抑制剂和血管紧张素受体阻断剂虽可减少糖尿病肾病患者的尿蛋白量,却增加了心血管不良事件的风险。可见,时刻要以患者为中心,才能不背离临床医学的本质。

二、临床诊断思维过程

临床诊断是医生对患者疾病的认识和判断,也就是对患者所患疾病的结论。诊断正确与否,是受医生的医学科学技术水平和诊断思维影响的,所以一个正确的诊断,可以反映出疾病的本质,也同时反映出医生的技术水平和思维能力。

任何思维过程,都是从最简单到最复杂的,都可以归纳为一个模式,即三项式:首项是出发知识;中项是接通媒介;末项是结论知识。这是思维过程的一般模式。临床诊断的思维过程有 3 个步骤。

1. 调查研究,搜集资料 要形成正确的临床诊断,必须具备诊断的依据。依据要从调查研究入手,运用询问病史、体格检查、实验室化验或仪器检查等方法来搜集临床材料,作为提出诊断的出发知识。临床材料的来源,主要来自 3 个方面。

(1)询问病史:病史是既往和目前疾病过程的基本表现。疾病症状的发展变化能反映出疾病过程中的因果关系,症状的特点可提供认识疾病特征性的资料。因此病史资料是诊断疾病的主要依据之一。在临床工作中因询问病史不详遗漏了重要病情造成误诊误治的教训是不少见的。诊断思维从采集病史开始,在搜集病史资料时,要进行鉴别、分析、掌握能反映疾病本质的症状。

(2)体格检查:体检是一种技术操作,但体检是在诊断思维的指导下进行的。从询问病史获得的资料,还要通过体格检查来证实或否定,同时体检所获得的体征,是诊断认识中的客观根据。把详细可靠的病史资料与系统的体格检查结合起来,掌握准确的体征,为正确的诊断思维提供有诊断价值的信息和可靠的客观基础。所以体检的全面、系统、准确、不遗漏有意义的体征,是形成正确诊断思维的必要条件。

(3)实验室检查和仪器检查:常规检查(血、尿、便)可以发现从病史和体检中不易发现的异常情况(如蛋白尿、尿糖、大便潜血、血细胞形态或数量的异常等),对诊断初步印象的验证和诊断思维的形成有实用价值,也是诊断思维的基础材料。各种特殊检查(心、脑、肌电图、超声波、同位素、内窥镜等)可以发现体内某些形态、生理、生化等方面的改变。这些特异性强、敏感度高的检查方法,能够在更深的层次上和更广的范围内获得检查过程中的各种信息,为诊断思维提供新线索,开拓新思路,深化医生的临床思维。

通过以上 3 种方法搜集到的临床资料,就是临床诊断思维过程的第一个步骤即出发知识。其为第二个步骤提供了可靠的客观基础。

2. 分析综合,提出拟诊假设(初步诊断) 从询问病史、体格检查、实验室检查等搜集到的患者症状和体征的临床资料,都是反映疾病现象的东西,而不是疾病的本质。

临床诊断思维过程第二步,就是根据这些临床资料进行分析综合,经过医生的思维加工,提出拟诊假设,即初步诊断。对临床资料进行分析综合、去伪存真、去粗取精、由此及彼、由表及里。在这个思维过程中,需要运用辩证思维,才能提出正确的诊断。

(1)分清主次,抓主要矛盾:即从主要症状和体征入手。患者可能有很多的症状、体征,医生必须要抓住主要症状与体征。这就为诊断思路指出了方向。

(2)分析因果关系:抓住能反映疾病本质的症状、体征。疾病的发生是有因果关系的。一般来说,症状、体征是"果",疾病是"因",从疾病和症状、体征的因果关系中,在很多的症状、体征中,我们可以发现有些是必然的、本质的;有些是偶然的、非本质的。经过分析研究抓住能反映疾病本质的症状、体征。

(3)综合分析:人体对致病因素的反应是复杂的,患者的症状、体征可能由多种原因、多种疾病引起的,若孤立地抓住一个症状则很难找出病因。因此要把症状、体征综合起来进行分析,找出有诊断价值的东西。

（4）类比、鉴别：当掌握了能反映疾病本质的主要症状、体征后，就要根据这些临床资料和已知的相关诊断的知识、经验，经过类比和鉴别，提出推测性的拟诊假设。通过以上的分析综合，提出拟诊假设的诊断思维活动，就能接通正确诊断的思路，是正确诊断的接通媒介。

3. 通过治疗、验证、修正诊断　分析综合提出的拟诊假设是否正确要通过临床治疗的实践来检验。这是因为在诊断思维过程中，认识主体医生与客体患者均易受主观因素的干扰，从而影响临床资料的真实性。

患者对疾病的耐受性不同，心理状态不同，文化修养不同，使其主诉的病史、症状等混杂主观因素。医生作为认识的主体也容易受主观因素的干扰，影响临床资料的客观性、系统性和对疾病认识、判断的正确性等。所以，经过医生思维加工，提出的拟诊假设带有一定的主观色彩，不论诊断怎样充分，分析判断如何客观，都要接受临床治疗实践的检验。

按照拟诊假设进行治疗。有疗效、疾病治愈，证明诊断是正确的。若经过一段时间的治疗，效果不显著或无疗效，证明拟诊假设不符合患者的实际。医生就应重新检查、改变诊断思路、修正诊断、改变治疗方法。

上述 3 个步骤是诊断思维过程的一般模式，也是一个科学的诊断思维反馈系统。这"三项式模式"是诊断疾病不可少的 3 个阶段。在临床诊断的实践中，这三者反复运用，互相交叉，互相补充。

三、临床思维方法

"试错"与"逼近"是常用的临床思维方法。运用程序比较简单，关键的环节是要敏锐地意识到"试错"，要有足够的勇气承认"试错"。做到这一点，就会将自己的思路逐渐地"逼近"正确，最后则水到渠成地形成确切的诊断。我们在此通过下面这个病例的分析，来强化"试错"与"逼近"这个临床常用的思维方法。

案例：医院收发室李大爷，58 岁，孤单一人，以院为家。老人家平生只有两项嗜好，一是下棋，二是小酒不断。他是军人行伍出身，对自己还真有一个铁的纪律，从来不酗酒。他的收发工作很少出错，深受大家的尊重。最近三四个月，大家都发现李大爷的脸很红，而且有些红得发紫，问他是不是喝酒喝多了。他说，酒肯定是没有喝多，而且近来酒量大减，因为经常感觉眩晕不适，不敢喝多。问他还有什么不舒服的感觉。他说，有时觉得手脚麻木，皮肤瘙痒。请他到院医室测量血压 168/100 mmHg，予以降压药物治疗 1 个月，血压得到有效控制，而眩晕、面部红紫没有改善。

1. "试错"　初步诊断该患者为高血压，按照高血压治疗没有获得满意效果。此时，应该调整诊断思路，改变一个方向再去考虑。力争第 1 次的"试错"及时得以纠正，使我们的诊断思路向正确方向更加靠近一步。

进一步行体格检查发现：颜面发红，尤以结膜更红，口唇发绀。巩膜无黄染，心、肺检查未见明显异常，腹软，无压痛，肝在右锁骨中线上肋下 2 cm 左右，脾在肋下 3 cm 左右，质硬，边缘锐利，无触痛，收住院治疗。

2. "逼近"　进一步应考虑什么呢？自然应该想到红细胞增多症。为证实是否为红细胞增多,做实验室检查结果显示:白细胞计数 $12.0 \times 10^9/L$,中性杆状粒细胞比例 5%,中性分叶核粒细胞比例 70%,红细胞计数 $7.20 \times 10^{12}/L$,血红蛋白 200 g/L,血细胞比容(PCV)64%,血小板计数 $420 \times 10^9/L$。依据上述检查结果,可以确诊为"红细胞增多症"。

从本病例的诊断过程,我们可以清楚地体会到,依据良好而科学的临床思维方法,按部就班地一步一步地深入思考,灵活地运用"试错"与"逼近"之临床思维模式来看待与处理诊断中的疑难问题,即使疾病尚属少见,获得正确的诊断也不会遇到重大困难。

临床思维方法是医师在诊治患者过程中采集、分析和归纳相关信息,做出判断和决定的过程。例如,作为一名急诊科医师通过询问病史、体格检查必要的辅助检查,排除其他疾病后得出诊断,再决定给予医疗干预(药物或非药物)。但是,由于急诊患者的某些特点,要求临床医学上的思维过程进行相应的调整。急诊患者的特点包括:①处于疾病的早期阶段,不确定因素多;②危重患者在做出明确诊断前就要给予医疗干预;③来诊患者常以某种症状或体征为主导,而不是以某种病为主导;④病情轻重相差甚大,从伤风感冒到心跳呼吸骤停;⑤患者和家属对缓解症状和稳定病情的期望值高。根据患者的这些特点,我们可以采用自我提问的方式,按以下过程进行思考。

问题 1:患者死亡的可能性有多大?

虽然绝大多数急诊患者不是危重病患者,但在应诊之初就凭表象主观地认为"没什么大问题"是草率和危险的。在针对急诊科医师的投诉中,部分就是因为医师对病情估计不足所致。如果开始就从"是否会死亡"的角度考虑,将思维拉向极端的高度,可以保持相当的警觉性。

问题 2:是否需要立即采取稳定病情或缓解症状的干预措施?

在做出明确诊断前就给予对症治疗,这是急诊科医师有别于其它专科医师之处。比如出血的患者先止血,疼痛的患者先止痛,气促的患者先给氧,躁狂的患者先镇静,休克的患者先补液,怀疑骨折的患者先固定等,有人称之为"先开枪,后瞄准"。有经验的医师常在看到患者第一眼就会做出相关的决定,但在思考时要反复问自己:

a.这些措施是否对患者最有利(利大于弊)?

b.这些干预是一次性还是反复多次,维持到何时?

c.如果干预是错的,怎么办?

问题 3:最可能的病因是什么?

分析患者的主诉、现病史和过去史、初步的检查结果,结合自己的专业知识进行思考,遵循"先常见病多发病,后少见病罕见病"和"尽量用一个病解释"的诊断学思路。

问题 4:除了这个原因,还有没有别的可能?

这是鉴别诊断的思维过程。急诊患者常以症状和体征就医,如发热和腹痛是急诊科最常见的两个症状,背后的病因五花八门。医师根据自己的经验可能很快会作出倾向性的诊断,比如认为这是由于急性胃肠炎导致的腹痛。但是你还要考虑能否排除胃肠穿孔、胆道疾病或宫外孕破裂?医师应自问:

a.这是唯一的病因吗?

b.其他病因的可能性有多大,如何排除?

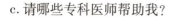

c. 请哪些专科医师帮助我?

问题5:哪些辅助检查是必需的?

急诊科常用的辅助检查包括血液项目(常规、生化、酶等)、心电图和 X 射线片,进一步的检查有超声、CT 和核素等。比较普遍的现象是医师过分依赖辅助检查的结果,相对忽略病史采集和体格检查。辅助检查需要一定的时间,检查过程中还有病情突变的风险。医师在决定做某项检查时应自问:

a. 这项检查对患者的诊断和鉴别是必要的吗?

b. 如果检查过程中病情恶化,怎么办?

c. 如果检查结果是阴性,怎么办?

问题6:患者到急诊科后,病情发生了什么变化?

急诊患者处于疾病的早期,病情变数很大,可能向好转的方向发展,也可能向恶化的趋势演变。在我们做出初步的诊断和相应的干预数分钟或数小时后,不要忘记作再次评估,以验证诊断是否正确,处理是否得当,以及患者对治疗的反应如何。因此,急诊观察区(病房)是非常重要、不容忽视的诊疗场所。医师和护士共同进行评估并认真书写记录。医师应考虑:

a. 病情稳定还是不稳定?

b. 患者对干预措施(药物或非药物)反应如何,有无副作用?

c. 是否需要增加其它干预措施?

问题7:往哪里分流作进一步的诊治?

一般情况下,患者在急诊科的诊治只是一个阶段,之后就要考虑下一步的去向,包括:取药后回家继续治疗;到输液中心进行静脉给药治疗;急诊观察区留观;收入住院部相关病区或 ICU;直接进入手术室或介入治疗室。尽早做出患者去向的选择可以得到其他专科的帮助,使患者更早获得针对病因的处置,提高救治的成功率。虽然在目前的医疗体制下医师往往还要考虑患者的经济能力和其他社会因素,但从病情的角度医师应回答:

a. 患者有否紧急手术或介入治疗的指征?

b. 住院治疗是否对患者更有利?

c. 患者在急诊科的时间是否太长了?

问题8:患者和家属理解和同意我们的做法吗?

这是一个医患沟通的问题。有时医师抱怨说,我们辛辛苦苦抢救患者,最后得不到感谢,反而还被投诉。这种现象既反映出社会对急诊急救工作的专业特点应有更多的理解和宽容,也要求我们应检讨自己工作中的疏忽和缺陷。由于患方对缓解症状和稳定病情的期望值较高,在救治的短时间里医患之间又往往难以建立彼此的信任,如果沟通不足,就容易导致患方不满意而医务人员又有"好心没好报"情绪的结果。所以,医师在诊治过程中应提醒自己:

a. 我是否已经将病情告知了患者或家属?

b. 他同意我的做法吗?

c. 他在知情同意书上签字了吗?

以上 8 个问题贯穿了我们在诊治患者过程中临床思维的主要方面,这种自问自答的方式可以使医学生的思考更缜密,条理更清晰,措施更严谨。保持自我反省的心态,认真对待诊治中的每一个环节,才能最大限度地降低医疗风险,为患者提供优质的服务。

第四节 临床推理与诊断

一、假设-演绎推理

逻辑学中的演绎推理(deductive reasoning)是从更为一般的原理中获得特殊结论的方法,例如,在数学中以公理为前提获得特殊定理的过程。演绎过程无论其前提如何,其内部的逻辑推理十分可靠。但是临床思维中的演绎和经典自然科学中的演绎有一定区别,那就是医学常缺乏确定性的大前提,往往只是一种趋势,并不如物理定律那样确定的。例如,临床思维过程的"三段论"为:①(大前提)中性粒细胞比例升高是细菌感染的表现;②(小前提)患者的中性粒细胞比例升高;③(结论)患者体内有细菌感染。其中,"患者的中性粒细胞比例升高"是特殊事实,演绎出的"患者体内有细菌感染"是结论。

假设-验证思维是先通过在特殊事实中假设出结论,再利用结论的其他特殊属性,进行验证的思维过程,目的是获得更确定的结论。例如,已获得患者的信息有咳嗽、中性粒细胞比例升高;假设为患者有肺部感染;推理为肺部感染可以通过肺部听诊发现湿啰音来验证;验证过程为肺部听诊闻及右下肺中湿啰音;结论为患者存在右下肺感染(可能)。此时"右下肺感染"的结论通过演绎推理获得:①(大前提)肺部湿啰音是肺部感染的常见表现;②(小前提)患者的右下肺有湿啰音;③(结论)患者右下肺有感染。同前,"右下肺湿啰音"是特殊事实,演绎出的"右下肺感染"是结论。

医生通过"假设"明确诊断的每一步应该从哪些方向去收集信息,而"演绎推理"则是帮助医生处理所得信息的主要思维,将患者的临床表现(特殊事实)通过推理逐步明确为疾病的诊断/机制(结论)。因此,在临床思维的过程中,医生往往融合"假设-验证与演绎推理"的思维方式,并不断转换,形成最重要的临床思维模式——假设-演绎推理思维(hypothetical-deductive reasoning)。

在临床信息不充分的前提下,诊断假设可以同时产生多个,需要通过获取更多信息进行相互鉴别。例如,某肿瘤患者突发呼吸困难与胸痛,医生怀疑导致病因的可能诊断假设依次为"肺栓塞、胸腔积液以及肺炎",然后采用相应诊断试验去验证或排除这些诊断假设。医生先会通过胸部体检发现"不存在叩诊浊音和呼吸音消失",排除了胸腔积液;同时通过测量体温发现"无发热",听诊"无肺部湿啰音"以及"没有血白细胞增高"等证据,排除了肺炎;最后医生运用 CT 肺动脉造影,证实了患者存在"肺动脉血栓",确立诊断。

因此,在假设-演绎推理中,医生首先归纳患者性别、年龄、既往病史、发病表现、疾病特征等临床问题表述,与记忆中各类疾病脚本进行比较,然后结合发病率高低,形成诊断假设(鉴别诊断)的部分,随后评估每个诊断假设的可能性,并依照可能性大小排序;在此基础上再选择各类诊断试验进行验证或排除(也形成新的诊断假设),反复上述过程,逐步缩小鉴别诊断范围,直到确定最可能的诊断。作为一名医学生,需要形成诊断假设并进行验证推理,对病例的诊断可能性进行分析。久而久之,诊断过程会随着积累病例经验的增加,逐渐产生临床专家那样高水平的直觉判断与模式识别能力,并能随时根据需要转换成逻辑分析。

二、贝叶斯定理

虽然假设-演绎的逻辑推理是一种规范的临床思维方法。但是形成假设诊断以及选择诊断试验的过程,对学生来说还是显得比较"主观与模糊"。例如,以上呼吸困难的案例中,"为什么鉴别诊断中肺栓塞的可能性要大于肺炎? 不同的体格检查手法对诊断帮助有多大? 选择不同辅助检查的区别是什么?"学习和运用数学概率论中的"贝叶斯定理(Bayes' Theroem)",可以帮助临床医学生厘清思路,这也是临床思维与循证医学的一个结合点。

1. 贝叶斯定理　贝叶斯定理是由英国业余数学家托马斯·贝叶斯于 18 世纪中期提出,目的是理解实际生活中,多个事件发生率之间相互影响的关系,因此也被称为条件概率论。生活中事件的发生并不是孤立的,常常相互影响。例如,吸烟的人易患呼吸系统或心血管疾病;预测明天的天气需要参考过去几天的天气状况;特定主题的文章中就会较多出现与主题相关的关键词等。贝叶斯定理在如今的医学、通信、军事、科技、人工智能等诸多领域被广泛应用。贝叶斯定理的数学表达是求"在事件 B 已经发生的条件下,事件 A 发生的概率"的问题,是将事件的验前概率通过似然比转化为验后概率的定量计算过程。

2. 运用贝叶斯定理对临床思维培养的意义　通过将临床思维的假设-演绎推理与应用贝叶斯定理的定量计算相结合,就可以清晰地理解如何提高验后概率(诊断水平)的方法。因为该数学公式中只包含"验前概率与诊断试验的似然比"两个变量。这就意味着,医生同时重视提高验前概率,与选对诊断试验,才能提高诊断能力。在临床思维的教学中,临床教师可以通过介绍贝叶斯推理的计算过程,让学生从数学的角度来理解,为什么必须通过认真地问诊、查体并与患者交流,重视疾病流行病学信息,学会思考分析的诊断方法,才能在扑朔迷离的临床场景中,获得充分的信息来形成验前概率的实际意义,其次,在挑选诊断试验时,须充分了解诊断试验的特性与价值,有针对性地进行选择,避免漫无目的地筛查以及盲目的"碰运气"式的检测,避免陷入各种试验的假阳性或假阴性结果构成的迷局。运用假设-演绎的临床思维方法结合贝叶斯定理的定量分析,还能够帮助学生反思诊断错误的具体原因:是错误地估计了验前概率? 还是对于诊断试验选择存在误判? 这也是循证医学范式在临床思维培训中的具体体现。在此基础上形成的循证物理诊断,背后的数学本质都是贝叶斯定理,诊断的过程不过是根据采集到的不同诊断信息,通过各种似然比的累加,促使验前概率向验后概率不断改变的过程。理论上这些过程都是可以被准确地量化和评估。这让原本主观而模糊的诊断推理过程,建立在了严密的数学公理基础上,是思维方法科学化的过程。

三、因果推理模式

除了假设-演绎推理的临床思维模式以外,常用的分析性思维还有方案归纳模式、因果推理模式以及逆因推理模式等。方案归纳模式是指系统地采用一定步骤逐步增加症状、体征或测试的信息来缩小鉴别诊断范围的归纳过程。"低钠血症"的诊断流程就是一个典型的例子,从先评估容量再到评估尿钠水平,最后像"筛漏"一样将"低钠"的原因进行归类分诊。这种诊断推理方法有助于初学者学习规范的诊断过程,当达到一定阶段,就自然地会内化成医生诊断的直觉思维。

因果推理模式是指通过构建疾病的临床特征变化与潜在病理生理机制的关联,来进行推理的方法。例如,发现高浓度吸氧并不能改善某患者呼吸衰竭的低氧情况,则需要考虑是否存在某种"右向左分流"的机制,遵循这一思路,最后发现患者存在多个"肺动静脉畸形"。这种整合病理生理机制的分析模式,非常有利于临床思维的教学,从知识组织与存储的角度看,也更有助于帮助学生记忆疾病的临床特征,用于今后的诊断。

四、逆因推理模式

本质上属于归纳推理的一种,在日常工作中,医生会尝试使用最可能的诊断假设逆向地来解释当前的病情特征。例如,患者存在发热、咳嗽以及肺部湿啰音,因此肺炎的可能性较大,但是如果有新的信息补充进来,也许诊断又会发生改变。从逻辑学的角度来看,通过归纳推理得出的结论并不确定,因为永远不知道是否已经收集到了所有的证据,是否还会出现新的证据来推翻结论。

临床思维的本质是人类认知能力在特殊的医学诊断决策场景下的一种应用。临床思维是医学生需要掌握的一种高深莫测的、思辨式的经验哲学,是一种建立在认知科学、神经科学、逻辑学以及数学等学科基础之上,与许多现代医学分支(误诊学、流行病学、循证医学)有着充分的交叉,自身又有科学规律可循,可量化评估,并能被分步骤教授的临床诊断与决策方法。

第五节 临床思维培养

一、临床病例分析

"培养和建立正确的、良好的临床思维"是每一位临床医务工作者终生孜孜以求的理想目标之一。"临床思维"实际上就是"实践与理论有机结合的过程","临床"就是"临近病床",从患者那里了解病情,掌握第一手资料,发现关键问题和细节,故此"临床"即"实践";而"思维"是利用所学的理论知识对所掌握的临床资料进行归纳和总结,分析和判断,上升到理性,得出"合理诊断",制订"合理方案";再应用到"临床"进行实践检验,进一步"思维",循环往复,直至得出正确的诊断,给予正确的治疗。但在临床上要尽可能缩短这种"循环"周期,尽可能避免不必要的"往复",因为有些危重症患者的病情在客观上不容许进行如此的"循环"和"往复"。因此,正确的"临床思维"就是既要有正确的临床实践,又要具备正确的理性推论,从而能够在较短的时间内实施正确医疗方案,达到救治患者的最终目的。

1."回放"基础知识,结合临床分析 进入临床工作后,不少医生往往拘泥于就"病"论"病",片面追求实践、实践、再实践,认为临床医学就是一门实践医学,成天忙碌于繁重的临床工作中,缺乏在工作中将所学的基础知识与所遇到的临床现象进行联系,缺乏在工作中运用所学的基础知识解释临床现象的习惯,将过去所学的解剖学、生理学、免疫学等绝大部分基础医学知识统统"还给了"老师。这样不仅使自己的业务水平处于某个低水平的平台,而且还极有可能延误患者的诊断,更何谈给予患者实施正确的治疗呢? 这主要是因为过分地强调和重视了临床,而忽略了基础理论与临床现象的有机结合,用基础知识去诠释临床现象。因此,在临床上如果没能正确认识疾病的发生机制、免疫状态、病理和病理生理表现,则很难深入了解和发现其特征性改变,也很难得出正确的结论。

临床案例:一位来自内蒙古的中年男性患者,因为间断发热和胸部影像学发现"双肺病变"2年来辗转多家医院,先后诊断"细菌性肺炎""真菌性肺炎"和"肺结核",给予多种抗生素和抗结核治疗,体温可降为正常,无肺部和其他系统任何的异常体征,但肺内病变持续存在。该患者的临床特点是病程长、症状轻、体征少,胸部CT发现双肺实质内病变以毛玻璃样改变为主,病灶呈"地图"样分布,病灶内呈"铺路石"样改变(见图4-2)。

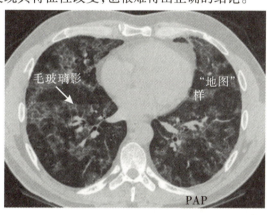

图4-2 肺泡蛋白沉积症患者胸部CT可见弥散"铺路石"征改变

对于上述这么一位患者,临床上如何去分析呢?

首先,我们要识别患者机体的免疫状态,是免疫功能正常呢? 还是免疫功能低下? 这对判定机体是否易患感染或判定感染的类型十分重要。对免疫功能正常的患者来说,无论是临床表现、治疗反应,还是疾病的发展和转归等,都很难用感染性肺部疾病(如病毒、支原体、衣原体、军团杆菌、普通细菌、结核菌和真菌等)来解释上述临床现象,因此,患者很可能是由于非感染性肺部疾病所致。那么在非感染性肺部疾病的范畴中,该患者并无理化、药物性和风湿免疫病等相关病史,而且特发性间质性肺炎的影像学改变也与之大相径庭,这就排除了这些因素引起肺内类似改变的可能。这些影像学改变也可见于少数支气管肺泡癌引起的肺内多发病变,但支气管肺泡癌临床上往往表现为咳大量白色泡沫样痰,听诊肺内可闻痰鸣音或哮鸣音,肺内阴影因为是由癌细胞形成的软组织影所致,瘤组织的密度和肺泡小叶间隔的密度应该是一致的,而病灶在影像学上极少表现为"铺路石"样改变,这样肺部恶性肿瘤的可能性也基本排除。通过上述一一排除,最后只剩一类疾病,即原发性肺疾病,如嗜酸性粒细胞性肺炎、肺淀粉样病变、肺血管炎性病变和肺泡蛋白沉积症,而前3种疾病除临床表现与该患者不符合外,在影像学上也与之不一致,这些疾病往往由于肺泡内炎性渗出导致肺内实变,淀粉样变性甚至可引起肺内广泛钙化,很难形成"铺路石"征象。而"铺路石"征的形成,主要是由于小叶间隔增厚,同时小叶内肺泡腔中存在异常的密度低于小叶间隔组织的物质(即CT的HU值小于0),HU<0时的软组织见于脂肪和类脂质样物质。因为患者无类脂肪样物质吸入史,因此,肺泡内的这些异常物质可能是类脂质样物质的沉着。患者极有可能为"肺泡蛋白沉积症"(GM—CSF)。该患者最后经肺组织活检,病理诊断为"肺泡蛋白沉积症",与临床诊断一致。

由此可见,一个高水平的临床医师,掌握疾病相关的基础知识是十分必要的,有时能够正确地诠释某些临床征象或现象,并对诊断和治疗起到点"睛"的作用。

2. 拓宽视野,更新知识,重视终身教育   习惯上认为临床医学是一门以实践为主的学科。不可否认,临床经验在一定程度上是与临床实践的时间成正比,并且随着临床实践的时间延长,相应的临床诊断和处理的经验自然会有不少的积累和沉淀,我们对亲自诊疗过的病例固然会有深刻的印象,可以在较短时间内作出正确的诊断、鉴别诊断及合理治疗。然而,随着对临床疾病认识的不断深入,仅仅依赖于经验的积累和沉淀是远远不够的,因为一些少见病、新发病患者的就诊是临床医生可遇而不可求的,何况随着对疾病基础研究的不断深入,某一特定疾病的发病机制和诊疗过程等也可能有新的突破和飞跃,需要临床医学生重新认识,及时调整临床诊疗路径。诸如肺淋巴管癌病、肺淋巴管平滑肌瘤病和弥散性肺淋巴管瘤病等以累及肺内淋巴系统为主的少见"孤儿"性肺疾病,其发病率低,仅依赖临床实践中亲自诊断病例的经验积累较难,常需要利用工作以外的时间,通过自学、与同事交流或通过网络图书和刊物等多种途径,认识这些疾病的临床特征,掌握这些疾病的发展规律和处理原则,以备不时之需。如果可能,更要利用英语等语言工具加强与外界的交流和联系,这样可以大大拉近和缩短与国外同行之间的距离,加快知识更新的速度。同时也会有效提高对一些罕见疾病的甄别能力,使临床思维形成良性螺旋式上升的模式。

3. 开拓思路,重视总结,提高认识   临床医学生如何建立合理的临床思维,其中一个重要的环节就是要对既往经治疗过的一些特殊病例进行深入总结,从而加深和拓宽对这些特殊疾病认识的范围和甄别能力,提高对疾病发生机制的认识。例如,过去认为胸膜腔内液体更新依赖于血管内静水压和胶体渗透压之差,体循环中微循环的静水压超过胶体渗透压,故胸膜腔积液由壁层胸膜渗出;与此同时,肺循环中微循环的胶体渗透压高于静水压,因此胸液由脏层胸膜重吸收。但由于该学说忽略了胸膜外间质和肺间质存在着间质腔及胸膜淋巴管,忽略了胸膜对水和溶质的选择通透性,因此该理论尚需完善。在20世纪90年代,国外有关专家经动物实验结果推断人体胸膜腔内液体循环在正常状态下由壁层胸膜微循环滤过,经壁层胸膜淋巴管回流,是液体流动的结果,而非通过压力梯度进行更新。壁层胸膜淋巴管直接开口于壁层胸膜上,形成小孔,参与胸腔内液体循环;而引流肺内淋巴的淋巴管则起源于肺间质内。脏层胸膜位于肺与胸膜腔之间隔离作用,不参与胸膜腔液体的"循环"。但如果按照上述这一新的胸膜腔液体循环理论,右心衰竭时体静脉阻力增加,即胸壁静脉内静水压增加,淋巴回流受阻,使壁层胸膜滤过增加的同时,壁层淋巴引流减少,理论上易于产生胸腔积液,但临床上所见甚少。相反,在左心衰竭时,由于肺静脉内压力异常升高,可导致肺间质水肿,此时壁层胸膜淋巴引流正常,理论上不易形成胸膜腔积液,但临床上在左心衰竭时更易出现胸腔液或叶间积液,在左心功能纠正后,积液随之消失,故又称之为"假瘤性"积液。因此,这一理论与临床现象相悖,在"循证医学"中重要的一点首先应该是"医学循证",所谓的理论或假说方可成立。

二、临床思维决策

一般认为,临床思维是医生在认识疾病和判断疾病过程中,依据患者的临床资料,包括病史、体征、实验室和辅助检查等进行收集、归纳、分析、推理及总结,最终做出诊治决策的系列思维过程;也是临床医生将疾病的一般规律应用于判定个体所患疾病的思维过程。随着科学技术发展、时代的变迁以及医学模式的转变,医界对"临床思维"概念的理解也发生了一些变化。广义的临床思维概念:运用医学科学、自然科学、人文社会科学和行为科学的知识,以患者为中心通过充分的沟通与交流,进行病史采集、体格检查和必要的实验室检查,得到第一手资料,借助手头的和其他可利用的最佳证据和信息,结合患者的家庭与人文背景,根据患者的症状等多方面信息进行批判性的分析、综合、类比、判断和鉴别诊断,形成诊断、治疗、康复和预防的个性化方案,并予以执行和修正的思维过程和思维活动。这种诠释是依据现代医学模式,要求临床医学生应更加重视疾病的心理社会因素,对患者所患疾病不只是诊断及治疗,更要进行综合分析,进而做出最科学、合理的临床决策。

1. 临床基本功是及时正确诊断的基础　依靠坚实的临床基本功,详细询问病史,认真、规范、全面的体格检查、细致的察言观色,对常见病来讲,绝大部分都能明确诊断。即使一些特殊疾病或少见病一般也会找到其蛛丝马迹,再根据需要做些必要的辅助检查,而不是单靠昂贵复杂的特殊检查。随着现代医学的迅速发展,各种先进的诊疗仪器不断用于临床,为临床医生更精准地诊治疾病确实提供了强有力的帮助。但随之带来的弊端也逐渐显现,医生过度依赖辅助检查,忽视临床诊断基本功,或基本技能太差。面对患者不注重病史的收集和体格检查,甚或根本不进行体格检查,或是视而不见,听而不闻。就简单地、不加分析地开出一大把检查单,无针对性地、漫无边际地撒大网,试图以这种检查来捕捉疾病的诊断线索。殊不知基本技能在临床诊断中特别重要,因为它是医生在临床实践中发现问题的最基本的手段,疾病的很多重要线索是通过病史询问和体格检查获得。一名优秀临床医生,学识、经验和悟性三者密切结合很重要。"技术依赖"带来的结果不仅仅是误诊、误治,还有患者负担过重、医疗资源消耗等系列问题。全面细致地询问病史对及时准确诊断非常关键,有时可能是明确诊断的唯一重要线索。Siien 曾明确指出:"在医学中没有比详细询问病史和进行体检更为重要的。"

2. 过度依赖高端检查让医生误入歧途　高端检查设备确实协助医生解决不少疑难问题,找到了一些医生"看不见的病变"。但是,没有好的基本功,没有好的临床思维,高端的检查有时会把你引入歧途。张孝骞教授指出:临床医学生要把自己的基点放在认识每一位具体不同的患者身上。不能把诊断看成是用书本上的公式、条条去套。医学不能公式化,用公式化的办法对待临床医学就会出问题。所以,我们在搜集诊断信息的全过程中,要注意临床思维的严密性和认识方法的科学性,努力减少主观随意性和思维惰性。只有这样,才能使自己采集到的临床资料更有价值。随着医学科学的突飞猛进,疾病的诊断与治疗方法日新月异,但是同一种疾病在不同的患者身上症状可以千姿百态,发展过程也是千变万化,为明确诊断每位医生的诊断行为也各不相同。如何灵活运用知识、技术和临床经验,这是反映医生水平的关键,当然,科学地、辩证地临床思维方式亦是其奥妙所在。但任何人都不能否定,在诊断每一个具体患者时,临床医师的思维能力仍然是最重要的因素,任何先进的仪器都无法替代。临床思维包括认识、判断、决策和验证等几个过程,其中认识是非常关键的一个阶段,认识就是收集资料进行调查研究。辩证法认为物质是第一性的。因此必须重视在采集病史、体格检查时切忌先入为主,不可只注意寻找合乎自己主观印象的材料,而应特别注意出乎自己意料之外的症状与体征。著名病理学家英国的贝弗里奇指出:在研究中养成良好的观察习惯比拥有大量学术知识更重要,这种说法并不过分。科学观察需要理论指导,但理论指导不宜在任何观察者的头脑中先于客观事实而形成一种先入为主的认识,否则观察就难以客观,也很可能把观察到的事实牵强附会地纳入自己的思维轨道进行解释,从而误入歧途导致错误的结论。古今中外这种惨痛教训可以说是小到一个患者的诊断,大到群体发病的病原学确定等,不胜枚举。

3. 及时了解专业领域的前沿信息　及时了解专业前沿信息,充分运用更多的资源为临床服务。当今处于一个信息大爆炸的时代,特别是随着互联网等新型通讯方式的出现,如何利用这些资源及海量的信息,对提高临床思维与临床决策水平也非常重要。牛顿曾说:"如果说我能够看得更远,那是因为我站在了巨人的肩膀上!"如果懂得"站在巨人的肩膀上",你的效能将极大地提高。

三、临床思维培养策略

科学的临床思维有别于临床经验,临床经验需要不断积累,循序渐进的培养,而思维方式则必须在医学生进入临床时就要开始正确培养,一旦初始阶段养成不正确的思维方式,再想改变其难度将会很大。清代医学家徐大春在《医学源流论》中提出"用药如用兵论"。明代兵学家白毫子《兵垒》所言:"良将用兵,若良医疗病,病万变,药亦万变,病变而药不变,厥疾能瘳也。"科学的临床决策首先源于正确的临床思维。

1. 善用换位思考的思维方式　将自身当做一个器官或组织,随着机体内环境的变化而有相应的调整,执行自身功能。例如,我是心脏,职责是维持血压,保证组织器官血液供应,当机体缺血时就要加快心跳维持血压,代偿血容量不足。如果未能尽到职责而加快心跳,可能就是心脏自身有病而需要治疗;如果尽职尽责而没有效果,可能就是别的部位有病应寻找原因。其他器官或系统也是遵循这种思维。换位思考就是要如身临其境,将自身融入整个机体之中,领略一种心境,犹如站在血管壁上,站在细胞膜上看内外变化。例如,麻醉手术期间使用胶体溶液可以使血容量充足而维持循环稳定,而术后由于胶体代谢排出可能很快出现低血容量表现,如果站在血管壁上可以清楚地看到,血管内容量饱满,而血管外及细胞内可能已经"干旱"了,这也是循证医学的主要理念。因此,对于手术中循环稳定而术后短时内发生低血容量的情况,医生应该对术中容量管理进行反思。

2. 思路前移才能实现超前管理 医疗过程首先要明确治疗目标,维持血压、脉搏、血氧正常是最基本的要求。为了达到和维持此目标,需要有敏锐的洞察力、正确的决策思维力,任何临床变化都是量的积累,犹如天气预报都会有征兆或先兆,抓住现象可以预知结果。因此,要求临床医师的医疗思路要前移,达到超前管理、防患于未然。例如,心率是循环系统的前哨,是血压变化的预警先锋、血压改变心率先行,心率万变其中规律不变,在心率增快时,及时纠正容量不足或消除诱因则可使血压维持稳定。当心肌无力时心率会增加,而冠脉缺血时则心率减慢、系统缺氧循环兴奋、中枢缺氧则循环抑制,成人缺氧心率增快、小儿缺氧则心率会下降。因此,需要有敏锐的洞察力、正确的辨证思维能力,将临床思路前移,掌握事物发展先兆,才能实现超前管理、防患于未然。

3. 正确理解病理与生理的辩证关系 医学生往往认为"生理反应就是正常的机能反应,病理反应就是不正常的机体反应"。例如,运动时心率增快是生理反应,而失血时心率增快就是病理反应,因此认为前者正常而后者不好。其实,用心思考便不难领悟,生理亦是病理,病理亦是生理,是机体对刺激应该有的反应。生理反应是正常状态下的机能反应,而病理反应则是疾病状态下的生理反应。或者说,超出生理正常反应范围则称之为病理反应,但是病理反应不能简单地理解为异常。机体调控就是要通过临床表现去感悟机体内部的本质变化。例如,当失血性休克时心率增快,心衰患者心率增快,这种增快是心脏应该有的生理反应,如果直接减慢心率将是危险的,相反如果失血时心率不增快才是异常状态。不论是生理状态还是病理状态,增快或减慢是生理反应亦是病理表现,是对内环境刺激产生的相应调整,是机体的适应过程和危险警示,提示我们应该治疗原发病变,而不是针对病理变化本身加以治疗。虽然不能说所有的病理反应都是正常的,但至少多数病理反应都是生理性的,其出发点是有利于机体内环境稳定的,这种思维对确立正确临床决策十分有意义。

4. 转变二分法为三分法思维方式 学科专业化的最终结果很难找到整体化的解决方案,正如庄子所言:"天下多得一察焉以自好。"人类的认知能力有限,判断能力十分薄弱,选择能力也很缺乏。现代医学生所受的教育最容易掉入二分法的陷阱,习惯于将一个事物分成两个部分,而从中选定一个正确的,看起来很科学,却存在许多弊端。摆脱二分法运用三分法是临床医疗管理的重要思维理念。遵循自然平衡法则,凡事均因人、时、事、地、物不同而改变,随个体化而选择,根据患者、手术者以及麻醉医生本身特性而决定,只要适合就是正确。实践证明,真理并不在两者之一,却存在于两者之中,把两个东西看成三个是中国人独特的智慧,以二合一来代替二选一。在临床决策过程中,三种思维方法不是对立,而是各有千秋,相互结合,取长补短。三分法包含一分法和二分法,具有广大的包容性,符合自然的思维。因此,中西方思维需要整合与相互补充,以理念拥抱科学将是未来临床思维与决策的发展方向。

5. 重视人文医学素质培养 适应现代医学发展模式转变,必须将德育和职业素质培养列为医学教育人才培养的重要内容。先进的教育理念提示科学与人文在教育中是相辅相成的。医学模式的转变是人文医学教育兴起的前提,强化医学生的人文素质教育,也是医学人文复归的客观要求。社会发展导致现代人类的疾病谱也发生了很大的变化,由社会因素、心理因素、环境因素及行为因素诱发的各类疾病的发病率明显增加,人类对健康的定义也发生了很大改变。医学科学在于解决患者为什么得病,而人文在于解决医生应当怎样治病。在临床实践中,医学并不等同于医疗,现代医学进展迅速,但仍然有许多解决不了的医学难题。而医疗是面对患者,在某种意义上临床医疗应该可以解决医学所不能。

6. 提高学生临床思维能力 医学生临床思维能力的提高并非只限于临床实习阶段,而是包含在整个大学过程中。因此,从医学生进入大学校园,就要通过专业思想教育,使他们意识到临床思维能力是临床医生最重要的基本功,是鉴别一名医生医疗水平高低的关键,从而让医学生提高认识,有意识地把提高自己思维能力同提高专业知识的学习同等对待,并贯穿于大学学习的始终。在保证医学生的"两课"教学的同时,通过讲座、选修课等形式,对医学生多开展的人文社会科学知识教育。这不仅有利于提高医学生的人文修养,也有利于医学生开阔视野,改善知识结构,有利于医学生形成正确的思维方式和思辨能力。还可以通过有意识的实践活动来提高医学生的思维能力。通过丰富多彩的校园文化活动,有意识地指导学生在活动中通过正确的思维方法去分析问题和解决问题,从而锻炼和提高他们的思维能力。

7. 培养学生信息化思维 互联网教学、网络资源以及医学软件对高职院校临床医学生学习方式、课堂教学方式的影响较大。积极引进互联网教学,整理和归纳网络医学资源,构建"教育+互联网"学习平台,从而实现医学教学的数字化、信息化,丰富医学专业教学内容,营造活跃教学氛围,开阔学生眼界。医学生可利用互联网资源,对网络资源进行关联性、深入性探究,从而提高自主学习能力,养成良好学习习惯。

8. 加强思维基础知识的学习 正确的行动来源于正确的理论指导。正确思维方法的形成除了实践经验的积累外,学习掌握思维的一些基本知识也尤为重要。目前我国医学院校对于开设逻辑思维学课程还没有形成统一认识,掌握思维的基本概念和方法对提高思维能力具有重要的意义,可以说是形成良好思维的捷径。因此,必须加强对医学生思维基本知识的教育。医学院校思维学知识的教育可以通过两个阶段开展,一是在基础学习阶段,开设思维学基础课程,主要讲授思维学的基本概念、基本方法和基本原理,让医学生掌握基本的思维方法,学会正确分析学习生活中的常见问题;二是在临床见习阶段,开设临床思维学课程,主要将思维学的基本知识与具体临床病例的诊断实例结合,帮助学生在具体的案例分析中形成正确临床思维。

9. 优化临床实习教学 临床实习是医学生迈向岗位的重要步骤,同时也是实践、升华学生理论知识的重要途径。因此,需要规范实习管理,优化实习教学,锻炼医学生临床问题解决能力和应对能力,进一步促进学生的发展。

(1)规范实训查房教学:医学院校需要不定期或者定期为学生开展实训讲座,根据学生在实训中存在的问题、实习目的、实习要求等进行详细讲解,让医学生了解实习流程和实习任务,以消除学生紧张的情绪,降低学生实习压力。同时医学院校也需要将常见医疗设备、疑难病症、常见病症等进行系统性的讲解,让学生对临床实习有充分的心理准备。实习教学环节中,查房教学是学生近距离观察疾病症状、接触患者的重要环节,需要让医学生了解查房实习的目的及重要性,提高学生对查房教学的专注力。可以组织学生对查房教学中的一个病例进行详细的探讨、分析,让学生根据临床症状、疾病理论、治疗方案、病情控制等内容提出问题以及诊断思路,为学生临床思维的培养和锻炼提供空间,从而让学生在掌握医学理论的同时,也能够得到操作技能的锻炼,提升学生实践能力和核心素养。

(2)规范实训考核方式:临床医学生思维能力的培养具有一定的特殊性,因此需要制定规范性、针对性的考核方式,并且考试方式需要注重反映学生实习效果,同时也需要积极鼓励学生提升自身思维能力。需要将考核方式和考核标准落实到实习操作过程中,并为医学生指导学习方向,让学生沿着有效、正确的思路学习。此外,教师也需要注重观察学生在病房、门诊中的诊断表现、学习情况,以及学生在探究性活动中的思维体现,通过学生对学生的表现和行为进行客观、及时的评价,帮助学生明确自身存在的问题,促进学生的发展。

10. 培养学生关联思维能力 想要提高学生思维能力,需要学生具备扎实的理论基础和完整的知识框架。由于医学专业知识概念较多、知识繁杂、专业术语多,枯燥乏味的教学内容通常会导致学生逐渐失去对知识的学习兴趣,出现学习主动性降低的情况。因此,我们需要引导学生积极思考,提高学习兴趣,培养自主学习能力。通过采用"提问、思考、拓展、思考"四步教学方法。例如,在进行慢性阻塞性肺疾病的学习时,可以先提问:该病中最主要的字眼是什么?引导学生发现该病的核心"阻塞",再结合基础知识和线上自学内容,思考阻塞可能存在的病因,拓展出阻塞后的临床表现,如何证实气道存在阻塞,最后引导学生思考该病主要的治疗措施,通过这四部曲,充分调动学生学习的兴趣,培养科学全面的思维能力及自主学习的能力。

11. 用科学方法培养临床思维 针对学生进入临床工作所经历的几个时期,进行临床思维培养和引导。

(1)简单诊断期:这时学生看患者往往只凭一两个症状即轻率下诊断,他们还未形成临床思维,只是对号入座。这时要加以引导,扩展思路,使学生在"解惑"的同时,受到一次科学方法上的程序训练。

(2)不能确定诊断期:此时学生思路广了,想得多了,但分析、鉴别的能力不足,同学们需深入地比较、分析,去伪存真,去粗取精,增强学生的信心。

(3)能够正确诊断期:这期间帮助学生初步建立临床思维,临床医学是一门实践性的学科,通过临床实践和临床理论的结合,以学生临床思维培养为重点,开拓学生的视野,培养高素质的医学人才。

第六节 临床误诊误治与思维陷阱

一、临床思维缺陷

医学生进入临床实习阶段,面对疾病诊断常会有举棋不定、难以下结论的情况。因为问诊、查体、辅助检查结果中,有些支持临床诊断,有些与临床诊断不相符合。这些表明疾病临床表现的复杂性,临床诊断难以确定;也表明对临床资料的综合归纳、推理和分析方面存在不足和差异,疾病诊断不是简单的对号入座,而是要对获得的临床资料及其与疾病的关系进行逻辑推理,将疾病一般规律用来判断特定个体所患疾病的性质时,需要科学的临床思维。医学生的临床思维缺陷主要表现在以下几个方面。

1. 缺乏纵向与横向知识联系　医学生往往只从专业知识和专科经验出发,未能考虑到医学其他各学科、特别是与本专业密切相关的学科知识和经验。对疾病认识和判断,不仅需要从纵向角度看,而且还需要从横向角度看。实践经验告诉我们,对某一疾病判断,从多学科的角度出发往往比从单一学科出发更科学、更安全。例如,全麻下腹腔镜胆囊切除术,麻醉医生要求在手术切口部位辅助局部浸润麻醉,许多外科医生会认为既然全身麻醉了,患者感觉不到疼痛,辅助局部麻醉是多此一举,没有必要。实际上,超前镇痛是全球疼痛领域研究中最突出的新技术进展,阻断原始的疼痛冲动传导,可以大大降低中枢敏感性,降低术后疼痛及预防慢性疼痛形成。然而,因为严格的学科边界限制了跨学科、多学科的交叉联系,导致医生相关知识缺陷。

2. 缺乏时间与空间思维概念　宏观决策导向下的具体微观研究缺失,表现为透过现象与看本质的能力较弱,抓主要矛盾的思维不足。知识结构是立体的,而人们思维常常是单维的,医学生往往容易陷入直线的思维方法,缺乏对由时间差别引发的相关改变的认识。例如,临床低血压患者的处理,认为如果给予补液、强心、升压处理就可以,而当处理无效时就束手无策了,缺乏立体思维能力,没有考虑到机体内环境其他改变的影响,酸碱情况、心肌本身缺血缺氧以及血管外部结构变化等均可以影响系统血压质量。还有的学生会说:"刚才血压还挺好的,怎么会突然循环衰竭了呢?"岂不知此一时彼一时也,随着时间的变化,一切都会变化。

3. 缺乏器官与系统的整体联系　受传统的学科为中心课程模式的影响,学生不能把一个器官的结构与机能、病理与生理、局部与整体统一联系起来考虑。重视近期或局部某些生命指征的改善,而忽视对整体生命质量的关注,因此,经常出现顾此失彼,局部改善但不能持续。例如,失血性休克低血压的患者,由于各器官组织灌注量不足,导致缺血缺氧和微循环障碍,许多医学生只关注血压下降而大量使用升压药,忽视了容量扩充,虽然应急时的升压处理可能暂时提升了系统血压数值,但由于血管进一步收缩,将会导致微循环灌注更加不足,甚至冠脉缺血,最终引起系统循环衰竭。

4. 缺乏基础医学与临床医学的渗透　刚刚进入临床实习的医学生,缺乏基础医学和临床医学的有机结合与相互渗透,不能有效地将器官与组织、生理、解剖、药理等知识内容相互联系,对疾病的认识和理解不够深入,不能将抽象的知识形象化。例如,生理学讲解机体缺血缺氧时心率、呼吸增快,但临床实际未必如此;药理学讲解缩血管药可以使血压升高,但临床应用要因病而异。理论上认为肯定有效的方法在临床应用中未必都能够得到满意的结果,在理论与实际之间的灰色地带存在各种混沌,种种问题让人纠结。因此,需要用整体全面的理念、系统的思维加以调整。

5. 缺乏人文医学与生物医学的结合　在生物医学模式的影响下,医学生经常习惯于就病治病,因而常常忽视人文,技术成为主人,而人变成技术的奴隶。不少医生深感心理因素对疾病的影响,但在实践中如何了解心理对某些患者的影响,如何调理其心理状态,却存在诸多难以克服的困难。例如,疼痛是由实际或潜在的组织损伤引起的一种不愉快的感觉和情感经历。疼痛作为患者主观感受,旁人是不能根据自身感受或临床经验对患者的疼痛程度武断做出论断。相同的刺激对不同的个体可以产生不同的疼痛感觉,而且患者的恐惧、不信任等心理因素将使患者的疼痛反应增大。人文医学教育就是使学生懂得从各个维度对医学与人的解读,承受着关爱人类、关爱生命、救人命于危难之时的崇高任务。在医生的知识体系中重塑人性化的概念,传授如何将科学知识应用于患者个体的方法,是医学教育改革中刻不容缓的两项任务。

二、思维陷阱识别

临床医学既是"科学",又像"艺术",反映出这门专业具有一定程度的模糊性和不确定性。如何处理这种不确定性体现了医生的专业水平。在工作中医生每天都要做出诊疗决定,有时甚至需要在信息不充分的情况下,做出事关生死的重大决策。例如:一位重症肺炎的患者呼吸窘迫,病情危重,在没有病原学资料的情况下,经治医生需要立即做出诊断,并开始经验性抗生素治疗,而抗生素的选择是否正确直接关系到病情转归。由此可见,临床决策是医疗行为的中心环节,直接关系到医疗质量。正确的决策能使病情转危为安,而错误的决策却可能造成误诊误治,轻者增加患者不必要的痛苦和负担,重者甚至引起伤残和死亡。

临床决策的重要性,实在是不言而喻的。要做出正确的临床决策,不仅需要医生具有严谨细致的工作作风和扎实全面的知识技能,还需具备科学的临床思维。倘若医生的思维方式不正确,在收集信息、分析资料和判断决策时发生思维偏倚(thinking bias),就可能做出错误的诊疗决策。美国的一项研究纳入了100例误诊病例,其中33例造成患者死亡,分析原因发现其中74例误诊是由错误的临床思维所致,医生知识或技能欠缺所致误诊只有4例。可见错误的临床思维犹如"陷阱",阻碍医生进行正确的分析和判断。

1. 可获得性偏倚　　现代医学分科越来越细,很多专科医生长期专注于某一系统的病变,缺乏整体性思维和眼光,为误诊埋下隐患。所谓可获得性偏倚(availability bias),即是指医生受自身经验水平和专业背景的制约,思考问题习惯于从本专业角度出发,而不善于从整体上把握病情。这种思维方式可被形容为"固守局部,忽视整体"。例如:一位Addison病的患者因消瘦、纳差而反复就诊消化科,多位经治医师都未注意到该患者血压偏低、皮肤色素沉着,致使该患者被误诊为消化道肿瘤长达1年之久。一位急性白血病患者接受了异基因骨髓移植,病情稳定。移植10个月后出现发热、黄疸和胸腹水,血液科专家认为是移植物抗宿主病,给予大剂量的糖皮质激素治疗却无效。后来一位住院医生发现患者颈静脉怒张,测肘静脉压明显升高,及时确诊为缩窄性心包炎,经手术和抗结核治疗病情很快好转。

可获得性偏倚为高度专科化的医学模式敲响了警钟。目前我国初级医疗系统还很不完善,患者多以某一系统的症状就诊,在选择专科时不可避免地带有一定的盲目性。若专科医生缺乏全局性的把握,鉴别诊断过于狭隘,对正确处置病情极为不利。因此,在年轻医生培养过程中必须高度重视通科教育,在进入专科之前,应接受充分的二级学科训练,夯实基本功,拓宽知识面,才能切实保证医疗质量,减少误诊误治。

2.代表性偏倚 代表性偏倚(representative bias)是指在鉴别诊断时,仅根据病情的某一方面与某病的相似程度来估计患病概率,而忽视了其他信息对诊断的影响。这种思维方式可被形容为"只抓一点,不计其余"。一般而言,疑难罕见病对记忆的影响往往超过常见病,诊断过疑难罕见病的医生,在相当长一段时间内对该病例都记忆犹新,甚至可能看什么病都像该病。例如:一位来自牧区、曾饲养牛羊的患者,长期发热、头痛、关节痛,白细胞正常。该患者临床表现并无特异性,但其来自牧区的病史却强烈影响了经治医生的临床思维,加之该医生新近诊断过一例Q热,印象很深,因此高度怀疑该病例也为Q热,甚至给予了多西环素的经验治疗,病情却日渐加重。直至该患者关节液和血培养均出现抗酸杆菌,才确诊为结核病。回顾该病例的诊治经过,经治医师的错误就在于诊断思路受到既往记忆的影响,过度重视来自牧区的病史,使整个诊疗方向发生偏差。须知Q热在我国多为散发流行,就发病率而言,远低于结核等常见病。当结核和Q热均能解释临床表现时,病因为结核的可能性显然高于Q热。

3.确认偏倚 确认偏倚(confirmatory bias)是指医生做出初步诊断后,有意识地寻找能够支持自己结论的证据,而对其他信息,尤其是与拟诊假设相矛盾的信息,予以有意无意地忽略甚至否认。这种思维方式可被形容为"先入为主,不能自拔"。确认偏倚对科学临床决策危害很大,若无足够认识并加以防范,会使医生拘泥于错误判断而浑然不觉。例如一位糖尿病患者因嗜睡来诊,检查结果为糖尿病酮症酸中毒。经输液、补钾和降糖治疗后,水电紊乱初步得以纠正,但意识障碍却逐渐加重,由嗜睡陷入昏迷。头颅MRI未见异常。内分泌科医生认为既然MRI阴性,意识障碍应当还是原发病所致,待水电紊乱和血糖水平完全纠正后应能恢复;感染科医生会诊建议腰穿,但意见没有被采纳。入院第5天患者突然死亡,尸检发现死因系由化脓性脑膜炎所致脑疝。这一病例的教训极为深痛。要想减少确认偏倚,医生须时时注意反思,对诊断的各环节反复推敲,切忌主观臆断。特别是病情复杂、诊断未明时,临床思维需务求广阔,对每一条诊断线索都不要轻易放过。过早地排除其他可能,会使医生满足于已有诊断,低估病情的复杂性,不知不觉中犯下严重错误。

4.过于自信 随着医生水平的提高,对疾病的熟悉程度不断增加,自信心不断增强,决策会变得更加迅速。很多高年资医生在诊断时习惯于根据已有经验,将当前病例与脑海中各种疾病的特征性表现进行比对,根据二者相似程度直接得出诊断推论。这种临床思维被称为"模式识别(pattern recognition)"。典型的例子是一位诉右下腹痛的年轻女性,麦氏点有压痛和反跳痛,外科医生当即做出阑尾炎的诊断。

"模式识别"是高年资医生经常运用的思维方式。这种临床思维能迅速抓住问题要害,在短时间内做出最合理的诊疗决策,尤其当工作繁忙,或患者病情危重,需要迅速判断和干预时(例如急诊室),"模式识别"对临床决策有很大帮助。但要认识到,"模式识别"虽然有助于提高决策效率,但若医生对自己的判断过于自信,仍有可能做出错误决策。例如上述腹痛患者,阑尾炎固然是合理的诊断假设,但若过早下结论,就可能漏诊异位妊娠,造成致命后果。因此,无论医生经验多么丰富,技术多么高超,在临床工作中都应常怀"戒慎恐惧"之心,切忌过于自信。患者的病情是客观的,而医生的诊断是主观的,要想主观认识符合客观实际,医生必须充分认识到自身思维的局限性,善于修正已有认识,勇于否定自己,才能不断提高诊断水平。

5. 思维锚定 在实际工作中,医生都会在一定程度上青睐自己最初的诊断,不愿轻易放弃。但应当认识到临床诊断是一个动态的过程,疾病不断发展变化,诊断也需要不断调整。做出初步诊断(拟诊)只是诊断工作的第一步,还有待于进一步修正、完善,甚至推翻。最终诊断可能与最初设想完全相反。如果对拟诊完全满意,不再主动思考,甚至拒绝接受新的诊断信息,就像轮船被锚定一样,就容易造成误诊。这种思维方式可被称为"思维僵化,固步自封"。一位青年男性因昏迷被送至急诊,身上有浓烈的有机磷农药气味,家属诉其1个小时前喝下300 mL敌敌畏,并出示一张遗书,遗书也表明患者试图服有机磷农药自杀。虽然患者缺乏有机磷中毒的典型表现,例如瞳孔缩小、分泌物增多、肺部啰音等,但根据病史还是诊为有机磷中毒。予洗胃、阿托品和解磷定等治疗,但意识无好转,血清胆碱酯酶活性完全正常。至此依然没有医生质疑该诊断,仍继续上述治疗。入院48小时后一位新接班的医生重新询问了病史,得知家属并未目击患者服下敌敌畏,只是在现场发现了一个空瓶子和一张遗书,从而对诊断产生了怀疑。最终毒物检查证实该患者实为过量饮酒导致酒精中毒,调整治疗后很快收效。患者意识清醒后承认自己并未喝下农药,只是将农药洒在身上,目的是想吓唬家属,吸引别人关注。

上述病例告诉我们,在做出初步诊断后,即使对诊断很有信心,仍需随访观察,追踪疾病的发展变化,随时收集新的信息,得出新的结论。新的结论又必须放在临床实践中再检验,再补充,再修正,这样的过程反复多次,最终才能产生最合乎实际的,也最为合理的诊断。切忌一旦做出判断就不再推敲,"一条路走到黑"是非常不可取的。

三、临床误诊误治分析

(一)医学生临床思维存在问题

1. 思维的片面化和简单化 一些学生在分析病例时,或者是不能全面细致地对患者的病史、查体及各种辅助检查进行综合分析,在诊断疾病中满足于原发疾病的诊断,而对伴发病、继发病则很少思考,考虑问题过于局限狭窄,以偏概全;或者是单纯依靠先进的检查手段,直接得出疾病的诊断结果,不进行复杂的思维活动,盲目相信某些检查方法所提供的数据或图像,导致误诊。

2. 思维的表面化和印象化 一些医学生不能运用临床医学知识对各种现象进行全面分析,不能透过现象看本质,使临床症状、体征表面化,缺乏综合判断的能力;或者只凭直观印象,先入为主,对符合自己印象的病史、体征或辅助检查资料感兴趣,对资料进行任意取舍,凭感觉诊断。

3. 思维的静态化 任何事物都是变化发展的,疾病也是一个发展变化的病例过程,而一些医学生面对复杂多变的病情却思维僵化,停滞不前,只根据首次诊察的资料,不进行动态观察,就直接提出诊断。

(二)造成医学生临床思维能力欠缺的原因

医学生临床思维能力的培养是一个综合问题,造成医学生临床思维能力欠缺的原因也是多方面的,既有学生主观学习方面的原因,也有教师客观授教方面的原因,概括起来,主要包括以下几个方面。

1. 基本思维能力的欠缺是根本原因　医学生临床思维能力欠缺的根本原因在于基本思维能力的欠缺,试想一个连普通逻辑思维都存在问题的医学生,怎么能够有较强的临床思维能力呢,影响医学生基本思维能力欠缺的原因主要有下面几点。

(1)基础学习阶段对思维学习和训练的不重视。这既包括教师也包括学生,教师在教授基础课时只注重专业基础知识的教育,没有向学生灌输加强思维锻炼对于以后提高临床思维的重要意义。例如,高等医学院校一般都开设高等数学课程,学好数学,对于锻炼提高学生思维能力很有帮助,但很多医学生认为学数学跟以后从医没有多大联系,因而对这门课不重视,失去锻炼提高思维能力的好机会,其他一些基础课也存在类似的情况。

(2)对人文社会科学课程的不重视,人文知识缺乏。由于专业学习任务繁重,很多医学生对人文社科类的公共课都抱有应付的态度,殊不知,学好人文社科类的公共课,对于提高医学生思维能力意义重大。一方面,这些课程中如《马克思主义哲学原理》《毛泽东思想概论》《邓小平理论》等都包含有丰富的辩证逻辑思想;另一方面,通过学习这些人文社科类课程,有助于改善医学生知识结构,拓宽他们的视野,丰富思维方向。

(3)逻辑思维基本知识的缺乏。良好思维能力的形成除了其他科学知识的学习外,还依靠逻辑思维专业知识的学习,通过学习,掌握基本的逻辑思维方法,对于形成良好的思维能力具有重要意义。目前我国很多医学院校对于逻辑学的教育却不是十分重视,有的将逻辑学作为选修课来安排,有的根本就没有开设这门课,这使得医学生逻辑基本知识的缺乏,直接导致思维锻炼的片面性和盲目性。

2. 临床实践中思维能力培养不足是直接原因　在临床实践中,医学生的思维能力锻炼不足是造成临床思维能力欠缺的直接原因,如教学方法的陈旧、临床带教老师的自身素质、实习生的不重视等。

综上所述,正确的临床思维是科学临床决策的关键,熟悉常见的思维陷阱有助于避免误诊误治。医生应充分认识到自身知识水平和思维方式的局限性,在临床工作中力求完整搜集资料,全面分析病情,随时推敲原有判断,在新证据面前勇于否定自己,尽可能减少乃至避免各种思维偏倚,才能不断提高临床水平。

【参考文献】

[1]赵乐,裴晓华.中医外科特色临床思维能力培养在规培教学的运用[J].中国中医药现代远程教育,2025,23(2):30-33.

[2]岳学强,付钰蕾,任峰,陈志国,赵春澎,付升旗.以培养医学生临床思维能力为导向的器官系统整合医学课程体系探索与实践[J].高校医学教学研究(电子版),2024,14(1):17-20.

[3]吴东.临床思维及其动态特征[J].中华诊断学电子杂志,2015,(2):90-97.

[4]张锦英,金鑫,吴巧玲.浅谈医学生临床思维缺陷及其应对策略[J].中华医学教育杂志,2014,(1):114-115,152.

[5]杨志寅.临床思维与临床决策[J].中华诊断学电子杂志,2015,(2):79-83.

[6]高占成.临床医生如何培养合理的临床思维[J].中国临床医生,2013,41(9):1-

3,19.

[7]杨文卓,程黎明,杨长青,刘瑞麟,蔡巧玲,褚旭霞,杨军.加强医学生临床思维能力培养和考核的实践[J].中华医学教育探索杂志,2012,11(4):412-414.

[8]张嵩,周学生.临床思维能力培养策略分析[J].中国教育技术装备,2021,(11):127-128.

[9]刘艳丽,刘惠娜,胡兆勇,邹芳.临床思维课程的构建与实践[J].中华诊断学电子杂志,2021,09(2):109-111.

[10]吴东,陈嘉林.临床思维精粹[J].中华全科医师杂志,2010,9(1):34-35.

[11]姚黎英,梁慧敏,赵玮,于淼.临床思维的逻辑性[J].医学与哲学,2008,29(2):62-63.

【思考题】

1.案例:一位45岁男性患者,体型肥胖,有高血压病史5年。近日在劳累后出现心前区压榨样疼痛,向左肩部放射,疼痛持续约5分钟,休息后缓解。在社区医院做心电图检查显示ST段轻度压低。

问题一:根据临床思维,初步考虑哪些诊断?

问题二:还需要进一步收集哪些临床资料?

问题三:从临床推理角度,运用哪种推理模式更合适?

问题四:针对可能的诊断,应采取何种临床思维培养策略来准确诊断?

2.案例:一位28岁女性患者,因发热、咽痛、咳嗽3天来就诊。体格检查发现体温38.5 ℃,咽部红肿,双侧扁桃体Ⅱ度肿大,有白色渗出物,肺部听诊无异常。血常规显示白细胞计数升高,以中性粒细胞为主。

问题一:依据临床思维,该患者可能的诊断是什么?

问题二:在诊断过程中体现了哪些临床思维特点?

问题三:为明确诊断,后续需要进行哪些临床资料收集和检查?

问题四:从临床思维缺陷角度,可能会出现哪些误诊情况?

第五章

医学人文

【学习目标】

1.掌握医学人文的传统审视和现代挑战,当代医学人文素养的培养路径,叙事医学的概念、焦点、要素、工具,平行病历的书写规范。

2.熟悉医学人文研究方法、医学文学作品细读的方法、临床实践中的叙事医学。

3.了解国内外医学人文的演进历程。

第一节 医学人文概述

一、医学人文的概念

医学是一门实践学科,医学实践不仅仅是将医学理论运用到特定的生物学个体上,而且始终以患者的幸福为其主要目的。"人文",也是一门古老的学科,最早出现我国的《周易》中。贲卦的象辞上说"观乎天文以察时变,关乎人文以化成天下"。在此,人文与天文相对,天文是指天道自然,人文是指社会人伦。所谓人文,强调的人类社会运行所形成的秩序和伦理规范。《辞海》中对人文的定义是"人文是指社会的各种文化现象"。所谓文化就是一个民族、一个社会、一个人群共同具有的文化符号、价值观及其规范。人文就是人类文化中的核心部分。在西方,人文的概念包括有人道的、人本主义、人性和人文学科等,起源于古希腊人对人的本质的认识。由于人文学科是一个笼统的概念,从古代至近代,很难形成一个为学界公认的统一的概念。直至当下,国际上及学界仍未形成对人文或人文学科一致的定义。

医学人文是人文学科的一个分支,是与医学及生命科学与语言学、文学、历史学、法学、哲学、考古学、宗教学、伦理学等人文学科联系紧密的人文学科组成的一门新兴学科。其具有多重含义。其一是指"医学人文精神",即人类的终极关怀与人性的提升,如批评人类企图控制自然的骄傲自大,承认"医学的限度",强调尊重人,敬畏生命;其二是指"医学人文关怀",强调的是对待他人的善行,如医学研究、临床研究中的伦理价值,良好的医患沟通能力;其三是指"医学人文学科",即研究与探寻医学本质与价值的人文学科,如医学史、医学哲学、医学伦理学等。医学人文精神与医学人文关怀是观念层面和实践层面,而医学人文学科则介于两者之间,是从观念到实践,从知识到行动的桥梁。"医学人文素质"是一种综合素质,即医务人员通过医学人文的学习,理解医学人文精神的内涵,具备医学关怀的能力,并在医疗卫生工作中得以体现。

综上所述,医学人文学被定义为应用人文科学的知识和方法对医学的本质与价值、医疗活动的目的与意义,医疗保障的公平和公正等问题进行探讨、研究的过程,其目的是激发医务人员对人性、对苦难、对生命、对疾病的敏锐性和洞察力,确立医学研究、临床实践、预防保健以及卫生政策制定过程中自主、尊重、宽容、公正的价值观。

广义的医学人文包括与医学相关的法律、社会学、人类学和心理学,某些学者将其称为医学人文社会科学,医学人文社会科学从人文学科和社会科学的角度探讨健康、疾病、生命、死亡、疼痛、快乐之于人类社会的意义,考察医学和卫生保健之于人类社会的价值,研究与关注这些学科如何应用于医学教育和改进医疗实践。

二、医学人文的演进

医学科技的迅猛发展一方面为人类带来救治疾病的利器,同时也衍生出科学伦理异化、医疗趋利化和"药品拜物教"等诸多现实困境。医疗活动被视作纯粹"生理-科技"的简单对抗过程,人的因素疏离于强调物化的诊治系统之外。融合心理与社会因素的新医学模式与新健康观重唤医学人性化的理性复归。

1. 西方医学人文的演进 一般认为,西方医学人文学始于公元前五世纪临床医学之父——古希腊希波克拉底所奠基的"科斯"学派理论。其遵循以患者为中心的诊疗法则,主张以患者实际切身利益出发,尽可能避免盲从不成熟可靠的疗法,重视临床的基本人文关怀和讲求医学的人性温度。希波克拉底对西方医学的影响深远。其另一贡献是开启了西方医学伦理基本框架的构筑。《希波克拉底誓言》是20世纪中叶世界医学会《日内瓦宣言》的思想启迪源泉。二者共同之处如此之多,乃至不同点也是希波克拉底医德精神的延伸和拓展:尊师敬业、不违良知、患者利益为先、众生平等对待、一视同仁,二者之中彰显的这些医学伦理其内在核心价值追求,长期成为西方从医者共勉的执业信条。及至公元2世纪的古罗马时期,西方医学人文出现另一代表人物——被誉为希波克拉底之后"第二位医生"的盖伦。如果说希波克拉底是西方理性医学的开创者,那么,盖伦则是将医学推向对生物结构系统的全面认知,并在临床实践中运用辩证方法原理的科学体系奠基人。到17世纪,以英国著名医师托马斯·西登纳姆,大力驱动了医学解释,从定性到定量的伟大转折,将疾病研究转向本体论层面。直至近代,美国医生特鲁多诠释医疗的论述中,"经常去帮助、总是去安慰"所传递出来的共情体验与理性认知,无疑是西方历代从医者恪守传承人本主义医学伦理观的真实写照。

2. 我国医学人文的演进 中国医学人文的演进是与祖国医学的发展一脉相承的。中医学发轫于古代道家元气论和阴阳五行的自然哲学逻辑,将人和自然、社会、心理看作统一整体系统进行综合诊疗,体现朴素唯物辩证法思想。《黄帝内经》中"万物悉备,莫贵于人"的观点,表明早在周秦两汉医学人文思想已奠定了深厚的学理根基;其"使百姓无病,上下和亲……传于后世,无有终时"等理想构建,为后世培固坚守医者仁心、救世济民的临床核心价值观树立了典范;其"怒伤肝,喜伤心,思伤脾,忧伤肺,恐伤肾"等病理辨析阐发,系统揭示了心理精神层面以及社会人际交往等多重诱导因素对人体健康的影响,至今仍有实践探索启迪意义。其后经历融合儒家等各派主流哲学思想,中华医学人文绵延发展至唐代,孙思邈以《大医精诚》高度弘扬儒学重要仁爱伦理,在医患关系的合作构建上,充分强调临床过程应一视同仁,行医贵在奉献付出的无私品格。自此渲染定立医者仁心的基本底色,并不断有后继者将先贤开创的医学人文精义或以学说述著,或以行医实践传承。明代李时珍就有"千里就药于门,立活不取值"的传世善举。潜心提升医技修为,秉持悬壶济世的赤诚,拯救民众于疾病困厄之中,是中华医学人文的价值枢纽与思想精髓的集中体现,并经广大行医者世代薪火相传,生生不息。事实上,古代医家极力宣扬和深入践行的大爱无疆、救死扶伤的伦理价值,反过来赢得患者的更多信任,促进了医患和谐,潜移默化中有助于诊疗绩效的提升。

但是,由于文化的差异,中西医医学人文也有很大的不同。中西医医学人文在临床手段方法上实现途径迥异:中医更偏重以患者个体为中心,考察疾病形成和发展的内外诱因,推崇以最小化的身心损伤措施来缓解疾患引起的痛苦;西医侧重发挥其擅长的分析建模、数理推导等科研范式的技术优势,同时借助知识发现的代际累积效应,最终将病理学、心理学等复合交叉学科的发展研究成果加以综合运用,临床应用上则通过侦测排查、发现及消除致病障碍等系列标准化、程式化的策略措施来抑制和克服疾病对健康的影响冲击。

三、医学人文学科的领域

无论是在西方还是中国,医学人文是一门宽泛、繁重的领域,牵扯到人类健康事业的方方面面。

从医学教育的角度看,医学人文是医学院校为培养高素质人才而开设的一系列人文和社会科学课程。医疗机构所开展的一系列医学人文工作也是对医务人员在就业后所进行的人文素养再教育。这些可以成为医学人文与社会科学。从研究的角度看,医学人文可以被看成是关注医学(或者卫生健康)问题和兴趣的人文和社会科学研究,或者是与医务人员生活或者工作相关的人文研究。一般包括医学史、医学伦理学、医学哲学、医学文学、医学美学、医学心理学、医学社会学、医学人类学和医学法学等。尤其是近几年兴起的叙事医学,是医学人文研究的热点和重点。

医学史使医务人员对医学的认识有一个历史的、全局的、发展的观点。历史的观点有助于分析医学的本质和价值,全局的观点有助于理解医学的现状,发展的观点有助于把握医学发展的规律和趋势,有助于增加使命感和责任感。医学史能多维度、多层面呈现卫生健康发展和现代医学,既重视现代医学技术和卫生健康事业的社会价值,又强调了对医疗保健活动中的主流文化保持一种批评态度。

医学哲学有助于对医学自然观、技术观和方法论的把握,便于培养医务人员辩证的思维能力。探讨人类和自然的关系及可持续发展的理论内涵,科学技术的本质及内在发展机制、科学技术的社会价值观及与社会的变动,科学研究的感性与理性认识方法以及系统方法和创造性思维,医学模式的演变及对人体和对疾病的辩证认识等。

医学伦理学培养医务人员的伦理意识,使其深刻地理解医学是道德的职业这一特性。能够在尊重生命、尊重人,尤其是尊重人格及人的全面发展方面认识医学科学和医学职业,从而能以哲学的角度或更高的层次去认识和理解医学科学及医学职业的现状。

医疗法律介绍医疗行为与医疗法律的关系,医疗纠纷与医疗事故等。

医疗心理学通过心理素质及沟通能力培养的可长,使医务人员在临床实践中自觉按照生物—心理—社会医学模式去思考与处理问题,恰当地运用心理学的知识、技能和良好的沟通能力,处理好各方面的关系,更好地完成本职工作。同时也有助于医务人员心态的调整。

医学社会学可培养医务人员认识医学的本质、历史变革。熟悉 21 世纪医学时代特征及其结构体系,理解医学事业的社会功能及运行机制等。

医学人类学探讨了医学、疾病、病痛等概念,通过医学人类学的主要来源、医学人类学的发展历程、病患与医疗的介绍,使医务人员以一个新的视角重新认识医学的诊断、治疗和医患关系的变化。

四、医学人文学科的特性

医学人文作为一个以问题为导向的领域,所关注的问题是多维度和多重性的,主要表现在以下几个方面。

1. **多样性**　若我们把医学人文学科看做是一个学科群,究竟囊括哪些,学者们也是众说纷纭,无必然的逻辑关系。其呈现的是多学科、交叉学科与跨学科的特性。多为多学科特性,即来自多个学科的学者对同一问题进行研究。某种意义上,我们所探讨的"医学人文学"的概念已经超越了"医学"和"人文学"的本质。前者通常使用的医学概念更加宽泛,包括了各类医疗实践活动,后者更是包括了部分艺术和社会科学学科。

2. **多层面**　医学人文所涉及的问题是多层面的,既包含观念和价值层面,制度与政策层面,也关联机制层面和个体层面。这四个维度涵盖了社会体制各个层面,构建了医学人文多维度的学科体系。

3. **实践性**　医学人文并非只是书斋里的一种闲情逸致,而是与医疗活动紧密相联的。医学人文学科直接面对的是目前卫生健康工作的现状和各种复杂关系,面对的是日常医学活动中利益与价值的利益冲突,是理论与实践相联系的结合体。

第二节　医学人文的传统及审视

一、医疗技术的人文价值

中国历代医学家都十分强调医德及医德修养,认为医生的医术和医德不仅具有同样重要的作用,而且相互联系、相互作用、相互影响。留存在历代丰富的医学文献中医疗行善的论述,形成独具特色的医学价值论。

同时,我国历代还重视医疗技术和医学道德的统一性,中国传统医学认为精湛的技术和敬业精神是医德的重要体现。"医乃仁术"被历代医家视为职业精神的底线,"治病救人"被视为行医的基本条件。西方亦如此,希波克拉底就认为"医术是一切技术中最美和最高尚的"。从理论上讲,所有医学知识的创造都是为了更好地理解健康和疾病,所有医疗技术的发明都是为了改善和治愈患者的疾病和缓解患者的痛楚。所有的卫生健康政策都是为了给患者提供更好的服务,促进人类健康,然而在实践中,这种理想的设计和安排都未能全部实现,甚至会与之相反。

医学的目的体现了医疗实践的道德价值,医生的品行是实现医学道德价值的基本保证。然而,医学的目的并不等同于从事医疗实践活动者的目的,两者可能是统一的,但是处理不好这两种关系也可能会发生冲突,传统的医德十分重视这两者的关系。同时,行善原则时常与其他的伦理原则发生冲突,中西方医务人员在处理这类临床伦理难题时,也体现出抉择旨趣的差异,如医疗行善与对患者讲真话的矛盾。

二、医学人文的宗教传统

医学自诞生伊始,就与宗教有着密切联系。近代科学兴起之后,现代医学告别了宗教束缚,走上独立发展的道路。由于受到科学主义思潮的侵袭,医学中的人文精神在发展过程中逐渐淡漠,以至于医生眼中只有实践对象,而没有完整的"人"。重塑医学伦理和人文精神成为现代医学中最为重要的任务之一。我国台湾慈济医学院将宗教关怀引入医学实践,使得原本对遗体捐献抱有猜忌心态的社会,逐渐改变了态度。诸如此类的变化,与我国儒教的"医乃仁术"、道教和佛教行善观念、西方宗教传统等有一定的关系。

1. 医乃仁术,儒家医学传统的基石

儒家思想作为中国传统文化的主干,在整个中国文化思想上、意识形态上、风俗习惯上都烙上了深刻的烙印。儒家强调医学的道德价值,主张医乃仁术,注重医生的道德修养,从而深刻影响传统医德的发展方向,而且还形成了一套独特的医学传统——儒医,并有"医儒同道"之说。儒家的仁爱思想也成为医学道德理论基础。

"仁"是儒家思想的核心,即爱人,儒家认为医学为"生生之具"。医学的目的是仁爱救人,是儒家实现仁爱爱人的重要途径,这也是"医道同源"之说的重要来源。正如《灵枢·师传》所指出,掌握医术,即可"上以治民、下以治身,使百姓无病,上下和亲"。儒家爱人的原则第一是强调尊重人的生命,第二强调尊重患者,第三就是强调"泛爱众"提出医生对待患者应该一律平等相待,无论贫富贵贱,老幼美丑,应"一视同仁"。明代名医龚廷贤曾严厉谴责那些对于贵贱贫富之患者不能平等相待的医生,"医乃生死所寄,责任匪轻,岂可因其贫富而我而厚博哉。"

2. 道教和佛教的行善精神对医疗活动的影响

在中国古代,道教和佛教也大力宣传行医施药可行善积德,也有道门医和沙门医,并已将仁慈和行善视为基本的道德原则。

道教是中国的本土宗教,兴于东汉,流行于民间。天道循环,善恶承负,是道教重视行善积德的伦理学基础。《太平经》对承负有两种解释,一种是前人种树后人乘凉,另外一种是自然的循环,天地人三才共生。另外,道家还相信因果报应,即吉凶祸福是一个人

行为善恶的必然报应。这些思想对医届有一定影响,如张杲在《医说·医功报应》收录有医生行善增纪、恶人建算的案例。并强调"医者不可不慈仁,不慈仁则照祸",明代医家陈实功的《医家五戒十要》也烙有明显的道家痕迹,指出"人之受命于天,不可负天之命。凡欲进取,当知彼心顺否,体认天道顺遂"。道家把个人健康、修养、保健养生,繁殖疾病、因果报应结合起来,其中虽有牵强之处,但也不乏睿智的洞察。

佛教伦理观也是中国传统医学伦理思想的一个重要来源,在佛教"因果轮回报应"和"布施德福"思想的影响下,许多佛教徒把行医施药作为从善的手段之一。他们研究医理,编撰医方,治病救人,因此出现了一些因医术高明而知名的高僧。如东晋佛学"识含义派"于法开就是著名的医家,《高僧转》曾有详细的记录。六渡日本传经送道的鉴真亲自主持尤兴寺、大明寺的"悲田院",并在两寺开辟药圃,以救济贫病。大乘佛教唯识学派对善的认识是无贪、无嗔、不害等。不害就是不伤害一切众生。佛教的这种善恶观影响到一些医家的行为,如孙思邈反对应用任何或动物制药治病,并提出"至于爱命,人畜一也。"

道教和佛教的宗教戒律对医学道德准则的建立具有重要影响。道教的戒律可分为两类,一类是人道戒律,即道教徒的行为规范。如有所谓的"五戒""八戒""十戒""二十七戒"等。另外一类就是积善立功,以忠孝、和顺、仁信为本。这些戒律引入到医学伦理领域,一定程度上促进了医德准则的建立和发展,也有利于行为规范的推广。如孙思邈的《大医精诚》和明代陈实功的"医家五戒十要"都烙有明显的道教和佛教烙印。

由此可见,中国传统医德是在多元化的冲突和融合中形成的,作为一门应用伦理学,医学伦理学是各种道德规范及行为准则在医疗实践中的具体体现。因此,中国古代主要的宗教、哲学体系即儒、佛、道,对中国医学伦理思想的形成和发展具有重要的影响。多元化的伦理准则和规范交织成了一条璀璨的医德医学道德史的长河。但是,目前这些规范准则尚未完全形成一个被学界普遍认同的医学伦理准则,来足以代表中国传统最强的医德图腾。

3. 西方宗教传统对医学伦理的影响　希波克拉底并不是西方伦理学唯一的主流传统。在西方医学伦理学理论中,宗教伦理思想对其有很大的影响。早期的犹太人认为,遵从神的法律就可能获得健康,背离就可能受到疾病的折磨。并且认为上帝可以主宰包括健康和疾病一切的万物,上帝通过祭司来传达意志。公元5世纪的叙利亚或者美索不达米亚的阿萨福誓词是犹太医德的独立文献。"迈蒙尼德祷词"涉及更多的医学职业中的道德问题,如正确处理与同行之间的关系,强调道德的生活方式可以避免疾病的灾难。

三、医学人文社会功能

培养医学人文功能是医学最重要的社会功能之一,无论是西方还是中国,行善积德是医学人文最重要的功能体现。

1. 医疗行善:实现自我价值　儒家"穷则独善其身"的思想,为历代知识分子所信奉。此处的"穷",并非仅仅指生活贫困,更主要是指处于逆境时的洁身自好,保持高尚的道德情操。因此,儒家知识分子在受到不公正待遇,不能为国家服务时,一些人隐于医林。通过行医施药来济世救人,实现自我价值。于是贾谊"古之圣人,不居朝廷,则隐于医卜之间""不为良相便为良医"等鼓舞了许多知识分子。刘完素、李时珍、喻昌、汪昂、吴瑭等例子不胜枚举。

2. 行善与行孝:从个人到家族　中国古代社会基本上是一个以血缘关系为纽带,一家一户为生产单位小农经济社会。儒家的"孝"作为社会最基本的道德规范,认为"夫孝,德之本也,教之所由生也"是"至德要道"。由于医学能医治君亲之疾,因此,儒家将医疗保健知识视为尽孝行善的重要内容。"孝"作为一种道德规范对医药活动的影响远非限于医生的从医动机,也涉及一般人的医疗活动和风俗,如古代的"尝药"传统。《礼记·曲礼下》曰:"君有疾饮药,臣先尝之;亲有疾饮药,子先尝之。"于是,臣尝君药、子尝父药便成为一种忠孝礼仪的规矩。

3. 行善策略:政府"仁政"的良方　由于医疗活动涉及民众的切身利益,中国古代很多朝代政府都将施医舍药作为体现仁政,安养万民的策略之一。主要采用宽疾、赐致医药、颁布医方、设立病院和慈善机构等措施。这些对人民健康的促进起到了一定的作用,但是也应注意到,这些举措大多时行时止,缺乏统一管理,其效果十分有限。

综上,3 个方面可以充分反映在儒家文化的氛围中,医疗行善的意义不仅仅是医生履行自己的义务,帮助患者恢复健康而且融汇于社会文化生活之中。

四、医学人文传统的审视

当下无论在中国还是西方各国,医疗技术都飞速发展,现代医学是已囊括了探索生命奥秘、防治疾病、增进健康、缓解病情的一个庞大综合体。人类在享受医疗技术带来的红利的同时,对医学的非人性化趋势产生疑惑并提出越来越多的质疑,呼吁重新审视医学的目的和价值,期盼人文关怀复兴的声音越来越强。

1. 医疗技术与医学的异化　自古以来,医务人员都强调不仅仅应当关注部位的治疗,还应关注和关爱患者。尤其是 20 世纪以后,医学发生了巨大的变化,诸如 CT 扫描、正电子发射断层显像(PET)等高端设备的相继出现,大大提升了医务人员对疾病的诊断率,他们凭借这些仪器能准确、动态地诊断疾病,分析疾病原因和集体功能的变化。肾透析机、心肺机、起搏器等在临床治疗中发挥着非常重要的作用。化学药物、器官移植、生殖技术、介入性治疗提供了多种有效的手段,不断涌现的现代化诊断、治疗技术将医生的注意力从关注患者吸引到寻找到病原因,分析偏离正常值的数据。发挥细胞或分子的结构或功能变化上,为了更有效地诊治疾病,按照疾病部位及疾病类型分类的亚专科纷纷建立,在此患者被简化为因集体的某一部位损伤或功能失常需要修理和更换零件的机器。医学专业化的发展导致了医疗保健程序的分解,在现代医学的词汇中,患者一词被分解为病因、病原、症状、体征等单个词素,患者的痛苦被转化为检验单上的数值和各类影像图片。因此,作为一个整体的患者就这样在现代医疗诊疗过程中被慢慢消解了,尽管对患者的关照依然被提及,但是那已经是医学现代技术之外的事请了,医学中的人文精神在现代医学技术洪流的冲刷下失去了往日的光彩。

随着医疗技术的发展,医生掌握了消灭疾病的武器,一定程度上掌握了操纵生命的密码,"技术至善论"形成。医学界让医务人员把多数时间浪费在基础研究方面,在患者身边的聆听和交流少了很多。

此外,从体制及医院管理的角度来看,当前医疗环境似乎未能充分重视医学人文精神的重振与弘扬。在日常医疗实践中,机械化、自动化和计算机化的诊疗模式占据了主导地位,医生与患者之间的直接互动被削弱,医疗过程逐渐呈现出非人格化、装配线化和超市化的趋势。在成本控制,尤其是时间成本的压力下,患者的就诊时间被压缩到最低限度。面对候诊室外排满的患者,医务人员往往疲于应对,难以保持足够的耐心与同理心。另加之医疗管理过度强调药物治疗,而忽视了疾病控制的其他重要环节,导致患者和社会将全部希望寄托于药物和手术治疗上。这种偏向不仅削弱了综合治疗的价值,也进一步加剧了医疗技术与人文化的割裂。因此,亟需通过体制优化和管理创新,重新平衡技术与人文的关系,为医学人文精神的回归创造有利条件。

这些背后潜在动力就是经济利益,毫无疑问,高技术带来高利润,但是并不是所有的高端技术都能解决疾病和痛苦。我们应该清醒认识技术至善论的缺憾。我国从2009年启动新一轮医改,就是为了在一定程度上抑制以经济利益为导向的医学发展。实行"药品/耗材零加成",让利于患者,多次改革医务人员薪酬及人才培养机制,包括近两年的临床专科能力建设,就是为了让医务人员回归本质,把时间和精力投放在"以人为中心"的患者身上。

2. 医学人文关怀　近几年提倡的"提升就医体验,改善就医感受"就是为了遵循社会发展规律,让医学回归本质而做出的一项重要举措。行动方案也是为了顺应目前医改形势及人民群众日益增长的健康需求而催生出的又一项举措。20世纪70年代以后,人们就不再盲目地为医学进步,尤其是高端技术的出现而欢欣鼓舞,人们开始关注人工肾、心脏移植等高端技术带来的公平问题,开始担心试管婴儿、飞秒技术、脑死亡标准产生的负面效应,开始对遗传工程和生物技术发展的不良后果出现恐慌。

很多有识之士开始呼吁医学需要新的转向,需要重新定义医学的目的,需要人文精神的关注。患者权利运动就是最好的案例。新的医学模式的提出也能很好地证明医学已经开始有了新的转向。与此同时,随着生命科学研究的深入,人们更加清醒地认识到生物机械论的局限性和人的整体有机联系。医学涌动着回归人、回归社会、回归人文的思潮,强调医学的目的是以人为本,医学不仅仅是对疾病的治疗,而且更需要对患者的关怀和照顾。

当然,要扭转长期以来生物医学模式所形成的思维定式并非易事。但大势已定,就医学本质而言,由于它经常面对疾病和死亡,若医务人员忽视患者的价值,不谈生命的意义和医学的目的,其后果难以想象。

既然医学是与人类生命直接相关的科学,医疗技术是增进健康、减少疾病的艺术,卫生保健是关乎人类幸福的事业,医学理当是科学技术与人文融合的最好结合点。然而在现实中,不得不承认,在相当一段时间内我们依然会面临科学技术和人文之间的不断冲突。

3. 利益冲突　目前,无论是在医学研究、临床实践还是医学教育方面,利益冲突越来越受关注。国内目前对利益冲突认可度较高的理论就是把利益冲突解释为一个人关注对自己的实惠或者好处,当截然相反、互相排斥的行动方案可以带来相同的实惠或好处时,就产生了利益冲突。

理论上,医务人员、患者和第三方服务群体有着共同的利益,即通过发展新的知识和技术来共同医治疾病。但是实际上,这个共同利益体由于是一个个具体目标组成的,这些目标又取决于各方自身的利益,因此会产生利益上的冲突。尤其是当医生个人利益(多数为经济利益和时间利益)与医生对患者忠诚发生冲突时,就产生了医学利益冲突。

利益冲突会出现在卫生健康工作的诸多方面,是不可避免的。然而,我们应当正视利益冲突,探讨利益冲突导致的伦理困境,认真寻求解决的办法。为了确保卫生健康工作的正当性,必须建立一种机制,鼓励第三方服务和医务人员建立一种符合道德准则的合作,而不是为了自身利益而忽视了医学的目的。作为新时代的医务人员,我们应充分认识和自我警醒,把人民健康为中心作为工作总基调,处理好各种利益矛盾体,减少或避免利益冲突,提高卫生健康政策制定和临床决策伦理水平。我们还应重视利益冲突的研究探讨及伦理困境,建立符合社会主义核心价值观的行为策略和行为准则。

第三节 医学人文与临床决策的伦理挑战

一、医患关系的变化对临床决策的影响

决策是人类知识活动的中心内容之一,某种意义上,决策是思想的同义词。随着对医学技术后果评估和医疗失误关注的日益增加,临床决策研究已经成为医学活动中重要的一个领域。目前,许多研究已经涉及医学信息处理、循证医学、费用—效果评估,医疗技术评估等方面。也有许多从伦理、法律角度探讨临床决策的研究。

1. 现代医疗决策实践的转变 在当代临床决策中,医务人员、患者及家属都面临着日益增多的临床决策问题。他们在选择不同风险程度和效益的诊断治疗方案,选择参与医疗保险计划以及选择医疗服务质量与费用等问题时,都涉及决策问题。自古以来,决策问题一直以来是医疗活动的核心问题。由于医疗活动本身存在着一定的风险性,医生医治成功与否不仅仅关乎着自己的声誉,而且也关乎自己的安危。《汉谟拉比法典》中就有对医生严重失误严厉惩治的条规。因此,恰当的决策,不仅仅可确立医疗行为的正当性,而且也是维护医家自己声誉及安全的需要。在古代治疗手段局限的情形下,预后判断就成为临床决策的最重要内容。如马王堆出土的医书就有很多预后的论述,如"脉绝如食颂,不过三日死"。在20世纪前,医生治疗手段极为有限,能够被医生治愈的疾病也为数不多,医生接待患者,倾听患者,判断预后,尽可能地给患者提供力所能及的帮助之处。20世纪以后,在自然科学和新技术的推动下,医疗保障领域发生了巨大变化,其中最大的特征就是现代化医院层出不穷的诊断治疗仪器和设备。高端设备及新药的出现,为临床决策提供了更为广阔的平台。另外,随着社会经济的发展和人们生活水平的提高,整体健康水平和生命质量、延缓衰老成为社会关注的焦点。人们将获得卫生保健视为一种个人的权利和社会的责任。医疗保障制度作为社会再分配的杠杆,将一部分财富用于社会低收入阶层,起到保护基本劳动力的作用。因此,实行全民医疗保障是社会的

理想目标,它体现了"人人享有卫生保健"的公正原则和社会良知。然而,由于医疗费用的增长及医疗资源的有限性,公平与公正的分配医疗资源成为各级政府和卫生行政部门面临的决策难题。医改在各国都在有条不紊地展开,其改革的目标是让公民获得更好的卫生服务,提高卫生服务质量。在临床决策领域,则是降低诊断的费用,提倡有效适度的医疗,这些医改举措都涉及医学决策问题。

2. 医疗决策学的兴起 医学决策学会于 1979 年在美国成立,宗旨是推进有关医学决策的科学研究和帮助促成多学科的协同;开发和评估决策技术、方法和工具等。同时,许多高校也开设了医学决策方面的课程,如宾夕法尼亚大学开设了临床决策课程。此时的医疗决策的研究内容包括:描述性决策分析、规范决策分析的方法和应用以及应用临床决策分析等内容。医学决策作为一门学科也应运而生。

医学决策包括宏观决策和微观决策。涉及决策分析、多元分析、预测建模、临床流行病学、循证医学、认知心理学、社会医学、卫生经济学、药物经济学等诸多学科。在讨论医学决策时,人们大多关注的是卫生发展战略、卫生资源分配等宏观性问题。微观临床决策的重要价值往往被忽视了。实际上,医务人员更多面对的是日常工作中大量的临床决策问题,临床决策不仅仅涉及临床医生,也将患者与患者家属在内。医务人员通过在可行的选择中进行比较,衡量他们可能产生的种种实事后果,临床决策能够提供一个框架,帮助医务人员权衡利弊。此外,临床决策因其强调患者的决策过程中的重要性而能增进医患之间的沟通。医务人员可以依据决策术来考虑患者的背景和经验,向患者仔细了解目前的情况和治疗选择,然后询问患者的意见和建议,双方共同选择对患者的有利行动。

临床决策研究目的主要在于:理解临床决策理论的原则并应用这个信息,以便更有效地对住院患者进行管理,开发诊断推理技术,促进与患者、家属及其他医务人员有效的信息联系,有助于收集更加准确科学的信息,使患者、医务人员、家属达成一个共同体。

二、现代生物技术对医疗活动的影响

随着生物技术革命的发展,医学界发生了巨大变化,从克隆羊的诞生到人类基因组草图的完成,从 PCR 到干细胞移植技术,这些对医疗活动都产生了巨大的影响,并极大地改变了人类的生死观、疾病观和健康观。

在生物技术及传染病控制方面,传染病和寄生虫病得到有效控制是人类健康的一大进步,人类平均期望寿命普遍延长及疾病谱也发生了根本的改变。生物技术在第一次卫生保健革命中已显示出巨大的威力,其中最有效的是疫苗技术的应用和推广。疫苗应用范围很广,不仅仅是局限于应用到传染性疾病,还被用于慢性疾病和肿瘤疾病的预防。另外,现代生物技术的发展将为认识人体的复杂性,理解人体各器官之间、人体与自然环境之间以及人体与心神环境之间的关系提供有效方法。例如,现代免疫技术与理论已渗透并影响整个医学领域,并且通过对免疫系统和神经系统、内分泌之间的相互影响的认识,促进了对人体整体性和有机联系的深入理解。现代医学已开始注意从生命物质运动各层次及相互间的关系去探索生命的奥秘,并极大地促进医学进步。

1. 基因工程技术 分子生物学的建立,人们从分子水平上阐明人体结构和功能研究日益深入。为解决重大问题,基础医学研究已改变了人们对机体汲取与疾病斗争的理解,进一步正视了疾病是决定人类生老病死和一切生命现象的物质基础。人类基因组对医疗活动的影响主要包括人类基因组计划在生命科学领域及其对医疗活动带来的利益。人类基因组计划促使人们把目光投向整个基因组的所有基因,从整体水平研究基因的存在、结构、功能及相互作用。这在自然史上第一次将物质结构、功能及其相互作用转化为信息,在全球建立了不断扩充的数据库和信息网络。产生了生物信息学,提高了生命科学的研究效果;另外,人类基因组计划还给人类医疗活动带来巨大的利益,可以其为靶标或以其为依据设计和创造新的生物分子及新的诊断、治疗、预防和保健方法;科学家们还可以通过比较不同人之间的基因差异了解 DNA 多态性的意义。在肯定基因族谱带来利益的同时,我们还应注意基因隐私权、遗传资源的使用、基因诊断和基因治疗的应用带来伦理、法律和社会问题。

2. 生殖技术   1978 年 7 月 25 日,世界上第一例试管婴儿路易斯布朗在英国诞生,这是当代医学对人类生殖认识上的新突破。试管婴儿的诞生是在现代生命科学——胚胎学、细胞生物学、生理学、生物科学及妇产科学和相关技术发展的基础上发展起来的。目前,这项技术已在全世界范围内实验室开展起来,给很多不孕不育患者解决了生儿育女的问题。1997 年,英国科学家威尔莫特成功培育出克隆羊多莉轰动了全世界,克隆技术的突破是一项巨大的科技成果。然而,也产生了一系列伦理和法律问题,人们迫切要求国际社会制定伦理准则和法律条文,规范这种技术的引用。1998 年,英国罗斯林研究所科学家研究一种克隆新技术,不仅有望做到在克隆技术中不使用卵细胞,而且还可省却胚胎发育过程。有人认为,如果新技术证明可用于培育治疗疾病所需的人体组织和器官,那么将有可能消除一些伦理上一直困扰人体治疗性克隆的障碍。利用克隆技术和转基因技术可以解决目前疾病诊疗中的一些问题,如移植器官的缺乏,但跨种间的器官移植是否会导致人类染上一种原本仅在动物上才有的疾病也是值得担忧的。

3. 再生医疗技术   1999 年,人类胚胎干细胞的成功分离的新闻轰动了世界,美国《科学》杂志将干细胞研究列为当年世界十大科学成就之首,医学家们意识到干细胞的研究和应用将为医疗活动的发展提供巨大的动力。干细胞的神奇在于其未成熟的细胞具有再生各种组织器官和人体的潜在功能,故被称为"万能细胞"。医学家们寄希望于利用干细胞的分离和体外培养,在体外繁育出组织和器官,并最终通过组织和器官移植实现对临床疾病的治疗。

人类干细胞的研究和开发可以帮助解决人体移植器官与机体很难相容的困境。其研究和开发被称为再生医疗,即将从干细胞中培养出来的细胞、组织移植到人体内,使有病和有损伤的组织和器官得以再生和修复。以干细胞培养技术为基础建立起来的再生医学,将成为最引人瞩目的学科。当然,胚胎干细胞研究目前还存在一些亟待解决的问题,因为胚胎干细胞实际上就是操作早期生命,社会各界反应不一。

总之,现代生物技术在医学中的广泛应用虽然挽救了许多患者的生命,延缓了死亡的进程。但是其经济成本、引起的社会伦理和法律问题越来越受到关注。如何解决现代生物技术中这些矛盾,使之能真正造福于人类,已经成为目前社会亟需迫切解决的问题。

三、体细胞基因治疗对医疗活动的影响

　　基因治疗时 20 世纪末发展起来的一种治疗手段,它通过把基因植入人体而达到治疗疾病、改善患者质量的目的。一般将其分为 4 类,即体细胞基因治疗、生殖基因治疗、增强基因工程和优生基因工程。自基因治疗诞生之际,就引起了众多的伦理学争论。赞成者认为基因疗法将使一些遗传性疾病从根本上得到治愈,反对者怀疑是否有足够的实验确保这种技术在人体应用上的安全。的确,基因治疗涉及转基因的安全性,涉及对患者的保护、对家人的影响以及社会对基因治疗的态度等众多伦理问题。考虑到这些因素,目前医学界对基因治疗保持审慎态度,且主要限于体细胞基因治疗方面。尽管如此,基因治疗的伦理学理由依然需要得到保护。

　　1. 政府伦理指南　基因治疗首先引起了各国政府的重视,许多国家都制定了相关的法律法规和伦理指南。如美国决定研究者获得政府同意对人体基因治疗实验的程序相对复杂。确保技术安全性,保护患者免于不道德的实验是政府关注的重点。在病例选择方面,被确定为对象的应该有充分的伦理依据,第一例人体基因治疗的临床实验是在经过 8 个委员会 15 次会议后才被批准的,由此可见对待基因治疗的慎重态度。

　　2. 转基因的安全性　由于基因治疗限制在体细胞治疗上,只影响患者的体细胞,不会影响到生殖细胞。实际上,从遗传上改变生殖细胞的为新型并非基因治疗所独有。

　　3. 临床实验的伦理问题　近年来体细胞基因治疗的对象从罕见的单基因遗传病扩大到常见的多基因遗传病,如恶性肿瘤和艾滋病。正是由于这项干预人类基因技术与传统的症状疗法的本质不同,自 20 世纪 60 年代以来各界就开始对该不该操纵人的体细胞基因进行了伦理上的反思和公开辩论。医学史上没有任何一种技术受到如此苛刻的控制。

　　知情同意是研究伦理的基本要求之一。纽伦堡法典和《赫尔辛基宣言》对知情同意都有具体的条款,这就构成了基因治疗临床试验中知情同意的基本原则。一般说来,在基因治疗中的知情同意有 4 个要素,即信息的告知、信息的理解、同意的能力和自由表示的同意。对于基因治疗这样前瞻性试探性和高风险的高技术,告知并使受试者理解信息是不容易的,研究者要尽可能以受试者理解的方式,使之了解"基因转移""腺病毒""靶细胞"这样晦涩的专业术语,以及各种可能治疗方案的利弊。

　　4. 对家庭和社会的影响　可以认为体细胞基因治疗技术不会影响我们的家庭生活的性质。有人担心家长会通过基因选择来调控孩子的特征,并可能导致家庭关系的转变。这是混淆了体细胞基因治疗与生殖细胞基因治疗。体细胞基因治疗已经引起很多人不必要的担忧和恐惧,这不仅仅有舆论的误导,还有就是公众对高新技术工程的未知。通过宣传阐明我们使用基因并非通过操纵来选择人类的行为、道德或容貌。体细胞基因治疗疾病与我们的担心是两个问题,两者之间存在道德上的鸿沟。体细胞基因的治疗基本上与现有治疗一致,是符合生命伦理原则的。随着基因技术不断完善,它将为更多的疾病提供有效的手段。

四、当代医学人文素养的培育路径

1. 注重提升医务人员医患沟通能力　随着医学技术飞速发展,很多医务人员越来越依赖诊断器械,而没有耐心去倾听患者的倾诉。看病不再是一个生命救赎的过程,而成了一场冰冷的装配试验。事实上,医学已成为了庞大的社会服务体系。科学理性之外,更应该注重医患之间的沟通和加强医务人员医患沟通的学习。医务人员平时除了大量阅读医学类的专业书籍外,还应该广泛阅读其他人文类的书籍,尤其是医学哲学、医学美学、医患沟通学,学习与患者的沟通交流的技巧。

2. 提升医务人员心理素质　加强医务人员心理素质对患者具有重要的心理治愈作用。提升医务人员的人文素养可以对医务人员进行心理疏导,鼓励医务人员建立正确的心理防御机能,培养强大的思想防线和过硬的心理素质,以便医务人员在处于挫折和冲突的紧张情境时,以自己能接受的形式消除烦恼,减轻内心不安,释放压力,改善心境,借以恢复情绪平静与稳定。这样医务人员才能更好地理解患者的不易,站在患者的角度去思考问题。同时,医务人员的工作是高危且辛苦的职业,医院也要关注他们的身心健康。基于现代医学人文现状,对患者进行人文关怀的基础上,首先要对医务人员进行人文关怀,医院通过营造良好的人文氛围,树立以人为本的管理理念,给医务人员提供良好的生活保障,做好维权及心理关怀等措施,让医务人员充分感受到医院的人文关怀,在潜移默化中提升他们的人文素养,激发医务人员积极向上的情绪。同时可以增强医务人员工作神圣感、积极性、责任感,使其对患者更加精心、细心、用心,也使医患关系更加和谐。

3. 加强医院文化建设　医院文化是在长期的医疗活动中形成的具有本医院特色的专属,不同的医院会有不同的文化。国家的可持续发展需要软文化实力,同样,医院的发展也需要以文化作为动力支撑。医院通过一系列文化创建活动不断发展和完善医院的品牌,对外建立一种专属的医院文化特色,对内提升医务人员的文化素养,对患者是一种服务态度、服务行为的保障。良好的文化氛围会使全体医务人员形成共同的价值理念,会激励他们不断进步,增强医务人员对医院的归属感和认同感,而且有助于提高医务人员整体的文化自觉和文化自信。

第四节　医学人文学研究的理论和方法

医学人文学科立足于医学,从多学科角度,应用马克思主义、后现代理论、文化研究等理论方法,进行多学科和跨学科研究,考察医学的社会文化维度,探讨围绕健康和疾病问题的矛盾、冲突和情绪。20世纪中后期以来,随着医学人文学科的发展,研究者们面对新问题,应用新的理论和方法,开拓新领域,极大地丰富和深化了人们对疾病本质与价值的认识。以问题为导向的医学人文学科研究是具有影响的研究纲领,它以健康和疾病在社会文化境遇中的演化来透视当下医学领域的热点问题,强调跨学科的重要性,极大地丰富了医学人文学科的内涵。

一、社会建构论

社会建构论作为社会学的理论分支,是研究社会现象如何在特定的社会环境中发展的社会学理论知识。伯格等在其著作《现实的社会建构》中第一次使用"社会建构"这一概念。社会秩序的基本特征是:社会是人类创造的,社会是客观现实,人是社会性产物。建构主义着眼于现实的社会构建,强调社会是人类积极性和创造性充分发挥的产物,世界是创造出来的,而不是给定的,社会是个人和团体互动的网络。显而易见,社会建构主义认为,现实是通过人类活动所构建的,一个社会的全体成员共同创造了世界的属性。

医学人文社会建构是基于疾病和健康视角下进行研究和讨论的。首先社会建构是一个连续的过程,普利·布朗认为"社会建构开始于社会发现一个人、组织和机构通过其确定疾病或致病条件的存在。社会建构的其他组成部分则紧随其后:疾病的经历、治疗的决定以及后续结果的社会认知。"社会发现的结果是对于特定疾病的诊断。诊断后,患者都会与一种特定的疾病相关联。这不是一个简单将正常和异常区分开来的标记过程,而是要通过疾病涵义的构建来确认与本病相关的其他因素,如传染性、患病率、发病率等。而这些都会影响到患者的治疗、疾病的预防以及人们对待疾病和患者的态度。同时又是一个复杂的过程,包含了微观层面(如自我意识、个人行为、人与人的沟通)、中间层面(如医院、医疗教育)和宏观层面(如国民健康状况、医疗保健系统结构和政治经济因素、国家卫生政策)的建构过程,有许多社会因素参与其中,如阶级、种族、性别、民族、教育和其他社会因素等。这些因素导致了对于健康状态不同的看法、观念和经历。对于疾病涵义的建构是整个医学人文建构过程的关键,它不仅是疾病和健康社会建构的结果,而且作为关键的中间因素连接和影响着整个建构过程。疾病的涵义是由个体的生活经历来塑造的,包括文化、精神、心理、生理和经济的各方面因素。疾病的涵义包括两个方面:医学含义和文化含义,而这两个方面的都是社会建构的。

从结构功能论角度,涵义在一种文化中通过多种实践进行生产和再生产,涵义的社会建构过程发生于特定的社会文化环境中,不同的社会结构构建了同一疾病的多种涵义,而这些文化涵义可以影响人们对于疾病的认识和行动。在微观层面个体通过与他人及其所处环境之间的互动来建立涵义。依照符号互动论的观点,人们学习疾病的含义,并用这些涵义指导其行动,而且不断通过在行动中所感受到的涵义变化来调整其行为。另外,需要注意的是疾病的医学含义被社会建构过程不断"扩展",一些社会文化涵义(往往是片面的甚至是错误的)被冠以医学涵义的外衣存在于社会文化环境当中,进而影响疾病的预防与治疗以及人们对于疾病和疾病患者的态度与行为。

二、医学人类学

医学人类学从生物、文化、环境的整体论视角,探讨、解释健康维护与疾病产生的生态、文化、社会行为、政治经济等方面的作用以及它们之间互动关系。医学人类学与医学社会学(有时也称为健康与疾病社会学)有着密切关系。因此,在理论上,医学人类学也吸收了相关学科的思想与方法。

疾病、健康与文化的关系是医学人类学研究的焦点。围绕疾病与文化的关系,医学人类学大体形成了两种观点。一种认为文化是认识世界的一种方式,人们透过它来认识疾病与健康;另一种认为,人类所有的文化都是为了保持自身身心健康与安全、适应生存环境而设计,文化只是人的生物性的延伸,是平衡生物性的一种现实。这两种观点构成了医学人类学的两种主要理论视角:社会文化视角与生物文化视角。20世纪80年代末,生物文化视角受到抨击。揭示医疗行为的社会文化环境医学人类学的研究资料涉及与健康和疾病有关的方方面面。

医学人类学在收集材料时主要采用实地调查观察的方法。近年来,医学人类学的定性研究已发展出一系列新的研究方法来收集资料,主要包括医疗民俗收集、书写或视觉材料分析、录像录音和照片分析、家谱和家系图、社会网络分析、画图与塑模、投射技术、结构式短文、医疗机构民族志、多点民族志、计算机分析等。此外,医学人类学家还进行实验室工作,如在实验室对传统药物进行药理学分析,从吸收借鉴向本土化应用转化。在我国,医学人类学研究呈现出从译介国外学说、理论,到逐步快速发展的态势。我国的医学人类学从吸收借鉴转向自觉本土化的应用研究,有更多的学者开始把它应用于解决实际问题,如艾滋病研究、毒品问题、生育健康、青少年饮酒问题等。由于同时关注到人的生物性与文化性,医学人类学成为最活跃、最具理论创新潜力的人类学分支之一。

我国很多民族都有自己系统的疾病认知与医学体系,这既需要医学专家的整理与临床应用,也需要人类学家从本学科视角出发进行研究,以加深对人类病痛体验及应对的普同性与文化多样性的认识。由于各个少数民族的历史和文化不同,民族医学的发展现状也各有不同。有的民族医学不仅有多样的诊疗方法,而且形成了独特的医药理论体系;有的民族则只保留了少量的医学书籍,且散落在民间,目前尚在系统整理中;有的则没有文字记载,只流传了一些单方和验方或简单的诊疗方法,有待进一步发掘和整理。张实认为,对民族医药的研究应以各民族医学理论体系为主线,借助宗教学、民族文学、医学人类学、民族史、地方志等进行考察研究。

目前,医学人类学的研究领域有了更进一步的拓展,医学人类学家的研究兴趣与医学社会学家和医学史家有更多的相通性。例如,关于医学知识的社会生产,医学和公共卫生的社会控制功能,与健康有关的行为和信念的自觉性和机构的重要性,健康和医疗语言之间的关系,疾病的识别及标签,疾病的经验和意义等。这些研究领域也表明,多学科的观点,跨学科的方法,对于人们更全面、更透彻的理解人的身体、健康、疾病及其与社会文化和文化进程的关系有着积极的贡献。

三、女性主义理论

在当代社会,女性主义是一种社会思潮,其源自妇女解放运动。20世纪60年代以后,发展成为一种社会价值观和社会人文学的方法论。迄今,对于什么是女性主义,依然存在着分歧。实际上,女性主义不是一般意义上的传统独立学科,而是一种独特的学术视角。以其女性主义的观点,尤其是以性别为镜头来观察和分析人类社会文化活动中的价值和意义。

从科学哲学的视角,哈丁在其著作《女性科学主义的科学疑问》(1986)中将女性主义分为三大类,女性主义的经验主义、女性主义的立场认识论和女性主义的后现代化主义。在女性主义的经验主义看来,性别偏见可能导致科学研究难以达到认识的理想状态,若能消除这种偏见,可能会出现更好的科学。

女性主义在生命伦理学的视角下也提出了自己的观点。女性主义生命伦理学诞生于女性主义第三次浪潮之后,是生命伦理领域的延伸,整体上属于女性主义现代性批判的一部分。苏珊温的《女性主义伦理与健康关怀》是一个标志性的作品,这也是第一本女性主义生命伦理学的专门著作。在苏珊温之后,沃尔夫、希德瑞克、斯高丽等诸多有影响力的女性主义者也纷纷投入这个领域。2007 年创办的《国际女性主义生命伦理学方法杂志》则标志着女性主义生命伦理学成为一个专门的研究领域。女性主义生命伦理学以主流生命伦理学的批判者和挑战者身份出现,而批判的主要对象正是主流生命伦理学的原则主义。虽然与生命伦理学和女性主义一样,女性主义生命伦理学也不是一个具有统一理论模式的思想流派,但不同的学者对主流生命伦理学的自主原则具有较为一致的批判态度。

四、身体理论

身体理论是生命伦理学的理论基础之一,在生命伦理学中具有特别重要的意义。从某种意义上讲,生命伦理学就是反思干预身体的道德合法性问题。

从生命伦理学视域反观身体理论,其本质就是身体和人格的关系,这个关系十分复杂。因为生命伦理视域中的身体具有与其他人文社会科学中的身体不一样的特征,这主要表现在生命伦理中除了关涉一般的身体以外,还经常涉及一些特殊的身体,如出生前的身体和死亡后的身体、生病的身体、部分的身体、被操控和被消费的身体等。因此,在生命伦理学中,传统的身体理论遭遇了一系列困境和挑战,只有重新建构身体理论,才能有利于这些困境的解决,同时促进生命伦理学的发展。在生命伦理学的身体理论重构工程中,后现代西方哲学中的身体理论转向身体现象学中的身体理论、女性主义的身体研究成果、中国古代哲学中的身体理论,以及当代心理学和神经科学等学科中有关身体的概念。

探讨一下生命伦理学视域下身体的特征。身体这个概念乍一看似乎非常直观明白,细究起来,身体却有许多维度,哲学的、政治的、社会的、文化的、法律的、伦理的和人类学中的身体各有不同的含义。因此,身体又是一个很难定义的概念。世界历史和文化中对身体有各种各样的定义,这恰恰说明了身体概念的复杂性。例如,人类学家埃文斯·普理查德的研究发现,身体生活在世界上不同的地方是不同的。"努尔人"的身体是"时间性的身体",即他们的时间可因自身经历的不同而不同,时间不是恒定不变的,而是受个体意识支配的。这导致努尔人的时间概念与欧洲人的时间概念有很大差别。阿尔托则认为,身体是有机体的敌人。身体和自我并不是一一对应的关系,身体在很大程度上突破了自我的界限。换句话说,身体和主体是断裂的,身体也没有边界。因此,阿尔托认为,身体不能说一个客观存在,身体永远不能说是确定的、固定的,相反,它是历史的、过程的、经验的。中医中的身体是气化的结果,它是灵活的、流动的,而不是一个纯物体的、固化的结构性存在。以上身体观都与笛卡尔身心二元论中的身体十分不同;不少后现代学者认为,身体既是意识和文化的基础,同时又被意识和文化所塑形。其中有人甚至认为,从一定意义上讲,社会、政治、经济、文化、生活空间等都是生产身体的技术。生命科学和医学实践中的身体常常表现出不同于其他学科中的身体的一些特征。例如,政治学、人类学、哲学中所涉及的身体,通常是生长发育正常的身体,是出生后和死亡前的人的身体。形而上学所研究的身心关系中的身体常常是有自我意识的正常成年人的身体,只有在法学中有时涉及死亡后的身体,社会学中有时涉及残疾的身体。然而,生命伦理学视域中的身体却具有以下特征。

1. 出生前的身体和死亡后的身体　其包括人工辅助生殖技术、人工流产、干细胞研究等过程中都涉及杀死胚胎或胎儿,那么,人类胚胎和胎儿是不是人? 如果说人类胚胎和胎儿是人,那么杀死胚胎和胎儿就是不道德和践踏人的尊严的行为。反之,如果胚胎和胎儿不是人,只是母体的细胞或组织,那么杀死胚胎和胎儿就不是杀人,只要征得胚胎和胎儿所有者的知情同意,就是能得到伦理辩护的。

2. 与死亡后的身体有关的伦理问题　捐献器官和进行尸体解剖都要干预死后的身体,那么人死后的尸体是不是一个身体? 有没有人格尊严? 要不要尊重尸体? 尸体或者尸体的一部分是否可以作为财产来买卖? 如果人死后是尸体不是人,那么尸体捐献和解剖都是没有问题的。尸体器官捐献是利他行为,捐献尸体供解剖是献身医学的有利于社会和人类的行为。但这种主张面临的一个问题是:既然尸体不是身体,没有人格尊严,那么尸体能不能买卖? 为什么绝大多数国家都规定不能买卖尸体? 人死后的尸体是不是财产? 为什么无论是器官移植还是尸体解剖,乃至一般的葬礼,都强调要尊重尸体,反对侮辱尸体? 这是否意味着尸体也有某种意义上的人格和尊严? 换句话说,死人有人格尊严吗?

3. 生病的身体和康复的身体　生命伦理学最常面对的是生病的身体,它关注身体的康复。然而疾病和健康有没有明确的界限,其界限在哪里,却是一个值得认真研究的问题。狭义的健康观主要指身体健康,广义的健康观还包括心理健康和社会适应良好。世界卫生组织给出的健康定义是:健康不仅指身体没有疾病,而且包括心理健康和社会适应良好。身体健康的标准是什么? 如果一般临床判断是根据各个器官的功能状况,那么许多在我们平时看来健康的人都是不健康的,都需要治疗。心理健康的标准又是什么? 有人将心理不健康和精神病对应于神经系统或脑部组织的功能异常,但有时心理不健康和精神病并没有表现出明显的身体器质性变化,于是人们就只能依据意识和逻辑标准来判定。不过,针对精神病的药物却依然是干预神经系统的,如抑制或刺激中枢神经系统兴奋的药物。这是不是头疼医脚? 如果说以上身体健康和心理健康方面的标准,都还能算是客观标准的话,那么,是否社会适用良好,则更不容易判断。因为人和社会都是处在变动中的,人是否适应社会是一个动态过程,也许一定时期适应,一定时期不适应,一定时期则是自我异化地适应。问题在于,自我扭曲地适应是不是比不适应更糟? 这种自我扭曲地适应社会是不是会导致人格分裂?

4. 整体的身体和部分的身体　整体的身体和部分的身体:整体与部分的身体关系是生命伦理学中的一个核心议题。从古希腊自然目的论传统来看,人体作为一个有机整体,其各个组成部分协同运作,共同致力于实现机体的良性运转,即本质功能的充分实现。亚里士多德在其目的论哲学体系中,特别强调事物的内在目的性,并将这一理论应用于伦理学领域,构建了基于功能论证的美德理论体系。然而,随着现代生命科学技术的发展,整形美容、活体器官移植、代孕等医疗实践对人体局部进行干预和调控,这些行为的目的往往并非直接服务于身体整体的功能优化。在此背景下,身体整体与部分之间的理论关系研究,为评估相关生命科学和医学实践的伦理正当性提供了重要的理论依据和分析框架。

5. 被操控的身体与被消费的身体　传统医学的使命是治疗疾病、修复残缺、维护身体健康,其理论基础是:人的生命(身体)是最宝贵的。因此,在医疗实践中常常是要求不惜一切代价救死扶伤。与此相对,当代医学则对身体进行了更为广泛和深入的干预,例如美容整形(假体植入丰胸、吸脂减肥、抽肋骨瘦身)、打断小腿骨增高、变性、安乐死,基因编辑增强某些特性等,这一系列做法已经远远偏离了传统医学的治疗疾病、修复残缺、维护身体健康的所谓救死扶伤的使命,相反,其中的许多做法都是损害身体健康的。其理论基础是:当代医学的目的不再是救死扶伤,而是提高生命质量。有人会问:即使医学的目的是提高生命质量,可是生命质量和生活质量是同等的概念吗?难道生命质量不是以身体健康为基础和前提吗?难道生命质量的客观标准是所谓的标准身高、体重、三围吗?还是说所谓生命质量没有客观标准只有主观标准,即过上自己想要的生活?实质上,在技术主义的驱使下,许多人一方面膜拜身体,另一方面虐待身体。更为悖谬的是,人们是以崇拜之名来操控,以操控来实现崇拜。其表现是身体消费。一方面,切下颌骨瘦脸、断骨增高、抽肋瘦身等是以操控的形式实现身体崇拜。其言下之意是身体外貌就是一切,外貌决定本质。这实质上是身体被消费主义所奴役。另一方面,基因增强、人类克隆等则是以崇拜之名实行身体操控。其言下之意是人是万物之灵,人类的理性和各种能力是至高无上的,人类的梦想是能以遗传控制的方式增强人类的智商和各种天赋。这实质上是身体被极端的理性主义所奴役。

第五节　叙事医学概论

医学技术在20世纪,特别是第二次世界大战后飞速发展,堪称"生物医学革命",新知识和新技术带来了更多治疗疾病的方法,人们在欢呼雀跃的同时,越来越意识到医学在醉心于治疗疾病的时候,却忽视了痛苦中的患者、人的价值和患者的权利,医学成了"应用生物学","人"这一医学的核心却被排除在医学之外。

一、从医学人文到叙事医学

美国医学界在20世纪60至70年代已经比较深刻地认识到人文对医学的作用,因此1967年世界上第一个医学人文系在新建的宾夕法尼亚州立大学医学院成立,1972年,该医学院已经设立了全职的哲学、历史和文学教授教席。我国也经历了与西方世界一样的因医学技术的极大发展带来的医学实践"去人性化"。自20世纪80年代医学人文在我国兴起之后,我国的医学人文学者也像西方世界的学者一样,对这一现象提出了批评。

"医学人文"最高层面是形而上的医学人文精神,次之是医学人文学科;通过学习医学人文学科知识,内化为会自动实践出医学人文关怀,表现为临床实践和医学研究中的善行和良好的医患沟通,并期望医学的践行者在这样的行动中最终能达成最高层次的医学人文精神。

"叙事"简单说来就是"故事",虽然有学者认为叙事(narrative)是非虚构性的讲述,而故事(story)多指虚构性讲述,但用来指患者或医生的讲述时,大部分学者并不对二者进行区分。"叙事医学(narrative medicine)"一词是由拥有文学博士学位的美国哥伦比亚大学内科学教授塔·卡伦于2001年正式提出,其定义为"由具有叙事能力的临床工作者所实践的医学";而叙事能力又是"认识、吸收、解释,并被疾病的故事感动而采取行动的能力"。2011年正式进入我国后,我国学者也对其进行了多次解读和定义,如"叙事医学(是)……跨越了文学、心理学、认识论、美学和各种后现代理论的交叉学科,甚至被许多人认为是人类重新认识身体和心灵、痛苦和疾病,以及生命和死亡的潜力巨大的新工具"。叙事医学是由具有叙事素养的医护人员,遵循叙事规律践行的医学。而叙事素养是指认识、吸收、解释疾病故事的能力,以及易受疾病故事感动的同理心。

我国叙事医学应有狭义和广义之分,狭义叙事医学是由医务人员带有叙事能力而主动实施的、自上而下实践医学的一种方式;而广义叙事医学是其他学科(特别是语言学和文学),甚至是公众按照各自的方法对医患相遇过程、患病体验等的研究和描述。根据这些定义可以看出,叙事医学(即狭义叙事医学)是一种实践医学的方式,它关注患病中的人,不但关注他的身体,也关注他的痛苦、心理感受和他的社会经济因素对所患疾病和治疗的影响。患者叙事/故事不会被作为不相干因素剔除,相反,这些故事会被作为诊断疾病的线索,了解患者的疾病进程、患病体验、患者诉求的有力工具。实践叙事医学的医务工作者对患者的故事保持开放的态度,认识到这些故事的重要性,试着从患者的角度看待整个疾病和治疗过程,愿意在医学行为之外为患者采取疗愈行为,如倾听和语言安慰等。这些在医学实践中倾听患者故事、关注患者需求并为之采取行动的行为就是医学人文关怀,因此可以说,叙事医学是医学人文落地的工具。

二、叙事医学的来源

叙事医学是多种因素相互作用的结果,患者的疾病叙事、文学理论、以患者为中心的医疗、医患共同决策都是叙事医学的共同来源。

1. 疾病叙事　医学被称为是"关于个体的科学",无论关于疾病和治疗的一般性知识在总体人群中如何确定,运用到每个患者身上时总有不同,总有不确定性,这也是为什么高年资医生一再告诫年轻医生"患者不是按照教科书生病的",如果说一千个人心中有一千个哈姆雷特,那么一千个患者也会有一千个阑尾炎,因为每个人的经历不同、思维不同、身体特质不同,因而临床表现不同、病理改变不同,治疗方案也不完全一样,治疗效果也常常不同。怎么才能知道这些不同呢?就是要听患者讲述关于自己得病的故事。

在患者所经历的疾病和医生所认识的疾病不匹配时,患者会感到不被理解,要讲出来让别人理解自己。叙事是人类思考、记忆和表达的最基本方式,生病中的人通过叙事来讲述自己的痛苦、伤心、绝望、希望、对疾病的思考等。因此,叙事医学的第一个来源就是疾病叙事。在当下,医患关系紧张最主要的原因之一就是医务人员不愿意倾听患者的故事和经历。在这种背景下,为了提倡更具有人文关怀的、具有人性化的疾病故事,很多知名人士出版了一些著名的疾病叙事,如史铁生的《病隙碎笔》、师永刚的《无国界患者》、李兰妮的《旷野无人——一个抑郁症患者的精神档案》等。这些疾病叙事为医务人员打开了解患者疾病体验、求医体验和康复体验的窗口。

2. 文学理论　卡伦曾说"叙事医学是文学与医学学科的临床兄弟"。"文学与医学"研究领域始于1972年,致力于运用文学作品(后来发展到非虚构作品)来培养医学生的共情能力,引导他们认识医学实践中的伦理问题。文学与医学的作用虽然很早就在美国在医学教育界得到肯定,但医疗界并未被说服,学者们需要不时撰文说服医学界为什么医学需要文学。卡伦作为内科医生,深知医生的需求,认为叙事医学是可以"做"的事情,不是用来"讲"的概念,是一种实践医学的方法。她把文学批评中的细读法用来训练医学生学会"完全意义上的阅读",并认为患者可以自由倾诉的前提是医生会专业地倾听,而这正是细读练习可以训练的。

3. 以患者为中心的医疗　精神病学家萨兹和霍兰德在1956年指出,医患关系需要从传统的"主动—被动模式"转换到"引导—合作模式";对受过良好教育的患者,甚至可以采用"共同参与"的模式。20世纪60至70年代的患者权利运动提出"医学实践应该以患者为中心"。20世纪70至80年代的医生们呼吁在医学决策中要考虑患者自己的选择。20世纪90年代哈佛大学医学院的伊齐基尔·伊曼纽尔和琳达·伊曼纽尔提出了4种医患关系模型,即家长式、信息式、解释式和商谈式,并认为商谈式医患关系模型是最佳的医患交流方式。1995年出版并于2003年再版的《患者为中心的医学:临床方法的变化》一书表述了患者理想中"以患者为中心的医学"(patient-centered care)的标准,即探究患者看医生的原因、他们的担心,以及他们对信息的渴求;寻求理解患者的世界,即患者的"全人"、其情感需求、疾病在生活中导致的问题;医患共同找到疾病的问题所在,并共同探讨解决方案;加强预防、促进健康;能够保持并增强医患关系。

1996年美国学者宣布美国已经进入了"以患者为中心的医学时代"。2001年美国国家科学院在下属的医学研究所在其《全国卫生保健质量展望报告》中正式定义了"以患者为中心的医疗卫生",即医生、患者及家属之间建立的伙伴关系,以确保临床决策是尊重患者的所想、所需和意愿,患者能得到为参与自己的照护或"做决定所需的教育和支持"。有效的医患沟通被认为是实现以患者为中心的医学的第一要素;虽然医学界不能确定"以患者为中心的医学"形成的具体原因,但研究表明让患者作为伙伴参与医疗过程的确有助于提高患者的依从性,从而改善预后;通过此过程患者的生理和心理健康指标都得到了提高。以患者为中心的临床方法要求医生不仅从生理、病理、病因、治疗选择等纯粹生物医学的视角来解释患者的病痛,还要关注患者的叙事。以患者为中心的医疗在很大程度上促使医生倾听以前被科学话语排斥的患者的声音,从而建立有效的医患沟通。

4. 医患共同决策　医患共同决策的概念最早于1982年被提出,其定义大致为"在做临床决策时,医生和患者分享现有的最好证据,患者在理解各种治疗选择时能获得必要的支持,在理解的基础上与医生共同做出临床决策"。研究者们提出了各种繁简不一的医患共同决策的模型,其共同之处都包含以下内容:为患者提供关于诊断、预后和各种治疗选择,解释各种方案的优缺点,反复确认患者已理解,必要时再澄清,然后做出决策。在此过程中,医生要了解患者的主要诉求,给患者时间表达自己的喜好。研究发现,医患共同决策提高了患者对各种现有治疗方式的理解,使患者对风险和益处有了切合实际的期待;激励患者参与决策,提高了患者的价值观和治疗选择之间的契合度,增加了患者对治疗方案的依从性,从而提高了患者的福祉和对治疗的满意度,减少了对疾病的担忧。在医患共同决策的过程中,医生的专业能力、可信任程度、对患者心理—社会因素的了解,为患者提供信息的质量,与患者及其家属的沟通等方面决定了医疗决策的质量和患者对治疗方案的依从程度。

三、叙事医学的核心内容

(一)叙事医学的三个焦点

人与人之间的关联性,一人对另一人的共情,以及医患都会经历的情感特别是负面情感是叙事医学关注的三个焦点。

1. 关联性　晚近兴起的概念"关系医学"和医患共同决策一样,都强调医患之间的关联性,关注医患之间的互动对患者的作用。关系医学的核心思想认为,临床工作是人与病的关系,但本质上是人与人的关系。如果双方,特别是医方,不能站在对方的视角看问题,就不会建立有意义的关联,建立关联要求医者能够与患者共情。

2. 共情　共情的定义多种多样,至今尚未有被广泛接受、唯一的定义。简言之,共情就是能够把自己投射到他人的境遇中,想象并理解处在他人的立场该如何看待问题。很多实证研究的结果显示,医生的共情可以增加患者满意度及对治疗方案的依从性,甚至可以提高患者可测量的生理健康程度。医生的共情能力可以提高临床效果,增进医生的职业满足感;医生的共情能力可节省就医时间和费用。目前,国际上普遍认为共情尚未得到真正的重视。

卡伦认为如果医生能够暂时放弃自己对世界的经验,有勇气去采取患者的观点看问题,身临其境,从患者的角度去体验整个事件;这样,不需要亲历患者的痛苦体验,甚至都不需要为他感到难过,就可以理解他。

3. 情感　医学的文化似乎并不鼓励情感的投入,最多是"有距离的关心",唯恐对患者的关心会带来情感负担,从而影响专业判断力。因此,在医生的成长过程中,责任、利他、尊重、关心等正向价值观的教育比较普遍,但几乎没有关于情感(特别是负面情感)的教育和讨论,痛苦、愤怒、恐惧、困惑、沮丧、内疚、无助、羞耻、不被认可等负面情感很少被谈及,也几乎没有宣泄途径。心理学家认为处于焦虑、愤怒、抑郁等负面情感状态的学生无法学习,因为处于这些状态中的人无法有效得到信息。患者更是被负面情感缠身,疾病给他们带来了上述负面情绪,原因虽然与医生的不同,但具有更深的毁灭性。患者和医生都会经历这些负面情感,医生需要认识这些负面情感对治疗和医患关系的消极影响,也要认识它们对自己的有害影响,因为负面情感的累积会导致职业倦怠。有研究表明,导致共情意愿降低的一个重要因素就是职业倦怠。职业倦怠表现为情感枯竭、态度疏远、个人成就感降低。

（二）叙事医学的三个要素

要实践叙事医学,就必须对叙事医学的三要素即关注、再现和归属有深入的了解。

1. 关注　叙事医学认为,临床工作的核心在于关注患者,关注的表现之一就是倾听。患者看医生时对疾病会有自己的解释,也会有各种疑虑,希望能够把这个"故事"(即病史)讲给医生听。患者的故事就是他的生活,是这个人内在的、不可分割的部分,听到、听懂患者的故事,不但能够得到对诊断有用的线索,还有可能找到真正的"病根",做到"对症下药"。

问诊是医生看病的第一个环节,旨在得到对诊断有用的线索,一般问诊会遵循主诉、现病史、既往史、个人史、家庭史的程序进行。常规问诊多采用封闭式问题,患者只要回答是或不是、有或没有即可。医生可能会认为这种问诊方式很有效,但这些封闭性问题基本排除了患者叙述,如果使用"为什么"这样的开放性问题则会鼓励患者讲出自己的故事。研究显示,在70%~90%的病例当中,仅靠病史就可做出正确的诊断。因此,倾听患者讲述他们的故事,对医生诊疗疾病来说是很重要的,有经验的医生会告诫医学生和年轻医生,一定要注意听患者的讲述,因为诊断往往就蕴藏在这些讲述当中,卡伦说叙事医学实践要允许患者"自由地倾诉",而医生要会"专业地倾听"。医生难免会担心,如果用"为什么"这样的开放式问题鼓励患者"自由地倾诉"他们的故事,那么当天的患者很难看完。但国外的研究显示并非如此,如果医生一直不打断患者,大部分患者在45秒就会停止讲述,最健谈的患者耗时也不超过2.5分钟。

2. 再现　再现是实践叙事医学的第二步。卡伦认为,没有再现,就不可能实现关注;当然,没有关注肯定无法再现。再现就是创造性地理解所听到、看到和感知到的,为所听、所见和所感赋予形式、秩序,从而带来意义。

卡伦提供的再现形式就是书写。医生写的标准化病历是一种再现形式,有统一的要求:主诉、现病史、既往史、个人史、家庭史等,其中书写的顺序、症状描述、字数、用词等都有严格规定。另外一种再现形式就是反思性写作,即所谓的平行病历。一些医生误认为叙事医学就是写平行病历,只有平行病历一种形式用以再现,觉得平时工作已经繁忙,需要挤时间书写临床病历,没有额外的时间再书写一份病历;但事实上,有时候再现是问诊的必要组成部分。

关注和再现是叙事医学最重要的两个要素,医生关注患者叙述及生活事件,以自己的理解和逻辑再现患者或家属的陈述,对医学实践来说,不只是"锦上添花"的事情,有时候是必要的"雪中送炭"。

3. 归属　关注和再现之后螺旋上升产生的医患间的伙伴关系就是归属。第一个归属关系是医患关系。第二个关系是医生与自己的关系。如果医生不能看到自己工作的意义、与患者的关系紧张,个人成就感就会降低,并会产生职业倦怠,而职业倦怠又会导致一系列负面结果,包括共情意愿的降低、医疗错误的增加,最终对自己的职业没有归属感。叙事医学希望通过叙事能力的培养,医生可以正确处理第三个归属关系:医生与同事的关系。叙事医学的第四个关系是医生与社会的关系。医学技术的发展给全社会带来了前所未有的医疗乐观主义,有些患者认为,只要到了医院就可以治好疾病。这些不切实际的期望使得患者难以接受医疗中的失败,继而在一定程度上激化了医患冲突。

(三)叙事医学的两个工具

培养叙事能力的两个主要工具是细读和反思性写作,医务人员不仅要知道叙事医学的焦点和三要素,还需要有一定的方法使他们愿意关注患者、再现患者的故事,并知道如何去关注、再现。

1. 细读 卡伦把细读称为叙事医学的"特色工具"。早在 19 世纪 70 年代,文学与医学教学的"审美路径"就提出"教会医学生完全意义上的阅读,就是在医学上培养他们"。这里"完全意义上的阅读"就是细读。细读与我们平时随意的阅读行为不同,"理解情节"只是细读行为很小的一部分,细读文学作品要关注它的形式因素,如文本框架、体裁、可见结构、叙事者、隐喻等,挖掘这些因素在建立人物之间的关系和表达文本主题方面的作用。随着叙事医学的发展,细读的对象已经从文本扩展到电影、绘画作品和音乐作品。电影作品因其在较短的时间内可以讲述一个完整的故事而受到医学教育界的青睐。

经过细读训练的医务人员能够学会包容临床工作中的不确定性、模糊性和多种解释的可能性,也会知道面对患者和家属等不同的叙事者,听到的故事可能会不一样,这在临床决策时非常重要。卡伦认为,细读是一项广泛适用的技能;受过细读训练的人会将这种技能应用于各式文本,从而发现他们原本忽视的事情。如果细读可以帮助人们"发现他们原本忽视的事情",那么它也可以帮助临床工作者注意到患者试图传递的信息。细读能教会医生带着细微而深刻的理解力来阅读或倾听患者的叙述。

2. 反思性写作 反思性写作记录个人对自己所经历的事件、人物、场景和新信息的想法、感觉和理解,重在反思。反思性写作是现阶段我国实践叙事医学的主要工具,主要表现形式是平行病历介绍,即不同于标准医院病历的、以一般性语言(非标准性语言)和第一人称书写的关于患者的记述,目的是使医者理解患者的经历和感受,实现与患者共情,反思自己的临床实践,值得指出的是,现阶段在我国,甚至有一些人误把叙事医学完全等同于平行病历。这是不成熟或者说不科学的观点。书写平行病历,的确有助于反思自己的实践。国内有多家医院开展了平行病历写作,随着实践的增加,大家也发现了问题。例如,有的平行病历只是在叙事病情之后写一句"有时去治愈,常常去帮助,总是去安慰"。这样老生常谈的"反思";有的则读起来像"好人好事",这些都不是规范的平行病历,只能算是一种比较流利或者比较美丽的医学记叙文章。

第六节　医学文学作品细读与叙事素养

叙事素养的提升必须以文本细读训练为基础,以反思性写作为检验工具。文本细读能够培养医务人员倾听、再现和反思故事的能力。通过文本细读,能教会医护人员怎样细致、全面地聆听患者的故事,怎样更好地理解患者的疾苦,怎样站在患者的角度看待医疗活动。这些文学叙事方面的技巧能帮助医生更好地完成问诊,建立起医患生命共同体关系,从而更好地实现临床精准诊断和精准治疗的目的。

一、叙事素养与博览群书

众所周知,威廉·奥斯勒是具有极高叙事素养的医生的典范。奥斯勒认为,培养叙事素养最有效的办法是将自己浸润在人文主义学者和哲学家充满人生智慧与哲学思想的伟大作品中,这与叙事医学强调文本细读是同样的意思。奥斯勒曾列出一份经典作者名单,在这些杰出先辈的引导下,他在医学生涯早期成为了一位对历史和文学涉猎广泛的狂热读者。文学经典、哲学经典和医学历史是他的最爱,他习惯睡前阅读,与"具有深厚人文素养的伟人共度一天的最后时光"。

奥斯勒建议医学生和医生阅读经典文学作品,成长为一名富有同理心的杰出临床医生。奥斯勒认为,对于医务人员来说,没有什么比保持对文学的兴趣更简单的了。清晰的头脑可以通过学习科学知识和技术实现,但是培养和善内心与叙事素养的唯一途径是文学阅读。从经典的文学作品里,医务人员能感受到人性和道德的力量,因此列出"枕边书必读书单"。奥斯勒为每一门课程都找到了对应的文学家:当你厌倦了解剖学,就去奥利弗·霍尔姆斯那里呼吸新鲜空气;当你因生理学而殚精竭虑时,就找珀西·雪莱或约翰·济慈这样的浪漫主义者来开导你。他认为,作家兼医生托马斯·布朗的《医者的信仰》是最伟大的著作,它应该在每位医生的手中,更应该在他们的心中。

事实上,中国古代学者早就提出"夫文学也者,人伦之首,大教之本"这样的观点。《礼记·曲礼》有言:"医不三世,不服其药。"原文注疏曰:"三世者,一曰《黄帝针灸》,二曰《神农本草》,三曰《素问脉诀》,非是三者,不可以言医。"明代陈实功在《外科正宗》中的"医家五戒十要"篇中,提出"第一要"为"先知儒理,而后方知医理"。清代魏荔彤在《金匮要略方论本义·卷五》中说:"学者非读万卷书,未可轻言医。"这几位医者所言都在强调经学阅读对学医者成长的重要价值。

古代医者也提出了知识与智慧之间的区别,"儒理"能够提升医者的人文精神,成就不出现主观失误的良医。清代王士雄在《潜斋医学丛书·言医》中提到"医家之误人有六"中的第一误人之医就是"有学无识"。冯兆张则在《冯氏锦囊秘录》里说:"凡学医必须参透儒理,儒理一通,学医自易。"恽铁樵在《伤寒论辑义按·跋》中说,医学深处,实与儒家道家之言多相通者,故治医者必须选读《孟子》《易经·系辞》《书·洪范》《礼·月令》等。几位医者强调的是文学、哲学叙事作品对医学教育的重要价值。王三尊在其撰于 1721 年的《医权初编》中提到,为医者"必须读书多,经历久""始得其宜""文字之医严于纪律,经历之医精乎心法。文字之医见功迟,经历之医见功速。文字之医精乎论理,经历之医精乎识症""若二医兼之,再能灵其机变,则万举万当矣"。这里所言的"文字之医"指的是死读医书、不知变通、没有实践经验与智慧的医生,而"经历之医"是不读先古名医确论之书,只以经验为依据的医生,必须两者互补才可"万举万当"。对于年轻医生而言,不可能一开始就成为经历之医,广泛阅读与医护患不同视角的叙事性作品能帮助其积累经验。

二、叙事素养与文本细读

医生聆听患者描述各种症状、活动、知觉、感情和事件、从中觉察出一些诊断线索的过程与阅读故事的过程实属异曲同工。也就是说,经过文本细读训练的医生能够敏锐地觉察患者故事里与诊断相关的重要信息。亚伯拉罕·维吉斯医生在"TED"演讲《医生的关怀》时,讲述了一段阿瑟·柯南·道尔在爱丁堡医学院学医时的导师约瑟夫·贝尔爵士为患者看病的故事。一天,贝尔医生坐诊,他让实习生们坐在屏风后面观察。一位牵着孩子的女患者被带到贝尔医生的诊室。他们之间的对话如下。

女患者:早上好!

贝尔:你从本泰兰坐渡船过来,一路顺利吗?

女患者:挺好的。

贝尔:你把另一个孩子交给谁了?

女患者:我拜托住在利斯的姐姐照顾了。

贝尔:那你到诊所是不是从弗利斯路抄近路来的呢?

女患者:没错。

贝尔:那你还打算在油毡厂干活吗?

女患者:是的。

贝尔向他好奇的学生们解释道:"当她说'你好'时,我听出了她的法夫口音,而离法夫最近的渡船是在本泰兰,因此推测她是从那里过来的。你们应该也注意到她手臂上搭着件外套,这件外套对跟她一起来的孩子来说太小了,因此她肯定最初是带了两个孩子来的,途中将其中一个孩子托付给别人看管了。我还看到了她鞋底的泥。除了植物园,爱丁堡方圆百里内没有这种红泥,因此她肯定是从弗利斯路抄近路来这里的。最后,她右手手指有皮炎,而且这种皮炎只见于本泰兰的油毡厂工人,是一种职业病。"在这段门诊对话中,女患者就像一个等待医生细读的文本,身上到处都是将她的故事串联起来的线索。"患者是医生必须去细读、研究和理解的文本",但这些文本不单由器官组成,还包括充满感情的故事。除了听患者的呼吸和心音外,医生还应该倾听关于情绪及关系的故事。当积累了大量的叙事阅读经验,"懂得如何去细读和观察后,患者的身体就会变成一部能找到故事且处处有启发的手稿"。

对于具有深厚的文学阅读经验和丰富的门诊实践经验的贝尔医生而言,他能读出的有用信息比不具备这两种经验的实习生们要丰富和精确得多。贝尔医生经常向学生强调"对于医生这个职业而言,察人于微的素养非常重要,琐碎故事和细节里可能蕴含丰富的意义"。贝尔医生所提到的这种素养就是叙事素养,帮助其成为一名诊断精确并深得患者信任的名医,他也是柯南·道尔笔下的夏洛克·福尔摩斯在现实生活中的原型。

许多医学教育家认为,叙事作品的结构与患者讲给医生的故事在很大程度上具有相似性,医患叙事素养的形成源自其对叙事性作品进行文本细读的体验。韩启德院士也提出:"每个患者都是一部小说,当我们像读小说那样去读懂患者,就能与患者共情,从而在医疗实践中体现人文素养。"既然看病与读小说一样,那么聆听、回应并对故事进行推断的实践智慧可以通过阅读叙事性作品来获得。任何经典的文学作品都具有培养想象力和判断力的功能。

在《写给倦怠的年轻医生》一书中,医生、医学教育家兼作家理查德·冈德曼指出,"当代医学教育常缺乏想象力的滋养"。心脏科医生兼诗人约翰·斯通则认为:"文学帮助年轻医生培养适度的敏感性,帮助医学生找到合适的语言。文学阅读对医学生而言,就像心理疗法之于患者,提供的是情感上的宣泄、对个体的洞见和心理上的支持""文学也是进行反思的重要载体。"对于培养医学生甚至是医生而言,可以选取更有针对性的文本,如经典文学作品中的生老病死叙事(以列夫·托尔斯泰的《伊万·伊里奇之死》为代表)、侦探悬疑叙事(以医生作家知念实希人的《在神酒诊所干杯》为代表)和生命伦理思辨叙事(以丹尼尔·凯斯的《献给阿尔吉侬的花束》为代表),以及当代作家医生创作的临床现实主义叙事(以奥利弗·萨克斯的《错把妻子当帽子》为代表)、教育成长叙事(以塞缪尔·塞姆的《上帝之家》为代表)以及患者撰写的疾病回忆录和疾病自传叙事(以葛雷格·安德森的《凯旋的患者》为例)等。弗兰克·胡伊勒的短篇故事《糖》阐明的正是故事对诊断的重要作用。胡伊勒是急诊科医生,同时也是诗人和小说家。他创作过许多短篇小说,收录在《陌生人的鲜血:来自急诊室的真实故事》里。在《糖》中,2岁的小女孩被带到急诊室,女孩的父亲认为孩子没什么大碍,但是母亲却说孩子的状态看起来"不太对劲"。孩子不会表达,于是医生做了各种基本检查,没发现异常,孩子身上也没有受虐待的痕迹。分诊台的护士暗示医生,他们可能只是想找借口来开些免费药。此时还有患者在外等候,而孩子的生命体征完全正常,孩子父亲又催促着要离开,医生只好就此作罢。在离开检查室时,医生随口问了一句家里是否有人服用药物。孩子母亲说孩子祖母在服用一种"糖丸"。根据她的描述,医生判断那是一种降糖药,于是马上检查了孩子的血糖,发现孩子的血糖已经低到危及生命。然后,女孩马上被安排住院。医生告诉孩子母亲,她提到的这个细节挽救了孩子的性命,他们是幸运的,在最后关头给出了诊断的关键信息。而医生"感到浑身发冷、直冒虚汗,为差一点就被错过的鲜活生命感到后怕"。在此后几十年的问诊中,这位医生时常想到这个故事,总是警醒自己多听听患者和患者家属讲述的细节,因为他们的故事里有着重要的诊断信息。

这个简短的故事说明了问诊中的每个小细节都可能产生谬以千里的差别。医生多问一句话,就可能挽救患者的生命。孩子母亲没有医学常识,虽然认定孩子不对劲,但是没办法表达清楚到底发生了什么。这时,只有医生才能像侦探一样从蛛丝马迹的线索里去判定因果关联。虽然故事结局皆大欢喜,但是想一想如若不然,还是让人心生恐惧。

梁启超在《论小说与群治之关系》里强调的"自化其身""入于书中而为其书之主人翁""化其身以入书中""去此界以入于彼界""文字移人"阐述的正是在叙事世界里浸润对自身伦理处境和伦理选择产生的共情转移作用。这里的"自身"就是读者,"他身"则为故事中的人物即"身外之身"。当读者"化其身以入书中"时,则"此身"化为"他身",遂由"此界"出入彼界,亦即"他境界"。梁启超由此得出故事有不可思议的伦理力量的结论,就是说这些故事通过激发读者的情感和伦理想象,让读者对自己的选择进行伦理考量。

共情转移也是一种经由叙事性阅读培养起来的叙事素养,在这种与叙事作品交织融合的共鸣、共情中,读者能获得对自己的行为举止和思想心态的指导,达到治疗疾病、疗愈痛苦的目的。

文本细读训练能帮助医务人员提升叙事素养,叙事素养得到提升的医护人员又可以反过来更好地阐释和解读叙事性作品。叙事素养高的医务人员能将临床实践经验转换成引发反思的故事与另两方分享。叙事医学中的文本细读是积累人文和叙事素养的重要途径,没有文本细读做基础,反思性写作只是空谈。

《周易》有言:"君子学以聚之,问以辩之,宽以居之,仁以行之。"意思是学习就是不停积累知识,通过不断询问才能辩明真理,做人要宽厚,做事要仁义。在叙事医学语境下,可将其解读为:经典疾病和医学叙事作品的文本细读是积累人文和叙事素养的重要途径,在此基础上从不同的视角看待自己和他人,才能明白什么是医学,什么是医学人文,才能以更宽广的胸怀与临床语境中的三大主体和谐相处,在临床工作中践行仁心仁德。

第七节　平行病历与叙事素养

在国内叙事医学发展的进程中,平行病历作为重要的概念和工具如影随形;其突出价值,是通过强调共情和反思能力达致叙事医学的真谛。

一、平行病历的内涵

平行病历是不同于临床标准病历的、以一般性语言(而非标准化语言)和第一人称书写的关于患者的记述;目的是使医者理解患者的经历和感受,达到与患者共情,并反思自己的临床实践。它是叙述患者疾苦感受和医者共情、反思活动的医学叙事作品。其中叙事是人类最基本的言语活动和话语事件,是人类借以组织人生经验的主要方式。医学叙事作品是通过医务人员的口吻叙述患者身心感受的个体叙事,是一种生发医患共情、引发医学反思的叙事形式。从作品的切入角度和主要内容划分,医学叙事作品有 4 种:一是患者感受叙事作品,这是一种标准疾病叙事,表达患者内心感受与痛苦,描述疾病体验;二是医者反思叙事作品,是医者在照护患者过程中对自己职业角色和医患关系的理解;三是诊疗事件叙事作品,患者的症状体验通过医生的深度沟通,并最终实现诊断和治疗;四是理论医学叙事作品,即主流医学话语所表达的对健康或疾病身体的社会文化理解。在叙事作品中,这 4 种角度和内容是可以转换和兼有的。

医学叙事作品有别于格式化的临床病历,其是对临床实践不同侧面的记载或叙事,但二者同样都是表现诊疗质量、医患沟通、人文关怀的医学文献,因此称之为平行病历。"平行"意味着记录"病"的临床病历与书写"人"的平行病历共同构成一份完整的医学文献,两者于医学人文的本质、医学人文关怀、医学诊疗护理活动、医患共同决策、医患沟通都是同行共在、不可或缺的。

平行病历作为一种医学叙事作品,有别于其他文学叙事作品,文学叙事作品需要艺术性的创作,其时间、地点、人物、事件是允许虚构的。平行病历可以采用一些文学创作的方法,如人物性格的刻画、伏笔的预设、冲突和转化的描写。需要明确的是,平行病历是临床诊疗护理事件的真实写照,有真实性、专业性的要求。医务人员每天都与扣人心弦、生动深刻的诊疗护理事件、患者感受、医者反思的生命故事相遇,平行病历不需要、也不宜虚构。

平行病历、叙事医学、叙事能力3个概念之间的关系,在卡伦的书里,是这样揭示的:叙事医学表示的是一种具有叙事能力的医学实践。叙事医学不是并列于基础医学、应用医学、技术医学和人文医学的新的医学学科体系,而是一种以叙事能力的展现为手段的医学实践活动。叙事能力是认识、吸收、解释,并被疾病的故事感动而采取行动的能力。平行病历是将叙事医学理念引进临床的一种方法,是叙事能力的具体呈现方式,是与诊疗活动相关联的、关于患者感受的"临床札记""临症笔记"。这样,叙事医学实践通过叙事能力,采用平行病历的方法,通过双轨临床书写,协调人文与技术、医生决策和患者感受的医患关系,实现医学人文关怀的目的。

二、平行病历的价值

1. 提升医学人文素质　医者的医学人文素质是彰显医学人文本质的内在决定因素。平行病历的书写过程是医者对患者疾苦认识内化为医学人文情怀,通过共情–反思机制提升人文素质的过程。建立在这样一种自觉的、主动的、内在的自我教育、自我提升、自我建设基础上人文素质重新建构行为,效果非机械灌输或外在教育可比。

2. 体现人文共情　当下的循证医学、临床路径、精准医学关注的是病症、共性指征、技术考量、数字证据、干预方法、程序告知;平行病历写作过程是叙事者共情发生的过程,叙事医学关怀的是患者、个别镜像、身体感受、人性故事、生命尊严、情感沟通。平行病历于医者而言体现人文关怀,具有操作性好的优点;于患者而言,具有感受性强的优点。

3. 促进自觉反思　反思是平行病历的核心价值所在。平行病历的情感故事不是娱乐作品,不是消遣文字,仅仅导向共情、使读者感动是不够的。平行病历要从叙事工具的身份走向人文价值的高地,出口只有一个——自觉反思。叙事是方式,感动是效果,反思是根本,行动是目的。能否促进反思,是考量一篇平行病历质量的关键指征。

4. 和谐医患关系　医学、医院、医生和患者相遇,从开始到结束都应该是关心、关怀和关爱(三关)。医患关系从开始到结束都应该是同情、共情和温情(三情)。医患关系走低走偏的症结所在正是"三关"和"三情"的流失,技术主义、生理主义、消费主义的猖獗和各种利益的驱动。当医学、医院、医生眼中只有技术和金钱的时候,恶劣的医患关系必然是常态。平行病历的写作过程,是一个关注患者、倾听患者、邀请患者参与决策的过程,是打捞日益散落的"三关",提升不断降温的"三情",建构和谐医患关系的有效之举。

5. 排解负性情绪　情绪是人的生命体征(除非是处于昏迷状态、植物状态、死亡状态)。情绪有不同的质态,包括良性的或负性的情绪质态,无论是哪一种质态的情绪都有投射迁移的属性。医务人员工作负荷重,压力大,风险高,职业倦怠普遍。工作中如果将负性情绪迁移至患者,会引发医患纠纷,恶化医患关系。平行病历的书写,是一个整理思绪、梳理认知、舒缓压力、变换心境的过程,具有排解、化解、分解医务人员的负性情绪的功效。

6. 提高医疗质量　平行病历具有的一个独特的临床价值就是有益于医疗质量的提高。平行病历承载着患者的整体信息,能够改善医者对患者认知的深度和广度;平行病历体现的共情温度暖化了医患之间的交流方式,提高了医患之间的信任度,提高了依从性;平行病历推进的反思活动,对避免过度治疗、防范误诊误治、改善职业态度、优化医疗服务都具有内在催化促进作用。

三、平行病历的内容

(一)平行病历的一般内容

1.病痛折磨,身心感受　启动共情-反思的人文关怀机制,提升医学温度和医学人文素质,是平行病历写作的基本目的和存在的价值所在。那么,启动共情-反思机制的钥匙是什么?是观察、体认、体验、体谅、书写患者的病痛折磨和身心感受。患者身体受难的故事,是平行病历的主旋律。

2.情绪崩溃,情感动荡　患病的过程使患者陷落在一连串未知和不定的恐惧之中,情绪崩溃失控、情感动荡不定的历程,是患者痛苦感受的集中表现;患者情绪的变换过程,是身心状态和疾病状态的感性表现,是平行病历不可忽略的重要内容。

3.生命阴影,死亡恐怖　疾患损伤身体、损伤生活、损伤生命,这是患者心中挥之不去的阴影;没有任何一位病患一开始就做好了面对疾患带来的重大生命变故,甚至是死亡的心理准备。无法体认这一点,医者的共情就失去了基础。

4.诊疗事件,医患冲突　诊疗事件是医患关系形成、医学共情、医学反思、医患冲突发生的缘起。平行病历中的诊疗事件是指影响患者生活状态、生命感受、心态情绪,影响医患关系和医患沟通的诊疗活动,既包括生物医学的内容如病情诊断、临床处置、病痛伤害等,也包括人文医学的内容如疾苦感受、医患沟通、服务态度等。这些诊疗事件是叙事的基本要件,是情节发展的基础材料。但是,诊疗事件和医患冲突本身并不是平行病历的核心内容,因此,这一部分内容的把握在篇幅上不宜过大,着笔力度不宜过重,文字表达言简意赅。

5.工作失误,认知变换　工作与成绩相伴,工作与失误为伍,失误是进步的先导;认知指导实践,实践改变认知,认知是进步的起点。临床诊疗工作是复杂的认识过程和复杂的技术过程,有失误、有不足不是问题;没有不断纠正失误,没有不断提高认知才是问题。平行病历的书写如果围绕着只写感动、不写深刻,只写成绩、不写失误,失去的是真诚和信任。面对患者的痛苦感受,我们应从深层次地去进行"灵魂叩问"并将其表述在平行病历中,进而提高认知。

6.人性真相,亲情纷扰　医疗场景发生的故事以其独特的视角折射社会万象、生活艰辛、人性冷暖。平行病历仅书写患者生理性身体和病理性反应是不够的,仅书写患者的情绪焦灼、心理压力也是不够的。要将患者的身体放在生理、心理、社会、人性的统一场中去写,才能真正揭示患者身心问题的根源所在,写出患者的内心世界。

7.温情感动,生命感悟　平行病历能留下来的是有生命的故事、有温情的感动、有生命的感悟。人类之所以是会讲故事的生物,是因为故事里有温情、有生动、有感悟、有深刻。平行病历之所以有意义,是因为它书写的是疾患苦痛之中生命百态,此刻的生动、此刻的深刻,直击心扉,刻骨铭心。

（二）平行病历的核心内容

1. 医患共情

（1）共情和医患共情的内涵："共情"最早由德国心理学家西奥多·利普斯于1907年提出。继心理学之后，哲学、伦理学、社会学、人类学、神经科学、美学、医患沟通学、护理学、媒体研究、社会工作等学科也从不同角度研究共情。美国心理学家丹尼尔·巴特森把文献中对共情的定义总结为以下八种：知晓另一人的内心状态、以相应姿态回应另一人的姿态、感知他人的感受、把自己投射到他人的境遇中、想象另一人是如何思考和感觉的、想象处在他人的视角该如何看待问题、看到他人的痛苦感到沮丧、同情正在经受痛苦的人。以上八点，是从共情产生的过程定义共情。

医患共情是指医者体验患者内心世界的能力。具有共情能力的医者，面对患者感受和情绪的态度是体察、体认、体谅，而不是专业教育、行为矫正和价值批评；虽无法亲历患者的遭遇，但把自己投射到患者境遇中去感同身受，扶助患者走出困顿的心境。

（2）平行病历中共情的产生：观察是打开共情之门，是体察患者内心的窗口。共情观察是医者有目的、有计划的知觉活动。观，指观看等感知行为；察，即分析思考。观察不只是视觉过程，是以视觉为主，融合其他感觉为一体的综合感知，而且观察包含积极的思维活动，因此是知觉的高级形式。医者观察患者的言谈举止，品味其中的病患痛苦；观察患者的神情心态，体察其中的惊恐焦虑，观察患者情绪起伏，触及其中的压力困顿。医者共情观察与临床观察对象和观察过程是融合在一起的，是走进患者内心、产生共情的基础。

倾听是走进共情之径，是体认患者感受的必由之路。倾听，是医学人文关怀的无声关爱，是共情之源。倾听是情感投入的过程，是一种关怀，是一种慈悲，是一种品德，是一种默默的支持与力量，放弃倾听，绝无共情。

触动是弹拨共情之弦，是体悟患者苦楚后的感动。触动是医患共情之门的钥匙，感动是医患共情之歌的咏唱。具有感人力量的平行病历就出自叙事者通过观察、倾听受到的触动和感动，并再现了这种触动和感动。

书写是谱写共情之曲，是体现医患共情、成就平行病历写作带来的归属。平行病历的书写，发之于观察、倾听，形之于触动、反思，成之于书写。

（3）平行病历表现共情的介面：平行病历表现共情的介面是展示共情故事的窗口。这些介面可以展示叙事者如何把自己投射到患者的境遇中。这些介面可以是患者内心状态、患者身体感受、患者境遇困苦、患者不幸遭遇、患者视角立场、患者情绪心态、患者身心需求、医者回应患者等。

2. 医学反思

（1）反思含义：平行病历中的反思，扬弃哲学反思的抽象和生冷，体现充满生命温度的、感性和理性统一的深刻，其核心价值在于对既往经验的审视、思考、总结；对现时工作的检视、检讨、追问；对未来走向的设计、谋划、改进。

平行病历反思的表现形式有两种：一种是批评式反思，又称之为直接反思，是从理论和原则出发，对某种言行形成的自我检视、自我批评。这种形式的反思理论性强，问题揭示直接而尖锐。另一种是感悟式反思，又称之为间接反思，是对工作中经历的事件有所感悟产生的自我点评、自我勉励。这种形式的反思表达平缓,悟性色彩明显。平行病历中的反思以感悟式反思为常见。

(2)反思进路:反思的进路即反思的途径。

一阶反思进路。反思职业态度是一阶反思进路。职业态度是医学人文关怀的表征,是共情的生动体现,是影响医患关系的重要元素。医学职业态度是通过耐心、专注、语言、神态、情绪、倾听、告知、解释、微笑、共情等具体形态表现出来的。以耐心为例,耐心是影响患者感受的基本元素,也是共情的逻辑基础。没有耐心,遑论共情? 面对疾苦,习惯性地失去耐心,需要反思的不仅仅是工作压力大、时间紧张等原因,还是职业基本素质的问题。再以解释为例:医者的解释,负载着医学科学、患者知情权、患者的心理需求、医学人文关怀、医学职业态度等多重价值,是医学人文关怀的核心内容。"不解释"在患者的认知中,是有疑虑、没把握、嫌麻烦、不负责的同义词。不解释是引发医患纠纷的诱因之一。如果患者表现出不安心、不放心、有担心、有烦心、没信心,在平行病历中可以就需要对"解释"行为予以反思,是否或能否在重要的时间节点如入院时、查房前、查房后、操作前、操作后、检查前、检查后、出院前多解释一句。

二阶反思进路。反思诊疗护理行为是二阶反思进路。通过诊疗护理行为解除或缓解患者的身体疾苦,让患者恢复健康是人文中的人文,是最高层次的又是最可触及的医学人文关怀。缺乏反思诊疗护理行为,医学活动失去的是生命深度,平行病历失去的是终极价值。

三阶反思进路。反思共情状态是三阶反思进路。医者的共情状态是建构和谐医患关系的根基。医学行为是一种人道主义活动。缺乏共情,医学活动失去的是人文温度,平行病历失去的是叙事力量。在平行病历中,可以反思是否安抚患者的情绪,是否帮助患者解决困难,是否理解、体认患者的病痛,是否将自己投射到患者的境遇中,是否体认、体验、体谅患者的感受。

四阶反思进路。反思价值取向是四阶反思进路。反思需要勇气,还需要深度。归根到底,价值取向影响甚至决定着医学行为。对价值取向的反思是最为根本、最为彻底的反思。价值取向反思涉及的问题有:采用的医疗手段会给患者和社会带来什么,医院、医生的利益和患者的利益发生冲突的时候选择什么,哪些辅助用药和重复检查是可以去除的。

四、平行病历的结构

(一)选材和标题

1.选材　临床发生的事件并非都适宜作为平行病历素材。一般而言,平行病历选材要注意其代表性、适应性和故事性。代表性即所选素材本身负载着叙述者所要表达的思想内容,对医学实践具有一定的启示意义;适应性即所选素材适合于平行病历这种文体,具备叙事作品的基本要素,如时间、地点、人物、情境、冲突等;故事性即叙述者掌握所选素材的情节演进经过、细节材料、冲突转化、人物背景等故事演绎元素并形成叙事。

2.标题　标题是首先进入读者眼帘的信息,好的标题不仅引人注目,而且是叙事作品的提纲挈领、画龙点睛之笔。某些为了吸引眼球的"标题党"手法不足取,但一个隽永深刻的标题是使平行病历增色不可或缺的元素。

(二)平行病历的元素

1. 时间、地点、人物、情境 时间、地点、人物、情境是平行病历的基本元素。要明确的是,平行病历的主要着力点是情节,是情节推进中所包含的共情和反思。因此,平行病历中的"四元素"不是都要占用很多笔墨。"时间"和"地点"可简要交代,"人物"用笔不宜过分铺张。小说和剧本中的故事是为刻画人物服务的,平行病历中人物刻画是为故事服务的。

情境是故事发展的环境,用笔力度要满足故事发展的需要。情境在平行病历中可以分为"病情情境"和"心情情境"两种。"病情情境"是故事演进的专业背景,文字不在多,要突出关键词。患者的病情是其一系列身心反应的根源;医者对患者病情的认知水平,影响诊疗质量、影响沟通水平。"病情情境"的文字可以有专业术语,但不宜罗列实验室数据。"病情情境"包含故事可能出现的多种走向,处理好相关的伏笔十分重要。"心情情境"是决定故事情节走向的内在因素。这一部分要选择典型元素揭示患者的内心世界,注意伏笔的安排。

2. 冲突、转折、情节、细节

(1)冲突:冲突是平行病历高潮的形成起点,是故事最精彩的部分。医患之间的冲突,从现象而言,有的是对诊疗方案的认知分歧;有的是对职业态度的意见反映;有的是对医疗服务的不满情绪;有的是对医院医生心生怀疑;有的是患者痛苦感受与医者的共情障碍。医学场景中的冲突,往往是多层次的,呈现一波未平一波又起的势态。书写冲突是平行病历的关键节点。正面、客观、深入地揭示冲突,是平行病历的重要叙事内容。

(2)转折:转折是平行病历高潮的顶峰,是积极、妥善、有针对性地处理冲突的过程。创造性的转折情节,是行为者人文关怀、共情传递、心灵沟通的展示,是平行病历体现生动与深刻的亮点。

(3)情节:冲突—转折的叙事是形成平行病历高潮的核心节点。要真实而又有温度地写好疾病故事,展现患者风起云涌的内心世界,强化冲突—转折的感染效果,情节处理十分重要。平行病历的情节是指作品中表现共情和反思主题的、人物情感发展变化的一系列的诊疗、护理、沟通事件。平行病历的情节和细节与文学创作的情节是有区别的,前者是叙事者对事件和人物客观、真实的叙述,后者是创作者对生活艺术的、虚构的设计。

(4)细节:平行病历的细节是指作品中叙述事件发展的最小的组成单位。细节构成情节,情节组成故事,没有情节的精彩,就没有叙事的生动;没有细节的精致,就没有叙事的深刻。

3. 抒情、说理、共情、反思 平行病历是体现医学温度和医学人文关怀的文字,是疾病故事,也是人性故事和生命故事的载体。平行病历的特征是充盈着共情而不是检查数据,是满载着反思而不是医学术语。平行病历可以抒情,但在抒情和共情之间,抒情是手段,共情是目的;平行病历可以说理,但在说理和反思之间,说理是形式,反思是内核。平行病历的抒情书写与文艺作品不同,要力求自然平实而不是刻意和张扬;平行病历的说理文字与政论文章不同,要依据患者感受讲共情之理而不是依据理论讲学术之理;平行病历的共情叙事要水到渠成,避免为共情而共情的生硬造作;平行病历的反思笔触要紧扣情境,由感而生,避免为反思而反思的牵强附会。

五、平行病历注意事项

在书写平行病历时,需要特别注意以下几个方面的事项,以确保平行病历的质量、准确性和人文关怀的充分体现。平行病历中记录的患者个人信息即疾病信息应准确科学地描述;体征及即病情变化规律应符合医学规律,避免主观臆断和猜测,确保记录的真实性。在描述病情和治疗方案时,应使用专业术语,确保信息的准确性和专业性。同时,对于非专业读者(如患者及其家属),可适当使用一般性语言进行解释和说明。特别强调的是,在书写平行病历时,必须严格遵守保密原则,保护患者的隐私和信息安全。所有涉及患者隐私的信息都应进行适当的处理和保护,确保患者的合法权益不受侵犯。

目前国内基于叙事理念的病历相关概念除了平行病历、叙事病历以外,还包括人文病历、双轨病历、重构叙事病历等。在学术概念界定层面,仍有深化与提升的空间。特别是叙事病历这一概念或提法散见于既往研究中,甚而被等同于平行病历。笔者所在单位连续三年组织临床科室医务人员和临床医学院学生开展旨在提升医务人员及医学生共情能力的叙事医学文章和平行病历征集,结合叙事医学理论,对平行病历与叙事素养的培养有如下启示:一是对于如何在病历书写中发挥反思功能的学理思考;二是在医疗机构中、叙事医学发展进程中,围绕缓和医疗领域病历书写实践的重要发现;三是结合应用场景对相关或同类概念进行辨析,以在操作层面更好地促进叙事医学落地临床。基于叙事医学的推进状况与临床实践需求,我们对叙事病历概念进行更加具体的界定,尝试系统化阐释这一概念并区分不同层次的特征,以期助力叙事医学在本土临床实践中获得高质量发展。

第八节 叙事医学临床实践

在叙事医学临床实践中,很多医生在临床工作中对实际工作产生了很多疑问。诸如门诊常规程序中如何进行叙事医学实践?用何种方式得到医生想要的信息,同时有让患者感受到自己讲出了自己想要讲的信息?用何种方式打断患者无休止的叙述而患者又不感受到被忽视?在特定的专科中如何实现叙事医学?如何在住院患者中实现叙事医学等?这些叙事医学困境需要医务人员、患者和研究者共同研究、探讨。叙事医学能快速发展起来,是因为叙事医学能有效改善患者就医体验,减少医疗纠纷。但实践叙事医学只能是额外投入吗?对医务人员有益处吗?这些问题是近年来国内产生的新疑问,也是值得探究的新领域。

一、门诊中的叙事医学实践

门诊是大多数患者接触医院和医务人员的重要场所。患者在门诊的经历很多时候塑造了他们对医务人员和医院的印象和评价。这要求医务人员不仅要关注患者的趋同性,也要关注患者的多元化。但是我国目前医疗状况是医疗供给的不平衡性和资源的有限性。因此,在有限的时间内,门诊医生对每一位患者要进行病史采集、体格检查,这么短的时间,会使医生对患者疾病了解有限,造成一定的误解;且很多时候,患者多次就诊要面对不同的医生,医生坐诊的不连续、不固定等在一定程度上造成了患者与医生的纠纷矛盾。门诊医生如何面对和处理好与患者的互动具有很实际的意义。

(一)认识门诊活动的叙事属性

美国医学人文学者凯瑟琳·亨特利用两年时间在 3 个医院进行了田野研究,他跟随医生参加了他们所有的活动,并做了大量的田野笔记。由此得出结论:"医学从根本来说是叙事的,特别是在三级教学医院,他们的实践充满了故事。"认识到医学实践具有叙事属性,而非只具有"软科学"属性,才能使医生从根本上承认叙事的意义和倾听患者故事的重要性。

门诊中的医患互动是一个讲故事的过程。患者呈现给医生关于本人疾病和健康的问题是通过讲故事的形式,好像是把一个微型的"生命故事"呈现给医生。医生听到这个故事后,会按照医学诊疗思路进行提问,把听到的信息转化成医学信息继续扩充故事,并借助各种检查检验结果给出诊断,这个过程就是解释性的重新讲述故事的过程,某种意义上也是"再现"的过程。

(二)通过叙事与患者建立归属关系

提出生物—心理—社会医学模式倡导者恩格尔指出:患者既是"看病"行为的发起者,也是这一过程的行为者。它不仅仅是一个研究对象。所以在问诊中倾听患者的故事有助于了解导致疾病的原因。他认为医生的问诊应该包括外观、内观及对话。问诊是所有医疗活动中最基本的技巧,不仅为诊断和治疗提供有用的信息,也决定着医疗决策和疾病的走向。

在问诊过程中,如果医生能够快速与患者建立起信任关系,那么双方对问诊的过程都是满意的。叙事医学的来源之一"关系性医学"认为:"任何医疗活动的基础都是人与人之间互动……对任何医疗专业来说,人际关系对医务人员和患者的满意度和良好的临床结果来说都是重要的。"因此,医生要愿意去跟患者建立关联,认识到医患互动首先是两个人的互动,并应该像在具体的日常交流中,尊重对方。

在门诊中采用叙事医学的方法有两个要求。首先是医生愿意让患者积极参与医患互动中,尊重患者对这个过程的贡献,愿意倾听故事,同时对叙事有所回应。这体现了医生愿意与患者分享医患互动中的权利,同时保证在这个过程中保持自己的专业角色并控制医患关系走向。其次就是要求医生在任何时候都应有反思的意愿——要反思自己说的话和说话的动机。注重反思的作用,同时,通过反思提升医患互动的效果。

(三)门诊互动的参考模式

1.门诊互动中的张力　　医患之间的交流好像是两种交流方式的斗争。英国著名叙事医学实践家劳纳称之为"叙事性和规范性之争"。如前所述,患者来就诊都是带着自己的疾病及疾病故事,讲述故事过程都带有叙事性。这也是日常最常用的问诊方式,在这个问诊过程中,医生往往只注重"胸闷""憋气"等医学术语,自动过滤其他无关信息;在"规范性"问诊中,医生只关注症状,限制了叙事或选择忽略叙事。例如,一个癫痫患者就诊,患者将自己患病过程进行阐述,医生会问到"患病时,你的老板看到了么"。医生这样问一来是为了消除患者的病耻感,二来是为了从旁观人角度来了解疾病发病过程。

2. 采用叙事问诊的两个模式　无论理论还是实际过程中,医务人员都认为时间紧急及患者的理解能力都限制了叙事方式在问诊中的使用。劳纳认为难以使用叙事方式进行问诊是因为医生固有的信念、经济模型医疗保健的强势性、规范化方式的坚固性、技能训练等。这些都是受医学文化的影响。以下介绍两个门诊中叙事模式。

一是劳纳模式。劳纳在2002年提出了对全科医生进行叙事问诊悬链的模式,称其为"能够带来改变的对话",这个模式包括七步:探索不同与关联、做出假设、追问、制定策略、分享权力、反思、发现更好的新故事。根据我国门诊具体情况。北大医学人文学院郭莉萍教授团队制定了一个叙事五步问诊方案:关联性提问、假设性提问、验证假设提问、制定策略提问、共同决策提问。

二是史密斯模式。美国密歇根州大学医学教授罗伯特·史密斯在1996年提出:生物医学模式教到医学生用"以医生为中心"的问诊方式得到信息,这个模式要求医生主刀医患互动,互动过程要满足医生获取所需信息的要求,医生通过获取非个人化的各种信息,使其组合为对于患者疾病的描述,患者个人的担心一般被忽略或者打断,为的是让医生在生物信息基础上做出判断,以医生为中心的患者方式不会关注患者个人,只会阻断关于患者这个人的信息。为了纠正"以医生为中心"的这个模式的弊端,"以患者为中心"模式应运而生。这种模式鼓励患者讲出他们最想要讲出的事情,包括但不限于疾病症状。

(四)用叙事的方法与"困难患者"互动

1. "另有所图"的患者　这类患者行为有悖于常理。通过耐心提问,并与之共情。在问诊过程中,要深刻理解患者的"言外之意",注意聆听患者疾病之外的故事,把握患者的内心世界,注意患者的活动细节,倾听"弦外之音",摸准患者的真实诉求。在这个过程中,注意再现的使用,通过解释、倾听和鼓励患者说出自己真实的感受和真正的问题,使医患双方都明白患者的真实状况,为患者解决问题找到精准的方案。

2. "让人猜谜"的患者　情绪是患者就诊过程中影响沟通最重要的因素之一。患者和患者家属很少有人主动关注到自己内心的矛盾状态。在一定程度上,医生要抱有"好奇之心",挖掘疾病背后的故事,故事可以为医生诊治疾病提供丰富的信息,让医生成为患者的"解密人"。

3. "好为人师"的患者　这种患者特征就是受教育程度高,社会地位高,不容易被说服,自我观念很强,拥有跳跃式思维,逻辑性强。医生应改变一贯的传统的问答式的思维,运用扎实的知识、缜密的逻辑阐明自己的观点和诊疗思维,明确沟通目的不是为了说服患者,而是传递给他们符合医学规律的诊疗逻辑。只要双方都充分理解了对方的意思,最后无论患者如何选择,都算是有效的沟通。

4. "瞻前顾后"的患者　这种患者在就诊过程中顾虑较多,容易占用医生更多时间。这就要求医生在问诊过程中注意患者欲言又止的语言,让患者切实感受到医生对自己的理解和尊重,提升患者的依从性,关注细节,给患者充足的机会表达自己,只有这样,才能让患者在极短时间内理解患者的行为模式及背后的原因。

二、急诊叙事医学实践

急诊医学的特点对急诊医生的临床技能及沟通能力有着较高的要求,为急诊工作提出了更严峻的挑战。近几年,叙事医学在我国急诊领域内发展迅速,2018 年,中国老年医学会急诊医学分会成立了叙事医学专业委员会,2019 年,中国急诊人成立了民间性质的旨在扩大叙事医学影响力的"叙事医学传播学院"。该学院通过网络的方式向急诊医生传播叙事医学的理念和传播方式,分享医护之间的故事。

1. 急诊现实叙事与危机化解　"现代临床医学之父"威廉·奥斯勒曾提出,医学是不确定的科学与可能的艺术。这种不确定性在急诊语境下显得更加突出。急诊室既是生死一线之隔的地方,也是医疗纠纷的是非之地,每个夜晚都在上演着一幕幕悲欢离合的人生戏剧。急诊史上,许多人文主义医生前辈在处理急诊危机事件时展现出来的叙事素养和叙事智慧对我们当代急诊医生化解危机能够发挥启示作用。他在抢救一名急诊患者时,将抢救细节写成一封信寄给了患者家属,虽然患者没有抢救过来,但是患者家属从字里行间感受到了医生为死者所做的一切。也就是说,通过融合医患两大主体间的叙事视角,整个故事的基调实现了根本性转化。奥斯勒运用的是一种从人文关怀思维出发的叙事调解模式,通过主动进行叙事沟通和哀伤辅导,有效改变涉事各方主体的行为、认知、情感,成功化解了潜在的医患危机。急诊语境下,医护人员应该遇事不回避,沉着稳重地应对危机。

2. 文学急症叙事与叙事沟通能力　许多急诊医生都具有非凡的叙事素养与虚构写作能力,他们将自己的急诊经历化为一个个扣人心弦的文学短篇故事。在本章第六节所列举的《糖》所展现出就是医患的沟通能力。尤其是在急诊语境下,具备良好叙事素养的医护人员能从患者混乱的叙事中提取对诊断有利的蛛丝马迹。

3. 作为患方的医生急诊叙事与共情能力　著名作家医生、哈佛医学院血液肿瘤学家格罗普曼说:"当我还是实习生和住院医生时,对在急诊室遇到的那声称自己背痛得厉害的患者,往往嗤之以鼻,耸耸肩认定他们只是几个装病赖工的懒鬼。直到有一天我自己也背痛得厉害,才明白与虚弱无力作斗争是一种什么体验。"然而,医生没必要经历各种疾病才懂得与患者共情。医护人员只需要多阅读一点医生患者或者患者家属的故事,就能懂得换视角理解他们的痛苦。

急诊医学犹如一门现代医学人类学,急诊患者有五个"最":最紧急、最严重、最复杂、最无助和最弱势。经验丰富的医务人员只能靠自己的现场判断实施救助,决定该执行何种急救,同时还得安抚失去意识或陷入疯狂的伤者(还有失控的家属),这既需要医务人员具备非常精湛的专业技能,也要求医护人员具备良好的叙事素养。

三、肿瘤科中的叙事医学

肿瘤已经成为严重威胁人民健康的疾病,在我国,其发病率和死亡率呈逐年上升趋势。肿瘤患者一般伴有情绪、心理、躯体症状、实际问题、临终问题等问题,且很多家属也伴有或轻或重的焦虑、愤怒、恐惧、抑郁等心理问题。

肿瘤由于其学科的特殊性,在生死困境、技术困境、伦理困境等三个方面的问题。在肿瘤学科中,对于一些癌症中晚期的患者来说,能够有机会探讨死亡,从而找到生命的意义很重要。肿瘤科医务人员除了最大可能地减除生理上的疼痛之外,还需要他们帮助完成患者未完成的心愿,协助他们回顾及体会人生,与过去的恩怨做个了断,与身后事做好规划和安排,能平静地面对死亡的来临,即生死两无憾。肿瘤患者面对的困境及其心理变化的特殊性,为叙事医学的发展提供了土壤。肿瘤内科可以作为叙事医学的试验田。

(一)肿瘤科叙事医学的特点

1. 观察能力和叙事能力的培养　语言学家温德尔约翰逊认为:"我们的语言年代久远,但是先天不足,是一种有缺陷的工具,它反映了万物有灵的思想,让我们讨论稳定性和持久性,谈论相似之处,常态和种类,谈论神奇的转变,迅速的治愈,简单的问题以及终极的解决办法。然而,我们的世界包含着无穷无尽的变化、差别、层面、功能、关系以及问题的复杂性,静态的语言和动态的世界并不匹配,这是我们面临的挑战之一。"在日常生活中,我们应用最多的事静态语言,以评论的形式描述事件发生的瞬间和思想的截面,但现实往往是复杂的,变化的,用静态语言只能看到冰山一角。临床亦是如此,观察语言应运而生。

锻炼好培养观察能力,使用动态的、观察的语言来描述事件的发展,不仅能帮助自我成长,还能帮助临床工作。观察能力的提高可以推动临床工作的开展,把患者用生物病理联合人文病理剖析,更能与患者建立一种"亲密"的情感,共同实现医疗决策。

目前,医疗诊治仍然依赖于循证医学。在叙事医学看来,循证与叙事的整合才是对客观诊疗规律的真实反映。客观诊疗信息的丰富度不能代表患者个人情感意志的支撑。很多时候,在循证医学基础上,我们需要加入叙事的部分来更好地把握疾病的来龙去脉。比如,有同样的症状胸部 CT 影像表现时,究竟是普通肺炎还是肺结核,有时患者就家属的叙事可能会提供更准确的信息,如生活的轨迹及接触的人等。

当代叙事医学的一个重要部分是医护人员对患者故事的观察、聆听、解读及分析。从患者的角度出发,将患者置于主体地位,把患者的体验和经历加入诊疗过程中,从而发挥患者在诊疗过程中的主观能动性,这就是医务人员必备的"叙事能力"。

2. 叙事医学在肿瘤科的特殊含义　肿瘤科是一个特殊科室,每一个患者都有着不同的患病经历。"谈癌色变"理念已经在国人心中烙下了很深的烙印,当厄运来临时,每一个患者都会失去生活的目标和信心。在这种情况下,叙事心理学就应该发挥应有的作用。

(二)肿瘤科叙事医学实践

1. 叙事查房　叙事查房是一个全新的词语,现在应用于临床,主要应用叙事的方式进行查房的活动。叙事查房要求医务人员除了拥有专业知识之外,还应拥有倾听患者并接受患者疾病故事的叙事素养,勇于接受患者各类的叙事信息,并结合症状、体征及患者的主观视角,来判断患者身体气质变化,医务人员通过换位思考及情感连接,直达患者的内心,从而共同决策出最优方案。

叙事查房与传统查房有很大的差别,叙事查房要求在日常正常交班之外,增加"动态心理交班",筛选符合叙事查房的患者,由科主任介入或者亲自担任查房主要任务。叙事查房的意义在于运用"非常规"手段,解决患者的心理和身体不适。这种方式着眼于患病的人,在一个舒适的环境中,用通俗易懂的语言,真诚地与患者交流,这样能减轻患者直面疾病的压力。

2. 叙事患教会 叙事患教会以彻底倾听为目的,由具有叙事能力的医者主导,每周选择固定的时间、地点,在叙事患教会前需要了解患者的基本信息、目前心理状态、现阶段患者存在的最主要的问题等,叙事患教会后对患者的故事进行反思,在这样的条件下我们往往可以听到或挖掘到不一样的患教方向。

"患者教育+叙事"的过程促使医者不断深入反思患者或家属各项决策的特殊性及合理性,从更"人性化"的角度去理解患者和家属,同时也能帮助医者发掘诊疗疾病思路,积累"人文临床经验",提升医者的叙事能力,形成医患沟通、医者自身成长良性循环。

主体间性是叙事医学属性之一,叙事患教会干预后医者的共情和反思能助力实现主体间性。医者在医疗实践过程中通过聆听患者或家属不同的切身经历,了解疾病背后的故事,积累和沉淀出临床经验与感悟。临床决策既要体现患者个人权益,又要融入当下社会价值观。

关注、再现和归属是叙事医学三要素,也是叙事患教会临床实践的核心要素。患者健康教育过程中,引入叙事医学的理念和方法,不仅增加了患者对健康教育内容的认可度,而且通过特定时间段深度交流,医者更能关注患者或家属的身体遭遇及人生经历。

四、中医中的叙事医学

1. 中医临床与叙事医学 在中医临床中充斥着叙事医学思想与实践方法,整体观是中医学的重要指导思想。薛崇成等学者提出中医学"时空-社会-心理-生理"的医学模式。该模式的提出体现了中医学结合天时、地理、气候等自然科学以及阴阳、五行等哲学理论并重视人作为独立个体的特性。中医学以人为主,以整体观为指导思想,重视自然、社会、心理等因素,与叙事医学强调人文回归,关注患者的主观体验,了解患者疾病背后生活、情绪等故事,与患者共情相一致。

对于临床诊疗,《黄帝内经·灵枢》中强调医生在诊疗前要先了解就诊者的社会关系情况及其意愿,"入国问俗,入家问讳,上堂问礼,临患者问所便",以患者之"所便"为先。诊疗时,中医通过望闻问切四诊合参详细了解患者情况。通过望患者的色、形、神等方面,注意患者的神气状态,对患者有一个整体的把握,如名医扁鹊在见蔡桓公的时候,通过望诊指出桓公"有疾在腠理"并劝其治疗。闻诊不仅要求医务工作者倾听患者的叙述,感受谈话过程中的言语信息、非言语信息及其背后的故事意义,而且从中判断患者的心理状态及脏腑功能状态,如《医宗金鉴·四诊心法要诀》中云:"喜心所感,忻散之声;怒心所感,忿厉之声;哀心所感,悲嘶之声;乐心所感,舒缓之声;敬心所感,正肃之声;爱心所感,温和之声。"问诊是获得临床信息的一种重要手段,通过了解患者的基本信息、感受的痛苦及苦恼的问题等内容。"凡未诊病者,必问尝贵后贱",患者的生活经历对于疾病的产生具有一定的提示意义,特别是"不在脏腑,不变躯形,诊之而疑,不知病名,身体日减,气虚无精,病深无气,洒洒然时惊"等形体改变不明显的情况下,社会与心理因素会更有参考价值。脉诊是中医重要的诊断依据之一,每个人的脉位、脉形、腧穴气血的流通、肌肤、筋骨均有不同,"唯用心精微者,始可与言于兹矣"。切诊不仅对疾病的诊断有重要作用,而且与患者的肢体接触也能够拉近与患者的关系,增加医患之间的信任度。张仲景指出医者若"省疾问病,务在口给,相对须臾,便处汤药,按寸不及尺,握手不及足,人迎趺阳,三部不参,动数发息,不满五十,短期未知决诊,九候曾无仿佛,明堂阙庭,尽不见察",是"窥管而已",这样"欲视死别生,实为难矣",由此可见,中国传统医学在临床诊疗过程中通过望、闻、问、切四诊合参,对患者疾痛进行全面了解。在这个过程中,可以反映出医生倾听、解释、回应临床故事的能力。

　　临床记录方面,医案是中国古代的病案,医话多为医生的诊疗笔记。明末清初著名医家喻昌在《寓意草》对医案的书写进行了规范。喻昌指出医案中不仅需要包括"某年某月,某地某人,年纪若干"等一般情况,而且需要记录初见时对患者"形之肥瘦长短若何,色之黑白枯润若何,声之清浊长短若何"的印象。"人之形志苦乐若何,病始何日,初服何药,次后再服何药,某药稍效,某药不效,时下昼夜孰重,寒热孰多,饮食喜恶多寡,二便滑涩无有,脉之三部九候……"通过问诊,患者的情绪心态、饮食喜好及以前诊疗过程、本次诊疗情况都需要详细记录,"务令纤毫不爽,起众信从,允为医门矜式,不必演文可也"。由上可见,叙事医学的理念在中医学几千年的临床实践中早有体现,叙事医学助力医学回归人文,也是与中医学医学模式的呼应。

　　2. 叙事医学实践在中医临床的意义　医疗的参与者是人,而医务人员作为和患者接触的"第一人",是医患关系的关键。诚然医务工作者对医患关系的改善有不可推卸的责任和义务,但在临床上却渐渐出现"一边倒"的现象。将医生置于道德高地,强调医护人员的社会属性与社会职能而忽视其作为人的自然属性和追求。各种人文关怀学习给工作上疲惫不堪的医护人员源源不断地增加着压力,而医护人员为了规避医患纠纷的发生会倾向于选择相对安全的常规诊疗方案。在和患者沟通中也不愿多说,这很容易就导致与患者间产生隔阂。虽然叙事医学为改善临床现状提供了新思路,但中国临床情况与西方临床情况不完全相同,不能照本宣科。我们在借鉴西方叙事学理论的同时,应该立足于中国传统文化的土壤,结合中国国情,使其与中国文化相交融。而中医学作为"中国古代科学的瑰宝""打开中华文明宝库的钥匙",继承并发展中国传统文化,因此通过叙事医学结合中医人文思想,在中医临床上进行实践活动,对于寻求改善我国医患关系的方法、促进医患同盟的建立、走出我国医疗困境具有十分重要的意义。

【参考文献】

[1]宫福清,戴艳军. 关于医学人文学科设置的思考与建议[J]. 中国医学伦理学,2012,25(2):245-246.

[2]张慧颖,王锦帆,马宇昊,等. 新时代中国医学人文研究热点及趋势探析[J/OL]. 中国医学伦理学,1-16[2024-12-2]. https://link.cnki.net/urliu/61.1203.R.20240909.1728.006.

[3]郑倩茹.中国古代"医学人文"论[J].重庆大学学报(社会科学版),2023,29(6): 149-161.

[4]吴亚楠,何仲,刘欢,等.中国医学人文学科社会应用领域现状研究[J].中国医学伦理学,2024,37(5):592-602.

[5]杨嘉懿.中西医学人文的变迁、比较与启示[J].中国医学伦理学,2021,34(7): 877-882.

【思考题】

1.案例:张医生是一位在肿瘤科工作的资深医生,他不仅在医学技术上有着深厚的造诣,更在患者关怀方面展现了非凡的人文素养。面对一位被诊断为晚期癌症的患者李先生,张医生不仅制定了详细的治疗计划,还密切关注李先生的心理变化和情感需求。他耐心倾听李先生的担忧和恐惧,用温暖的话语和鼓励的眼神给予他精神上的支持。在治疗过程中,张医生还积极协调医疗团队,确保李先生在接受化疗的同时,能够得到足够的营养支持、疼痛管理和心理干预。此外,张医生还主动联系社会工作者和志愿者,为李先生提供家庭支持、心理咨询和生活帮助,让李先生在艰难的治疗过程中感受到了温暖和尊严。

问题一:在这个案例中,张医生是如何将情感关怀与医学技术相结合的?他的哪些行为体现了新时期医学人文精神的核心价值?

问题二:在你的医疗实践中,如何平衡医学技术的运用与患者的情感需求,以实现最佳的治疗效果?

2.案例:王医生是一位在心血管科工作的年轻医生,他接诊了一位名叫赵阿姨的患者。赵阿姨因心脏问题多次住院,但每次治疗效果都不理想。在最近的一次住院中,王医生决定尝试叙事医学的方法,深入了解赵阿姨的病史和生活背景。通过耐心的倾听和细致的询问,王医生得知赵阿姨年轻时曾是一名舞蹈演员,对舞蹈有着深厚的感情和无尽的热爱。然而,随着年龄的增长和心脏病的困扰,她不得不放弃了自己热爱的舞蹈事业,这让她深感痛苦和失落。在了解到这些信息后,王医生意识到,赵阿姨的心脏问题可能与她的心理状态和情绪压力密切相关。于是,他调整了治疗方案,不仅关注赵阿姨的身体状况,还积极为她提供心理支持和情感慰藉,鼓励她重拾对生活的热爱和信心。在王医生的精心治疗下,赵阿姨的病情逐渐好转,她也开始尝试参与一些轻松的舞蹈活动,重新找回了生活的乐趣。

问题一:在这个案例中,王医生是如何实践叙事医学的?他的哪些行为体现了叙事医学的核心价值?

问题二:叙事医学在医疗实践中具有哪些重要意义?它如何帮助医生更好地理解患者,提高医疗服务的质量?

第六章

医学法律

【学习目标】

1. 掌握患者的权利与医师的义务。
2. 熟悉医师执业资格的准入及取得程序。
3. 了解医师的法律责任及非法行医的概念；医疗纠纷产生的原因及预防。

第一节 医事法学概述

一、医事法学概念

医事法学是研究医事法律及其发展规律的一门法律学科。医事法学是自然科学和社会科学相互交融和渗透，并随着传统生物医学模式向生物-心理-社会医学模式的转变，而产生和发展起来的一门新兴的交叉学科，涉及医学、法学、伦理、公共卫生、行政管理等多个领域。

二、医事法学研究对象

医事法学以医事法律及其发展规律作为研究对象。医事法律是由国家制定或认可，并由国家强制力保证实施的，旨在调整医疗服务活动中所形成的各种社会关系的法律规范的总和。医事法学就是要对这些法律规范进行研究，不仅要研究医事法律产生及发展的规律，医事法律的内涵、特征、基本原则，医事法律主体的权利与义务，还要研究医事法律规范的制定和表现形式，现行医事法律制度及其实践应用，医疗争议解决的方法和原则，更要研究国家医事立法的理论与实践，以及如何运用医事法律的理论来解决我国医疗体制改革和现代医学技术发展中出现的新情况和新问题等等。

我国医事法学与欧美相比，起步较晚，进入本世纪以来得以逐渐普及，全国各大医学院校、部分法学高等院校相继开设了医事法学专业的本科以及研究生学历教育，医事法学专业得到了一定的发展。而且，随着社会的不断发展，人们对医疗服务、健康保障更加关注和重视,规范医疗服务,提高医疗质量和水平,保障健康权益,构建安全、规范、优质、高效、和谐有序的医疗服务秩序成为迫切需要。全面深化改革,全面依法治国,系统推进法治国家建设,实施健康中国战略,也为医事法学研究提供了必要条件。在现代社会中,在医学、法学等学科深度融合的背景下,医事法律的系统发展成为必要,医事法学的研究对象和研究领域也必将不断充实和发展。

三、医事法学特点

医事法学是自然科学和社会科学交融、渗透的结果,具有交叉性。它的特点可以概括为以下几点。

1. 时代性 医事法学产生的时间虽然不长,但市场经济和现代科学技术的发展对它产生了重要影响。首先,医药卫生事业怎样适应市场经济和建立市场经济条件下的医疗、预防保健体系,如何公平分配给人类健康不可缺少的卫生资源,如何创造一个有利于人类健康的公共生存环境等,这是卫生事业改革和发展面临的重大课题。其次,从生(生殖技术、克隆人)到死(脑死亡、安乐死)、从器官移植到基因工程,从高新医疗仪器设备的临床应用到远程医学教育等,都会产生许多法律问题。这些问题的提出和解决办法都将融汇为医事法学的时代性。

2. 边缘性 医事法学是生物学、医学、卫生学、药物学等自然科学和法学相互结合的产物。作为医事法学研究对象的医事法是调整医疗服务领域各种社会关系的法律规范的总称,其目的是保护人类健康;而医学、卫生学、药物学等是研究自然科学规律,保护人类健康的科学,因此,医事法学和医学等具有从不同角度研究保护人类健康这一共同对象的互相支持、互相渗透的边缘性。

3. 社会性 生命健康是一项基本人权。从某种意义上说,生命健康本身即是资源,是社会经济发展的基本条件之一。通过医药卫生事业使人民获得可能的最高水平健康,以保障经济的持续发展和促进社会进步已成为国际社会的共识。建立医事法学的一个重要目的,就是要宣传医疗法律知识,增强全体公民的法律意识,推进医疗服务事业全面走上法制轨道,以提高人民的健康素质。依法管理卫生事业,是卫生事业发展的根本保证,是促进社会经济发展的必要条件,体现了医事法学的社会性。

4. 科学性 医疗法律规范是依据医学等自然科学的基本原理和研究成果制定的,同时为保护人类健康这一特定对象,又必然将直接关系到人类健康的科学工作方法、程序、卫生标准等,成为必须遵守的技术性法规,使公民健康权得到保障,使医事法学具有科学性。

5. 综合性 作为医事法学的研究对象,以保护人类健康为根本目的的医事法,必须将法学、医学、伦理学、社会学、心理学、管理学等学科的有关内容融合进来,才能实现自己的宗旨。同时医事法调整的社会关系涉及行政、民事、刑事多种法律关系,因此医事法学不仅要有法学基础理论,而且与行政法学、民法学、刑法学等都密切相关,表现出很强的综合性。

第二节 医疗法律关系

一、医疗法律关系概念

医疗法律关系,是指在发生医疗行为前提下,医务人员与患者之间所形成的法律关系。发生医疗行为与否是医疗法律关系成立的关键。什么行为属于医疗行为,就需要进一步明确。

我国法律中没有医疗行为概念的明确表述。提到医疗行为,人们普遍认为是一种以诊疗为目的的行为。2017年4月1日起施行的经过第三次修订的《医疗机构管理条例实施细则》第88条对"诊疗活动"定义进行了明确:是指通过各种检查,使用药物、器械及手术等方法,对疾病作出判断和消除疾病、缓解病情、减轻痛苦、改善功能、延长生命、帮助患者恢复健康的活动。但是,随着医疗技术的发展和人民生活观念的变化,比如常规的健康体检、儿童预防接种、以变美为目的的整形美容等,这些行为虽然不是以诊疗为目的,但是也是需要专业技术支持,有医务人员参与才能完成的。而以诊疗为目的的行为这个概念就未能将此类情况涵盖进去,所以只能称之为狭义的医疗行为。

广义的医疗行为应不仅包括以诊疗为目的的行为,也应包括预防、保健、医疗美容等在内的非诊疗目的的行为。也可以说广义的医疗行为是医务人员在医疗机构中借助其医学知识、专业技术、仪器设备及药物等手段,直接以诊疗、预防、护理为目的,为患者提供疾病预防、紧急救治、检查、诊断、治疗、护理、医疗美容、保健及生育控制在内的,涵盖法定义务的全部或部分服务的总称。

二、医疗法律关系性质

医疗法律关系中的主体是医方和患方,医方和患方都是典型的民事主体,各自享有独立的人格,双方在法律地位上是平等的。医疗法律关系成立之前,患方有自由选择就诊医院的权利和自主性,医方虽然不能无故拒绝为患方诊治,但医方如果因院内设置诊疗科目不符合治疗患方的疾病,或无法达到患方提出的诊疗要求时,医方也是同样有权利拒绝的。

医疗法律关系建立后,在整个诊疗过程中,医方的治疗方案和措施,会征求患方意见,特殊的治疗方式,如手术,在术前也会对患者进行告知,并签署知情同意书。患方也可以自主选择是否按照医方的治疗方案执行。除了传染病或其他需要强制治疗的情况,医疗法律关系的建立、变更或终止等,都是医患双方自主选择和决定的结果。而且医疗法律关系建立后,医患双方都有一定的权利和义务,患方有要求医方提供诊疗服务的权利,但也有支付医疗费用的义务;反过来,医方有要求患方支付医疗费用的权利,但也有为患方提供诊疗服务的义务。这些特点就体现了医患双方之间的平等、自愿、等价有偿的原则。《中华人民共和国民法典》第2条"民法调整平等主体的自然人、法人和非法人组织之间的人身关系和财产关系",第4、5条"民事主体在民事活动中的法律地位一律平等;民事主体从事民事活动,应当遵循自愿原则,按照自己的意思设立、变更、终止民事法律关系"。因此,以医方和患方作为民事主体的医疗法律关系符合民法的根本原则及基本特征,医疗法律关系的性质仍然属于民事法律关系。

三、医疗法律关系分类

1. 医疗服务合同关系 《民法典》第464条规定"合同是民事主体之间设立、变更、终止民事法律关系的协议",第472条规定"要约是希望与他人订立合同的意思表示,该意思表示应当符合下列条件:①内容具体确定;②表明经受要约人承诺,要约人即受该意思表示约束"。患者挂号,这一挂号的行为,符合要约中希望能够得到诊治的要求,医务人员接受挂号,进行接诊服务,即为受要约人承诺。此时,这份合同成立。这份合同发生在患方和医疗机构之间,称为医疗服务合同。医疗服务合同的成立与一般合同一样,必须经过要约和承诺才能成立。医疗服务合同关系成立后,医疗机构有义务为患方提供诊疗服务,患方同样有义务配合诊疗、支付医疗费用,从而构成地位平等的合同法律关系。这是最基本的医疗法律关系。

2. 无因管理关系 医方与患方的医疗法律关系,主要是医疗服务合同关系,但在个别情况下,也可成立无因管理关系。《民法典》第979条规定"无因管理"是"管理人没有法定的或者约定的义务,为避免他人利益受损失而管理他人事务"。医疗无因管理,是指医疗机构或医务人员在没有约定义务和法定义务情况下,为避免患者的生命健康利益受到损害,自愿为患者提供医疗服务的行为。这种情况下就构成了医疗机构或医务人员与患者之间的特殊医疗法律关系。主要包括:①在非医疗机构中,非医务人员工作时间,如医师休假外出乘坐高铁、飞机等交通工具时,遇到患者突发疾病或有求医需求时,出于医师的个人职业道德和良心,对患者采取救治措施。②遇到自杀未遂但拒绝就医者,出于医师救死扶伤的人道主义,对其采取止血、心肺复苏等必要的抢救措施。③特殊第三人,通常与患者无监护关系,如警察,将昏迷或无主观就医意愿的患者送到医院进行救治。

3. 强制医疗关系 强制医疗关系是一种特殊的医疗法律关系,是指国家基于医疗的特殊性和对国民生命和身体健康的维护,在法律上赋予医疗机构或医务人员以强制医疗权力,明确患者强制接受诊疗义务为主要内容的法律关系。在这种特殊法律关系中,法律赋予医方强制诊疗的权利和患方是强制治疗的义务。主要包括:①实施暴力行为,危害公共安全或者严重危害公民人身安全,社会危害性已经达到犯罪程度,但经法定程序鉴定依法不负刑事责任的精神患者,有继续危害社会可能的。②携带或者可能携带严重危害公共卫生的传染病病原的患者。2003年的"非典"和2020年的"新冠肺炎"疫情,医疗机构对发热患者排查、隔离、治疗,就属于强制医疗关系。强制医疗是医疗卫生和其他相关行政部门指定医疗机构收治患者、管理患者,一般情况下由此所支出的费用由国家拨款。

4. 医患侵权关系 医患双方的医疗服务合同关系达成后,如果在履行合同的过程中,双方因不当行为造成对方人身、财产损害或精神痛苦,就构成侵权关系。《民法典》第

1165 条规定"行为人因过错侵害他人民事权益造成损害的,应当承担侵权责任。依照法律规定推定行为人有过错,其不能证明自己没有过错的,应当承担侵权责任"。这说明医患侵权关系也是医疗法律关系的一种。

医患侵权分两个方面。一方面是医方对患方实施医疗行为的过程中存在过错,并导致患者出现了不良后果,依据法律规定所应当承担的侵权责任。医方侵权主要包括:①医方在医疗活动中未尽到注意义务,对患方造成生命权、健康权、身体权损害。②医方违背伦理道德,违反知情告知、保密等义务侵犯患方知情权、隐私权。③医方过度医疗给患方造成人身、财产损害。④医方提供的药品、医用耗材、血制品等存在缺陷,给患方造成人身、财产损害。《民法典》第 1218 条规定"患者在诊疗活动中受到损害,医疗机构或者其医务人员有过错的,由医疗机构承担赔偿责任"。另一方面是患方对医方合法权益的侵害。如患方不满诊疗结果打砸医方设施设备、雇佣医闹故意扰乱正常医疗秩序,甚至对医务人员进行暴力伤害等,医方也有权利要求患方承担相应的侵权损害责任。

第三节　患者的权利和义务

一、患者的权利

患者作为民事主体,不仅享有民事主体的一般人格权,同时还享有患者这个角色所赋予的特殊权利。

(一)一般人格权

《民法典》第 990 条规定"人格权是民事主体享有的生命权、身体权、健康权、姓名权、名称权、肖像权、名誉权、荣誉权、隐私权等权利",第 991 条还规定"民事主体的人格权受法律保护,任何组织或个人不得侵害",这也为患者权利提供了法律的依据。

1.生命权　生命权是一项以生命安全为内容的基本人权。《民法典》第 1002 条规定"自然人享有生命权。自然人的生命安全和生命尊严受法律保护。任何组织或个人不得侵害他人的生命权"。这是法律对生命权的基本保护,但是随着医学的发展和医疗技术的进步,对之前束手无策的疾病有了新的治疗方法,可以暂时治疗或者延缓患者的生命,那么随之而来也产生了很多的问题。

关于患者有无权利决定自己的生命就是其中一个,这也是现代医学、法学、伦理讨论的热点问题。临床医生在现实工作中,会遇到一些特殊的患者,如现代医学无法治愈的患者,重度昏迷恢复无望的患者等。

还有一个很有争议的问题,那就是胎儿生命权的问题。《民法典》第 16 条规定"涉及遗产继承、接受赠与等胎儿利益保护的,胎儿视为具有民事权利能力"。也就是说胎儿在一定范围内是享有民事权利的。另外,从胎儿性别鉴定和人工终止妊娠的立法初衷考虑,法律保护的胎儿应该是从精子和卵子结合成为受精卵的那一刻一直到脱离母体独立呼吸成为真正的民事主体,涵盖整个孕育于母体内的生命发育的阶段。所以在胎儿发育的不同阶段,应当对胎儿的权利保护和对孕妇的权利保护给予不同的处理原则。尤其是早期发育时期,更要有相应的法律才能保障胎儿的合法权益受到保护。因此,有法律学者认为,界定法律上胎儿的标准,应当注重胎儿的社会性,也就是对胎儿将来利益的保护。

2. 身体权　身体权是一项以身体完整性为内容的基本人权。《民法典》第 1003 条规定"自然人享有身体权。自然人的身体完整和行动自由受法律保护。任何组织或者个人不得侵害他人的身体权"。这里面就包含了两个方面:一方面自然人具有维护自己身体完整性的权利,另一方面自然人具有自由支配自己身体的权利。

医生在为患者进行诊疗,帮助恢复健康,保护患者身体权的时候,也有可能出现侵害身体权的情况,主要有:①对尸体的损害。自然人死亡后,虽然民事权利丧失,但尸体仍应依法保护。但有些医师或法医在尸检过程中为了积累科研资料或教学,擅自留取死者的组织或器官,对尸体造成损害。②对身体组织的非法保留、占有。比如,有些医师在为患者进行活体组织取材时,利用工作之便,擅自多取检材,对患者身体造成了损害。③对身体组织实施不疼痛的侵害。一般是指对人体无感觉神经分布组织"毛发、指甲、牙釉质等"实施的行为,也是侵害了身体的完整性,对患者造成了损害。④过度医疗。有些医务人员为了牟取利益或者降低医疗风险,对患者实施不必要的或者过度的检查和治疗,给患者造成诊疗疾病目的之外的伤害。

除了要保护患者身体不受侵害,作为自然人,患者也有对自己身体进行处置的权利,也就是说患者有权利决定在其去世后是否捐献器官或遗体。

3. 健康权　健康权是一项以身心健康为内容的基本人权。《民法典》第 1004 条规定"自然人享有健康权。自然人的身心健康受法律保护。任何组织或者个人不得侵害他人的健康权"。《中国健康事业的发展与人权进步》白皮书前言中也规定"健康权是一项包容广泛的基本人权,是人类有尊严地生活的基本保证"。

世界卫生组织(WHO)对健康的定义是:健康不仅仅是没有疾病或虚弱,而是身体、心理和社会适应的良好状态。《中国公民健康素养——基本知识与技能释义(2024 年版)》进行了更为详细的解释:健康不仅仅是指身体没有疾病、不虚弱,而是指身体、心理和社会适应三个方面都处于良好状态。习近平总书记指出,健康是幸福生活最重要的指标,健康是 1,其他是后面的 0,没有 1,再多的 0 也没有意义。所以,健康对我们每个人来说都非常重要。

我国多部法律都对公民健康权也进行了明确规定,《中华人民共和国刑法》中多处规定,严重危害人体健康的行为将受到刑法制裁。《中华人民共和国基本医疗卫生与健康促进法》第 4 条规定"国家和社会尊重、保护公民的健康权"。这也就要求医务人员在对患者进行诊疗的过程,要最大限度地维护患者的健康权益,保障患者的安全。比如,在为患者制定治疗方案时,要全面考虑、权衡利弊,选择适合患者且损害较小的方案。为患者实施治疗,尤其是有创治疗前,要经过患者的知情同意后才能开展相应的治疗措施。当患者的行为影响到自身或公众健康却又拒绝治疗时,医务人员要按照法律规定实施必要的强制治疗,以保障患者自身和公众健康权得以实现。

4. 隐私权　隐私权是一项以保护隐私为内容的基本人权。《民法典》第四编第 6 章对隐私权和个人信息保护有 8 条详细规定。第 1032 条就隐私权及隐私做了明确说明"自然人享有隐私权。任何组织或者个人不得以刺探、侵扰、泄露、公开等方式侵害他人的隐私权。隐私是自然人的私人生活安宁和不愿为他人知晓的私密空间、私密活动、私密信息"。也就是说个人信息、个人所做的事情以及个人所在的空间都属于隐私的范围。

《民法典》第 1226 条规定"医疗机构及其医务人员应当对患者的隐私和个人信息保密。泄露患者的隐私和个人信息,或者未经患者同意公开其病历资料的,应当承担侵权责任"。医疗机构中,与诊疗相关的患者的隐私主要涉及:①患者的一般个人信息,如身份信息、家庭住址、联系电话、工作单位等。②患者的既往史,如既往病史、个人史、婚育史、家族史等。③患者的现病史,如病情、疾病诊断、治疗情况等。④患者身体的隐私部位及通过诊疗发现的生理或心理缺陷。⑤血液、体液等检查、检验结果。这些信息在医务人员对患者进行必要的诊疗过程中总会有意无意接触到,这就要求医务人员在对患者进行诊疗时,要时刻注意保护患者的隐私。但在特殊情况下,如法律要求提供、传染病上报、涉嫌伤害事件上报、非正常死亡上报、为医学教学或科研引用病例时不算对患者隐私权的侵害,但应注意,尽量将可能造成的损害降到最低限度。

(二)作为患者的特殊权利

1.平等医疗权　平等医疗权是指公民享有的、平等地从国家获得医疗卫生服务的权利。也就是说只要是公民,不论民族、性别、年龄、职业、社会地位、经济状况等因素,都有权平等地得到医疗卫生服务的权利来保障健康。《"健康中国 2030"规划纲要》提出推进健康中国建设,主要遵循的原则之一就是"公平公正"。《中华人民共和国基本医疗卫生与健康促进法》第 5 条规定"公民依法享有从国家和社会获得基本医疗卫生服务的权利"。习近平总书记也曾多次谈及健康公平问题,指出让广大人民群众享有公平可及、系统连续的预防、治疗、康复、健康促进等健康服务。因此,除特殊情况外,医疗机构不能拒绝为患者提供医疗救治,必须提供与本机构等级相适应的诊疗服务;如本机构不具备诊疗的条件,应对患者病情进行评估,根据严重程度采取必要的急救措施,并在保证患者安全下及时进行转诊。同时,医疗机构在为患者提供诊疗服务时,应按照国家、省、市、自治区制定的统一的价格标准进行医疗服务的收费。这也是平等医疗权的一种体现。

2.知情同意权　知情同意权指患者在接受医疗行为之前,有权知道其病情、拟定诊疗措施、具体实施方法、医疗风险、替代方案等内容,并在充分了解的基础上,做出同意或者不同意医疗行为的决定。患者知情同意权包含了患者的知情权和患者的同意权两个方面,知情权是患者在诊疗活动中有权利知晓自己的病情信息、诊断结果、治疗方案等内容。同意权是基于医方给予的疾病相关的信息而做出是否接受医方服务或治疗的权利。知情权与同意权统一关联,互不矛盾,知情权是实施同意权的前提条件,同意权是知情权产生的结果。没有知情的同意、不能理解医师所提供信息的同意都不是真正的同意。如果患者知情并同意,说明诊疗双方达成了民事合约,医患双方均具有法律效力。如果患者知情不同意,也是患者知情同意权的一种合理合法结果。这里要注意,根据《民法典》第 1219 条规定"医务人员在诊疗活动中应当向患者说明病情和医疗措施。需要实施手术、特殊检查、特殊治疗的,医务人员应当及时向患者具体说明医疗风险、替代医疗方案等情况,并取得其明确同意;不能或者不宜向患者说明的,应当向患者的近亲属说明,并

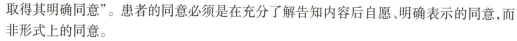

取得其明确同意"。患者的同意必须是在充分了解告知内容后自愿、明确表示的同意,而非形式上的同意。

3. **医疗监督权** 患者在整个就医过程中,对在医疗机构中发生的所有行为都有权进行监督,主要包括就诊流程、服务态度、医疗技术水平、诊疗经过、治疗效果、医疗费用、就诊环境等。患者有权利对医方提出建议、意见,对医方的违规行为进行举报、投诉,如医方有违法行为,也有权利追究医方的法律责任。

4. **一定社会免责权** 患者生病后,依规取得医疗证明文件后,有权利根据病情的轻重及预后情况,免除一定或全部的社会责任,同时得到福利保障。如患病期间,根据病情,患者有权短暂或长期休息,或申请调动至适合患病身体的工作岗位。

5. **要求赔偿权** 在诊疗过程中,因医方违反法律、规定、诊疗规范等,对患者造成身体损害或财产损失,患者及家属有权利要求鉴定、调解或提出民事诉讼,要求获得经济赔偿或重新得到治疗。《民法典》第1218条反向证明了此权利,"患者在诊疗活动中受到损害,医疗机构或者其医务人员有过错的,由医疗机构承担赔偿责任"。

6. **其他权利** 《民法典》第1225条规定"医疗机构及其医务人员应当按照规定填写并妥善保管住院志、医嘱单、检验报告、手术及麻醉记录、病理资料、护理记录等病历资料。患者要求查阅、复制前款规定的病历资料的,医疗机构应当及时提供"。因此,患者有权利获取患病期间诊疗过程的全部资料,来了解自己的诊疗经过,也就是病案复印权。

二、患者的义务

1. **积极配合治疗,尽快恢复健康的义务** 患者患病求医后,治疗的效果不仅与医方诊疗行为有关,同时也与患方的就医态度、就医行为有关。有些患者对医方不信任或出于其他目的,存在"一病多医""小病大医"的现象。这种情况严重浪费了医疗资源,也不利于快速恢复。只有当医方积极制定诊疗方案时,患方也积极配合,遵守医嘱,主动改变不良生活、饮食习惯等不健康的、危险的行为,才能达到理想的治疗效果,使患者尽快恢复健康。因此,患者有积极配合治疗、尽快恢复健康的义务。同时,医疗资源是社会公共资源,任何患者都有义务自觉节约卫生资源。

如患者不配合治疗,而造成不良后果的,根据《民法典》第1224条规定"患者或者其近亲属不配合医疗机构进行符合诊疗规范的诊疗,患者受到损害,医疗机构不承担赔偿责任;医方也有过错的,才应承担相应的赔偿责任"。

2. **如实提供病情相关情况的义务** 患者患病求医后,应对自己的生命和健康负责,需如实地向接诊的医务人员告知自身病情,包括既往病史、手术史、家族史、本次疾病的病情变化和躯体感受、治疗经过、效果等与疾病相关的所有情况,这样才有利于医生作出正确、明确的诊断,制定合理的治疗方案,否则会影响医生对疾病的诊断与治疗,延误自己的病情。

3. **遵守医院规章制度及医疗秩序,尊重医务人员的义务** 为保障医疗安全和医疗秩序有序进行,医院按照卫生行政管理部门要求,制定了许多规章制度,如保持安静、禁止吸烟、限制陪护人员等。患方有义务遵守医院规章制度及医疗秩序,尊重医务人员,以便更多患者能够在舒适的环境中接受诊疗。《医师法》中多处条款规定:要尊重医师,禁止阻碍医师依法执业,干扰医师正常工作、生活,禁止通过侮辱、诽谤、威胁、殴打等方式,侵犯医师的人格尊严、人身安全。《民法典》第1228条规定"干扰医疗秩序,妨碍医务人员工作、生活,侵害医务人员合法权益的,应当依法承担法律责任"。

4. 支付医疗费用的义务 医患之间医疗服务合同成立后,医方为患方提供诊疗服务,无论患者的疾病是否痊愈,患方都有义务支付诊疗过程中所产生的包括诊查、药品、检查、检验、手术、治疗、住院等各类费用。如果患方认为诊疗过程中自己的权利受到侵害,可以通过法律途径维护自己的权利,但不是拒绝支付费用的理由。

5. 接受强制治疗的义务 如患者是严重危害公共安全或者严重危害公民人身安全的精神患者,有继续危害社会的可能,或是携带或者可能携带严重危害公共卫生的传染病病原的患者等特殊患者时,按照《中华人民共和国传染病防治法》相关要求,此类患者有义务接受强制治疗,以保证公民人身安全和整体公共卫生安全。

6. 支持医学发展的义务 医学的发展离不开科学研究,现代医疗技术的进步也离不开前人为医学发展所做的贡献。医生研究、创新治疗方法,还需要患者积极地参与,更好地验证新的方法和手段的治疗效果,更进一步促进医学的发展。同时,医学专业技术人才的培养,也离不开临床实践工作经验的积累,医务人员更需要在患者的参与配合下,更好地获得医学临床知识,提高临床技能,成为一名合格的临床医师,从而更好地为患者提供医疗服务。

三、患者权利与义务的关系

现代社会赋予患者很多权利,患者的权利是基于其作为一个社会成员而被承认、规定和赋予的,它是患者理应享有的。患者的义务是患者为了减轻病痛、尽快恢复健康而主动寻求医疗帮助时理应履行的有关义务。患者不能只享受权利,不承担义务,权利的实现需要义务的履行,义务的履行也会促进权利的实现。但是,由于患者的身份是普通社会成员中的一种特殊身份,所以在患者的权利与患者的义务出现矛盾时,应该首先尊重患者的权利,或者通过尊重患者的权利,合理处理患者的义务问题。

第四节 医师的权利和义务

一、医师的权利

医师的权利是基于医生这个职业所特有的权利,是法律赋予获得医师资格证并注册执业的医师在执业活动中所享有的权利,是从法律上对医师在执业过程中的一些行为的授权和保障。《中华人民共和国医师法》第22条明确规定,医师在执业活动中享有下列权利。

1. 医疗权 在注册的执业范围内,按照有关规范进行医学诊查、疾病调查、医学处置、出具相应的医学证明文件,选择合理的医疗、预防、保健方案。

这就是医疗权,是医师最重要也是最基本的权利。医疗权包括医学诊查权、疾病调查权、医学处置权、出具证明权等。医学诊查权是指医师根据患者病情的需要开展医学检查和医学诊断的权利,对患者的身体开展专业上的接触、介入活动,是医疗权的主体和核心,是为患者实施后续治疗、康复等处置行为的基础。疾病调查权是指医师为进行诊断,围绕患者患病情况、身体状况、生活习惯等进行询问和调查的权利,集中表现在医师的问诊。医学处置是指医师在医学诊查、疾病调查的基础上,对患者的病情作出初步诊断或明确诊断后,根据其专业判断提出合理的医疗、预防、保健处置方案。出具证明是指医师在执业活动中享有的在注册的执业范围内根据患者病情、治疗情况开具相应的疾病诊断、出生证明、死亡医学证明等医学证明。

医师的医疗权具有以下特点:①权威性。医疗活动中,由于医师具有专业知识和技能,再加上医师职业救死扶伤的特点,在不具备医学知识的普通民众面前,医师的权利具有一定的权威性。②自主性。每种疾病的治疗方法不止一种,加上患者个体情况的差异,即使诊断相同,制定的医疗方案也不尽相同。在多种医疗方案中,医师需要根据患者的病情,结合自身专业知识,为患者选择合理的医疗方案。这就是医疗权的自主性。但如果多种医疗方案各有优点,或需要为患者实施特殊检查、治疗时,为保障患者知情权,医师还应向患者进行充分的说明,征求患者的意见。③特殊干预权。一般情况,医师为患者提供诊疗服务时,要服从于患者的权利,但在一些特殊情况下,需要限制患者的自主权利,这种权利即为医师的特殊干预权。这也是医师权利的一种特殊体现,《侵权责任法》《中华人民共和国民法典》中都有相关规定。不过,医师的特殊干预权不是任意行使的,只有当患者的自主性与患者的生命权、健康权以及社会的公共权益和他人的合法权益发生矛盾时,出于维护患者的权益和社会公共利益,可以考虑实施特殊干预权。这种限制患者权利的情形主要包括三种情况:第一种是限制患者知情权,目的是预防末期重症患者因为告知病情后产生不利后果,也可以称为保护性医疗措施;第二种是限制患者同意权,目的是防止在紧急情况下,患者及家属欠缺相关医学知识而做出错误的决定,使患者生命受到威胁,也可以称为紧急救治权,如自杀未遂患者拒绝抢救的、自杀未遂仍有自杀意念的以及自愿参与人体试验但发生可能致患者伤害或死亡的;第三种是为了公共利益、公共安全,如重大传染病或者疑似病例、发作期精神病患者,要进行限制人身自由的强制医疗措施。

除了这些,医疗权中还规定,医师有权利为患者出具相关医学证明文书。按照《国家卫生健康委办公厅关于进一步加强医学证明文件类医疗文书管理工作的通知》要求,医师应根据患者在本机构的就诊情况开具相关医疗文书,不得向未在本机构就诊的人员开具医疗文书,不得出具虚假医疗文书以及与医师执业范围无关或者与执业类别不相符的医疗文书。如果患者要求提供不符合事实的医学证明时,医师有权拒绝。这也是医师特殊干预权的一种表现。

2. 获取劳动报酬,享受国家规定的福利待遇,按照规定参加社会保险并享受相应待遇 医师是一种职业,根据《中华人民共和国劳动法》规定,医师作为一名劳动者,有取得劳动报酬的权利、休息休假的权利、享受社会保险和福利的权利。而且医师属于拥有丰富医学专业知识和技能的专业技术人员,医师的工作具有高技术性、高强度性、高风险性等特点,为患者解除病痛,是人类健康的守护者。为保证医师能够专心致志地从事医疗工作,社会理应确保医师获得与之劳动付出基本相当的劳动报酬,享受国家规定的公平合理的福利待遇。《基本医疗卫生与健康促进法》第55条对此项权利也有相应规定"国家建立健全符合医疗卫生行业特点的人事、薪酬、奖励制度,体现医疗卫生人员职业特点和技术劳动价值。对从事传染病防治、放射医学和精神卫生工作以及其他在特殊岗位工作的医疗卫生人员,应当按照国家规定给予适当的津贴。津贴标准应当定期调整"。

3. 获得符合国家规定标准的执业基本条件和职业防护装备　《中华人民共和国劳动法》第54条规定:"用人单位必须为劳动者提供符合国家规定的劳动安全卫生条件和必要的劳动防护用品,对从事有职业危害作业的劳动者应当定期进行健康检查。"具体到医师,其享有普通劳动者享有的劳动条件和劳动保护权,即有权要求医疗机构提供符合国家规定标准的工作场所和安全的工作环境,还享有要求开展执业活动所需要的其他基本条件,如符合医疗机构设置要求的医疗设施、医疗设备等基本条件。职业防护装备为医师的劳动防护用品,即用于保护医师,避免受到职业损伤因素伤害的防护装备,如防护感染性职业损伤因素所需要的口罩、手套、护目镜、防护面罩、隔离衣、防护服以及防护射线的铅衣等。

4. 从事医学教育、研究、学术交流　党的二十大提出,医学教育与教育强国和健康中国战略相关,关系"大国计、大民生、大健康、大卫生",其高质量发展是由医学教育所肩负的新使命决定的。为大力发展医学教育,建设高质量教育体系,承担教学任务的附属医院的医师,有权利从事医学教育工作,为未来培养更多高质量医学专业人才。随着科技进步和创新,医学从最初的依靠经验和实验的传统医学,到对数字影像、大数据、手术机器人等新技术全面应用的现代医学。虽然取得了很大的进步,但是仍有大量的疾病未能找到根本性的治疗方法,甚至查不出病因。医师有权利对医学中尚需解决或优化的问题进行研究,也有权利与同行进行专业学术交流。这不仅有利于自身素质提高,也有利于医学的进步和发展。总之,医师有权利用各方面条件,参与医学教育、科学研究、学术交流,提高自身业务素养,促进医学发展。

5. 参加专业培训,接受继续医学教育　医学是不断发展的学科,医学生在完成了全日制医学专业的学历教育课程后,只是学习了已形成体系的知识,但随着对疾病认识的增加,新技术和新治疗方法的不断出现,医学知识也在随时更新。因此,在医师走向工作岗位之后,有权利参加与医疗执业有关的教育,包括在职培训、专业进修等,来提升医学专业知识、经验、技能,或者更新医学知识。但是,具有固定性、规范性、固定期限性等特点的住院医师规范化培训、全科医师规范化培训、专科医师规范化培训等属于毕业后教育,不在继续医学教育范围。为保障医师此项权利的行使,医疗、预防、保健机构及卫生行政部门应该通过多种途径、形式,为医师参加培训、进修或其他形式的继续教育创造条件,提供机会。

6. 对所在医疗卫生机构和卫生健康主管部门的工作提出意见和建议,依法参与所在机构的民主管理　《中华人民共和国宪法》规定,公民对任何国家机关和国家工作人员,有提出批评和建议的权利。医师也是公民,因此,医师在执业活动中,也享有对所在医疗卫生机构和卫生健康主管部门的工作提出意见和建议的权利。医师作为长期工作在一线的专业技术人员,更容易发现日常工作中存在的问题及薄弱环节,其所提出的意见和建议,对问题解决和质量改进,提高管理水平都有重要的意义。各级卫生行政部门和医疗卫生机构都应以积极的态度对待医师提出的问题,要采取必要的措施保障医师能够真正地参与所在医疗机构的民主管理。

7. 法律、法规规定的其他权利 医师的权利除以上法定权利外,还具有其他权利,如基于自然人而享有的肖像权、名誉权、荣誉权、隐私权、生命权、健康权等,基于医师职业而享有的著作权、处方权、行为豁免权等。

二、医师的义务

医师的义务是指医师在执业活动中,对患者、社会应尽的责任。这种义务是基于医生这个职业必须履行且不以有无回报为条件的。《医师法》第23条规定,医师在执业活动中应履行下列义务。

1. 树立敬业精神,恪守职业道德,履行医师职责,尽职尽责救治患者,执行疫情防控等公共卫生措施 医师的医疗者角色决定了其在为患者进行诊治时,需要坚持人民至上、生命至上、发扬人道主义精神,弘扬敬佑生命、救死扶伤、甘于奉献、大爱无疆的崇高的职业精神。尤其在涉及生死攸关的紧急情况时,需要争分夺秒、不计时间和报酬,有时可能会危害医师自身健康,甚至生命。这也是医师职业道德的基本要求。

日常工作中,医师必须运用自身的专业技术知识,履行医师职责,尽职尽责为患者提供诊断、治疗、麻醉、手术等诊疗措施,尽最大努力为患者治疗疾病,减轻痛苦。不能以任何理由,推脱为患者提供诊疗的责任。诊疗过程中还应注意,不能为了利益,对患者进行不必要的诊疗。对需要紧急救治的患者,医师应该采取紧急措施进行诊疗,不得拒绝急救处置。

医师发现传染病、突发不明原因疾病和异常健康事件时应按照突发公共卫生事件要求及时报告,此类报告属于强制报告,也是医师的义务。

2. 遵循临床诊疗指南,遵守临床技术操作规范和医学伦理规范等 医师在为患者提供诊疗行为时,应当遵循临床诊疗指南,遵守临床技术操作规范,同时根据医学伦理的尊重、不伤害、有利、公正四项基本原则,要求医师在诊疗活动中要尽到注意义务、告知义务。

(1)注意义务:《民法典》第1221条中规定"医务人员在诊疗活动中未尽到与当时的医疗水平相应的诊疗义务,造成患者损害的,医疗机构应当承担赔偿责任"。这就要求医务人员在为患者提供检查、用药、手术等诊疗活动时,对可能出现的不良反应、并发症等风险,有义务采取必要的措施以减少对患者的损害,如果可以避免但因未尽到注意义务,或者不可避免但未采取适当措施尽量将损害降到最小,对患者造成损害的,医疗机构应当承担赔偿责任。

(2)告知义务:是指医师要将与治疗疾病相关的信息告知患者或者其家属,并取得其同意。这与患者的知情同意权是相对应的。告知的内容包括患者的病情信息、诊断结果、治疗方案等,如果需要实施手术、特殊检查、特殊治疗的,更要充分告知,并取得患者或其家属明确同意的义务。这不仅可以争取患者的合作,也是尊重患者权利的体现。

3. **尊重、关心、爱护患者,依法保护患者隐私和个人信息** 医师在为患者进行问诊、体格检查、检查等诊疗活动时,很容易接触到患者的隐私和个人信息。患者告知其隐私是为了更好地治疗疾病,医师有义务尊重患者,保护患者隐私和个人信息,不得出于治疗以外的目的向无关人员泄露。如确需沟通病情的也应将患者的个人特征信息进行遮挡。《侵权责任法》第62条规定:"医疗机构及其医务人员应当对患者的隐私保密。泄露患者隐私或者未经患者同意公开其病历资料,造成患者损害的,应当承担侵权责任。"《民法典》第1226条也规定:"医疗机构及其医务人员应当对患者的隐私和个人信息保密。泄露患者的隐私和个人信息,或者未经患者同意公开其病历资料的,应当承担侵权责任。"

随着互联网医疗的发展,患者通过在线健康咨询、复诊、审方、用药指导等,使就医更加便捷,但同时也增加了互联网平台对患者个人健康信息的收集,使个人信息泄露的风险增加。为保障互联网医疗中患者个人信息和隐私,《国家健康医疗大数据标准、安全和服务管理办法(试行)》对健康医疗大数据可以采集的数据和安全管理进行了明确的要求。为更好地保护患者的健康数据,医师有义务按照要求在信息主体知晓同意下,有针对性地进行健康信息收集,不得过度收集和超范围使用患者个人信息。

4. **努力钻研业务,更新知识,提高医学专业技术能力和水平,提升医疗卫生服务质量** 医学知识是不断发展、更新的,医师需要不断地进行学习,才能及时了解、掌握本专业的最新知识和技术,提高自身的专业技术水平。医务人员的专业技能提升后才能更好地为患者提供诊疗服务,保障患者的健康权益,提升医疗卫生的服务质量。主动不断学习,更新知识,提高专业技术水平,这是医生职业的需要,也是医师的义务。这与医师继续教育的权利不矛盾,虽然目的都是提升专业技术水平,更新医学知识,但权利是自主选择的,可以选择参加继续教育、进修,也可以选择不参加。而义务是这个职业赋予的,必须履行的。

5. **宣传推广与岗位相适应的健康科普知识,对患者及公众进行健康教育和健康指导** 《健康中国行动(2019—2030年)》提出,全民健康是建设健康中国的根本目的。普及健康知识,提高全民健康素养水平,是提高全民健康水平最根本最经济最有效的措施之一。但是医学知识专业性过强,想要人民群众了解、掌握健康知识,就需要专业医师将晦涩难懂的医学知识,改编成通俗易懂的内容,通过健康教育、健康指导等形式,对患者和人民群众进行宣传推广,逐步提高人民群众的健康素养,从而达到全民健康的根本目的。

6. **法律、法规规定的其他义务** 以上法定义务未包括的基于医师这个职业具有的义务,如智能医疗事故中医师的监督过失义务等都在医师应当履行的义务范围内。

三、医师权利与义务的关系

从权利义务关系来看,医师的权利与义务是相互依存、互为前提、不可分离的辩证统一关系。在法律法规面前,医师享有的权利与承担的义务都是平等的。行使医师权利的同时,也有医师的义务进行制约;同样,实行医师的义务时,医师的权利也在行使。如果只强调医师的权利,忽视患者的权利和医师的道德要求,患者的权利难以得到保障;如果只强调医师的义务,单纯追求道德要求,医师的积极性也会受到影响。因此,尊重医师的权利,重视医师正当的物质利益,不仅是对医师辛勤工作的尊重和认可,也是为了尊重患者的权利,维护患者的利益。

第五节　医师依法执业

一、医师执业资格的法律规定

(一)医师执业资格准入条件

执业医师资格证书制度、住院医师规范化培训制度是我国医师准入的基本制度和最基本的要求。

1. 执业(助理)医师资格是医师执业的准入条件　执业(助理)医师资格考试是医生成长道路上的第一个准入考试,它不仅是住院医师培养成长路上第一个检验其岗位胜任力的准入考试,还是我国住院医师规范化培训结业考核和临床医学专业型硕士研究生授予学位的必要条件之一。医师资格证是行业准入考试合格颁发的证书。只有取得医师资格证才能申请开展医疗执业活动。

2. 住院医师规范化培训是医疗技术岗位聘用的重要条件　住院医师规范化培训是指高等院校医学类专业本科及以上学生,即临床医学类、口腔医学类、中医学类和中西医结合类学生,在5年医学院校毕业后,以住院医师身份接受的系统化、规范化培训。在原国家卫生计生委印发《住院医师规范化培训考核实施办法(试行)》中规定,在全面启动住院医师规范化培训的省(区、市)可将《住院医师规范化培训合格证书》作为临床医学专业中级技术岗位聘用的条件之一;到2020年,所有新进医疗岗位的本科及以上学历临床医师均接受住院医师规范化培训。至今全国大多数省份都已明确规定了这一条件。上海市在2024年9月起开展专培试点工作,更是规定上海各级医疗机构应当将《专科医师规范化培训合格证书》作为晋升临床医学类高级职称的优先条件之一。

随着住培制度的逐步发展,除了技术岗位聘用,大多数地区已在人员准入中就将住培作为了必要条件。河北、辽宁、四川等省份卫健委均已发布通知,要求二级及以上医疗机构在医疗岗位人员的招聘中,要将《住院医师规范化培训合格证书》作为必要条件之一。

(二)医师执业资格取得的程序

依据《医师法》要求,取得医师执业资格必须经过资格考试和执业注册两个程序。

1. 医师资格考试　国家实行医师资格考试制度。医师资格考试分为执业医师资格考试和执业助理医师资格考试。医师资格考试由省级以上人民政府卫生健康主管部门组织实施。考试类别分为临床、中医(包括中医、民族医、中西医结合)、口腔、公共卫生四类。

《医师法》对参加执业医师、执业助理医师和师承方式学习的考试资格都有明确规定。

具有下列条件之一的,可以参加执业医师资格考试:①具有高等学校相关医学专业本科以上学历,在执业医师指导下,在医疗卫生机构中参加医学专业工作实践满一年;②具有高等学校相关医学专业专科学历,取得执业助理医师执业证书后,在医疗卫生机构中执业满2年。

具有下列条件之一的,可以参加中医医师资格考试:①以师承方式学习中医满三年,或者经多年实践医术确有专长的,经县级以上人民政府卫生健康主管部门委托的中医药专业组织或者医疗卫生机构考核合格并推荐,可以参加中医医师资格考试。②以师承方式学习中医或者经多年实践,医术确有专长的,由至少2名中医医师推荐,经省级人民政府中医药主管部门组织实践技能和效果考核合格后,即可取得中医医师资格及相应的资格证书。

考试方式分为实践技能考试和医学综合笔试。实践技能考试合格分数线为60分。从2020年开始,在国家实践技能考试基地参加考试且成绩合格者,成绩两年有效。实践技能考试采用多站测试方式。第一站考察临床思维能力,采用计算机作答;第二站体格检查,在医用模具或标准体检者身体上进行检查;第三站基本操作,在医用模拟人或医用模具上进行操作。医学综合考试实行计算机化考试,军队现役人员加试军事医学,院前急救岗位和儿科专业加试相应内容。中医类别蒙医专业实行纸笔考试。除中医类别蒙医专业外,执业医师合格分数线为360分,执业助理医师合格分数线为180分。

医师资格考试实行国家统一考试,每年举行1次。2017年在天津市、海南省、云南省开展医师资格考试医学综合笔试"一年两试"试点。截至2024年,试点考区有天津、河北、山西、内蒙古、辽宁、吉林、黑龙江、上海、江苏、浙江、安徽、福建、江西、山东、河南、湖北、湖南、广东、广西、海南、重庆、四川、贵州、云南、西藏、陕西、甘肃、青海、宁夏29个。在开展"一年两试"考区已报考当年医师资格考试,实践技能考试合格成绩在有效期内,未通过第一次医学综合考试且无违纪违规行为的考生和第一次医学综合考试缺考及未缴纳考试费的考生,可报名参加第二次医学综合考试。报考类别包括临床执业医师、临床执业助理医师、具有规定学历的中医执业医师和具有规定学历的中医执业助理医师。

医师资格考试成绩合格的,可以取得执业医师资格或执业助理医师资格证书,颁发医师资格证书。根据《医师法》及相关法律、法规规定,这里的"医师资格证"包括医师资格证、助理医师资格证、中医(专长)医师资格证书。还要注意,根据《乡村医生从业管理条例》规定,乡村医生只有执业证书,没有资格证书。

2. 医师执业注册　国家实行医师执业注册制度。取得医师资格的,可以向所在地县级以上地方人民政府卫生健康主管部门申请注册。卫生健康主管部门应当自受理申请之日起20个工作日内准予注册,将注册信息录入国家信息平台,并发给医师执业证书。

医师经注册后,可以在医疗卫生机构中按照注册的执业地点、执业类别、执业范围执业,从事相应的医疗卫生服务。中医、中西医结合医师可以在医疗机构中的中医科、中西医结合科或者其他临床科室按照注册的执业类别、执业范围执业。未经注册取得《医师执业证书》者,不得从事医疗、预防、保健活动。如果需要从事其注册范围之外的医疗活动,需要经过专业培训和考核,通过后才可以增加执业范围。未完成增加前,不得从事执业注册范围以外其他专业的执业活动。

有下列情形之一的,不予注册:①无民事行为能力或者限制民事行为能力;②受刑事处罚,刑罚执行完毕不满二年或者被依法禁止从事医师职业的期限未满;③被吊销医师执业证书不满 2 年;④因医师定期考核不合格被注销注册不满 1 年;⑤法律、行政法规规定不得从事医疗卫生服务的其他情形。受理申请的卫生健康主管部门对不予注册的,应当自受理申请之日起 20 个工作日内书面通知申请人和其所在医疗卫生机构,并说明理由。申请人如有异议的,可以依法申请行政复议或者向人民法院提起行政诉讼。

按照《医师法》和《医师执业注册管理办法》规定,中止医师执业活动 2 年以上或者本法规定不予注册的情形消失,申请重新执业的,还应当提交在省级以上卫生健康主管部门指定的机构接受连续 6 个月以上的培训,并经考核合格的证明,方可重新注册。

(三)医师执业资格变更与注销

医师变更执业地点、执业类别、执业范围等注册事项的,应当依照《医师法》规定,到准予注册的卫生健康主管部门办理变更注册手续。从事下列活动的,可以不办理相关变更注册手续:①参加规范化培训、进修、对口支援、会诊、突发事件医疗救援、慈善或者其他公益性医疗、义诊;②承担国家任务或者参加政府组织的重要活动等;③在医疗联合体内的医疗机构中执业。注册主管部门应当自收到变更注册申请之日起 20 个工作日内办理变更注册手续。对因不符合变更注册条件不予变更的,应当自收到变更注册申请之日起 20 个工作日内书面通知申请人,并说明理由。

医师注册后有下列情形之一的:①死亡;②受刑事处罚;③被吊销医师执业证书;④医师定期考核不合格,暂停执业活动期满,再次考核仍不合格;⑤中止医师执业活动满 2 年;⑥法律、行政法规规定不得从事医疗卫生服务或者应当办理注销手续的其他情形,医师所在医疗卫生机构应当在 30 日内报告准予注册的卫生健康主管部门,申请注销注册,废止医师执业证书。卫生健康主管部门依职权发现医师有以上规定情形的,应当及时通报准予注册的卫生健康主管部门。准予注册的卫生健康主管部门应当及时注销注册,废止医师执业证书。

(四)医师多点执业

医师在 2 个以上医疗卫生机构定期执业的,属于多点执业。《关于推进和规范医师多点执业的若干意见》中指出,推进和规范医师多点执业,是中国共产党中央委员会、中华人民共和国国务院关于深化改革和深化医药卫生体制改革、促进健康服务业发展的一项重要部署。通过医师多点执业,促进优质医疗资源平稳有序流动和科学配置,更好地为人民群众提供医疗服务。

《医师法》要求,多点执业的医师应当以 1 个医疗卫生机构为主,也就是其主执业机构,并且要按照国家有关规定办理相关手续。但是要注意,执业助理医师只能注册 1 个执业地点。

国家鼓励医师定期定点到县级以下医疗卫生机构,包括乡镇卫生院、村卫生室、社区卫生服务中心等,提供医疗卫生服务,主执业机构应当支持并提供便利。卫生健康主管部门、医疗卫生机构应当加强对多点执业医师的监督管理,规范其执业行为,保证医疗卫生服务质量。

(五)医师定期考核

国家实行医师定期考核制度,考核周期调整为 3 年。县级以上人民政府卫生健康主管部门或者其委托的医疗卫生机构、行业组织应当按照医师执业标准,对医师的业务水平、工作业绩和职业道德状况进行考核,并将考核结果纳入医师执业注册管理。对具有较长年限执业经历、无不良行为记录的医师,可以简化考核程序。

对考核不合格的医师,县级以上人民政府卫生健康主管部门应当责令其暂停执业活动 3~6 个月,并接受相关专业培训。暂停执业活动期满,再次进行考核,对考核合格的,允许其继续执业。

(六)医学生的见习与实习

临床见习一般指医学生在学习临床基础课程、临床医学专业课程的同时,为了让学生学习效果更为牢固、有效,作为一种教学手段安排学生间断性地到临床进行观摩、实践。临床教学实践是指尚未毕业的医学生在完成临床医学理论课学习后,进入医疗机构完成最后毕业前的理论实践阶段,在医师的监督、指导下对患者开展的诊疗活动。临床教学实践是理论联系实际的阶段,是临床医学教学的有机组成部分,也称为临床实习,与临床见习有一定区别。

无论是临床见习还是实习,医学生参加临床诊疗活动必须有医师的监督、指导,不得独自为患者提供临床诊疗服务。如在医师的监督、指导下参与的临床实践活动,不承担医疗事故或医疗纠纷责任。但若是未经医师同意,擅自开展临床诊疗活动的,应承担相应的责任。

二、医师在医疗活动中的法律责任

1. 民事责任 民事责任是指由于违反民事法律或者合同约定,或者侵害了他人合法权益所应当承担的法律后果。医师在开展医疗活动时,与患者之间是医疗服务合同关系,这种关系属于民事法律关系。《民法典》规定,民事主体应按照约定履行民事义务,承担民事责任。如果医师在医疗服务合同关系中未履行合同义务或履行的义务不符合约定,应当承担违约责任。如果医师在履行合同过程中,侵害了患者的人身、财产等权益,也应当承担侵权责任损害赔偿责任。无论是违约责任,还是损害赔偿责任,都属于民事责任。

2. 行政责任 行政责任是指因违反行政法律、法规所应承担的法律责任。医师在执业活动中,因违反规定需要承担行政责任的情况,《医师法》中有明确规定。违反第 55 条规定行为之一的,由县级以上人民政府卫生健康主管部门责令改正,给予警告;情节严重的,责令暂停 6 个月以上 1 年以下执业活动直至吊销医师执业证书;违反第 56 条规定行为之一,并可能牟利的,由县级以上人民政府卫生健康主管部门责令改正,给予警告,没收违法所得,并处 1 万元以上 3 万元以下的罚款;情节严重的,责令暂停 6 个月以上 1 年以下执业活动直至吊销医师执业证书;严重违反职业道德、伦理的,要按照第 58 条,由省级以上人民政府卫生健康主管部门吊销医师执业证书或者责令停止非法执业活动,5 年直至终身禁止从事医疗卫生服务或者医学临床研究。

《中华人民共和国基本医疗卫生与健康促进法》第 102 条也明确规定"违反本法规定,医疗卫生人员有下列行为之一的,由县级以上人民政府卫生健康主管部门依照有关执业医师、护士管理和医疗纠纷预防处理等法律、行政法规的规定给予行政处罚:①利用职务之便索要、非法收受财物或者牟取其他不正当利益;②泄露公民个人健康信息;③在开展医学研究或提供医疗卫生服务过程中未按照规定履行告知义务或者违反医学伦理规范。前款规定的人员属于政府举办的医疗卫生机构中的人员,依法给予处分"。

3. **刑事责任**　刑事责任是指行为人因犯罪行为所导致的,违反国家刑事法律而必须承担的惩罚性的后果。《中华人民共和国刑法》规定,医务人员由于严重不负责任,造成就诊人死亡或者严重损害就诊人身体健康的,构成医疗事故罪,要承担刑事责任,处 3 年以下有期徒刑或者拘役。《医师法》和《医疗纠纷预防和处理条例》也有明确规定,构成犯罪的,依法追究刑事责任。

三、非法行医

1. **非法行医概念**　非法行医,也称无证行医、非医师行医。《医师法》第 2 条规定"医师是指依法取得医师资格,经注册在医疗卫生机构中执业的专业医务人员,包括执业医师和执业助理医师"。第 13 条第 4 款规定"未注册取得医师执业证书,不得从事医师执业活动"。因此,非法行医是指没有医师(助理医师)执业证书却以医师的名义从事诊疗活动、进行执业活动的行为。

依据 2016 年《最高人民法院关于审理非法行医刑事案件具体应用法律若干问题的解释》规定,具有下列情形之一的,应认定为"未取得医生执业资格的人非法行医":①未取得或者以非法手段取得医师资格从事医疗活动的;②被依法吊销医师执业证书期间从事医疗活动的;③未取得乡村医生执业证书,从事乡村医疗活动的;④家庭接生员实施家庭接生以外的医疗行为的。

2. **非法行医的法律责任**　非法行医的法律责任包括行政处罚、民事赔偿和刑事责任。

《医师法》第 59 条规定,违反本法规定,非医师行医的,由县级以上人民政府卫生健康主管部门责令停止非法执业活动,没收违法所得和药品、医疗器械,并处违法所得 2 倍以上 10 倍以下的罚款,违法所得不足 1 万元的,按 1 万元计算。

《刑法》第 336 条规定,未取得医生执业资格的人非法行医,情节严重的,构成非法行医罪,处 3 年以下有期徒刑、拘役或者管制,并处或者单处罚金;严重损害就诊人身体健康的,处 3 年以上 10 年以下有期徒刑,并处罚金;造成就诊人死亡的,处 10 年以上有期徒刑,并处罚金。

四、医疗损害责任

(一)医疗损害责任概念

医疗损害是指因医疗机构及其医务人员的故意或过失(即医疗过错),而对患者造成身体上或精神上的损害结果。医疗损害责任是指医疗机构及其医务人员对产生的医疗损害结果,承担的以损害赔偿为主要方式的侵权责任。《民法典》第1218条明确规定"患者在诊疗活动中受到损害,医疗机构或者其医务人员有过错的,由医疗机构承担赔偿责任"。

(二)医疗损害责任构成条件

判定医疗损害责任必须符合以下条件。①医疗机构及其医务人员在诊疗活动中存在违法违规行为,或者未尽到注意义务,诊疗行为存在过失、过错,侵害了患者的权利。如进行特殊检查、治疗时,未按要求进行知情告知等。②患者人身、财产或者精神受到损害。如患者隐私泄露造成患者精神损害等。③医疗机构及其医务人员的违规、过失行为与患者受到的各种损害存在因果关系。如医生未注意家属将轮椅推进磁共振检查室,轮椅被吸到机器上导致患者受伤;医生未对治疗中糖尿病患者进行连续血糖监测,同时持续给予长效、短效胰岛素使用,发生严重低血糖,导致患者死亡等。

(三)医疗损害责任类型

医疗损害责任类型根据原因分,主要包括医疗技术损害责任、医疗伦理损害责任、医疗管理损害责任、医疗产品损害责任。

医疗技术损害责任是指医疗机构及其医务人员在诊疗活动中未尽到当时的医疗水平相应的诊疗义务,造成患者损害的,医疗机构应当承担赔偿责任。如漏诊造成患者损害。

医疗伦理损害责任是指医疗机构及其医务人员从事诊疗活动时,违反医师职业道德或职业伦理造成患者权利受到侵害,医疗机构应当承担赔偿责任。如未按要求进行知情告知;泄露患者隐私等。

医疗管理损害责任是指医疗机构及其医务人员违反医政管理规范、管理职责的过错行为,医疗机构应当承担赔偿责任。如违反紧急救治义务造成患者损害等。

医疗产品损害责任是指医疗机构在医疗过程中使用有缺陷的药品、消毒产品、医疗器械以及血液及制品等,造成患者人身损害,医疗机构应承担赔偿责任。如输血治疗后感染肝炎等。

第六节　医疗纠纷

一、医疗纠纷概念

医疗纠纷是指医患双方因诊疗活动引发的争议。广义的医疗纠纷是指医患双方在医疗场所发生的所有纠纷。包括诊疗相关的、费用相关的、服务相关的等。狭义的医疗纠纷仅指诊疗过程中的医疗服务合同双方所发生的纠纷。

二、医疗纠纷分类

医疗纠纷可以分为有过失的医疗纠纷和无过失的医疗纠纷。有过失的医疗纠纷包

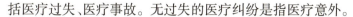

括医疗过失、医疗事故。无过失的医疗纠纷是指医疗意外。

1. 医疗意外　医疗意外是指医务人员在从事诊疗或护理过程中,由于不能预见、不可避免并不能克服的客观原因,或者由于患者病情异常或者患者体质特殊,医务人员已完全尽到与当时的医疗水平相应的诊疗义务,但仍对患者造成的医疗损害。如患者病情复杂、疑难,病情严重,且手术技术操作过于繁杂,难以控制病情的恶化而发生的死亡等。

2. 医疗过失　医疗过失指的是具备注意能力的医疗人员,因违反医疗注意义务致使应当预见或可以避免的医疗损害发生。如结肠镜检查因操作失误,导致肠穿孔等。

3. 医疗事故　医疗事故是指医疗机构及其医务人员在医疗活动中,违反医疗卫生管理法律、行政法规、部门规章和诊疗护理规范、常规,过失造成患者人身损害的事故。如肝硬化终末期消化道大出血患者,因医师认识不足、处理措施不恰当,致患者死亡等。

三、医疗纠纷原因

(一)医疗机构因素

1. 医疗质量方面　医疗质量安全核心制度是医务人员应当严格遵守的一系列制度,包括首诊负责制、三级查房制度、手术安全核查制度、危重症患者抢救制度等,是保障医疗质量和患者安全的基础。但部分医务人员不重视核心制度的落实,如病历书写不认真,手术部位描述前后不一致;查对工作不认真,导致发错药;复杂、重症患者未及时申请多学科会诊延误患者病情等。另外,医疗技术能力的提升,直接关系到人民群众健康,是实施健康中国战略的基础,也是保证医疗质量,保障患者安全的重要方面。但部分医务人员基本功不扎实,专业技术能力欠缺,尤其对重症患者、术后并发症的早期识别、干预等认识不够,造成漏诊、误诊、病情延误,甚至导致患者死亡。还有违反相关诊疗规范、法律法规等行为,都会影响医疗质量,无法保障患者安全,从而引发医疗纠纷。

2. 医患沟通方面　医务人员未做到充分沟通告知,如使用过多医学专业术语,患者并未充分了解告知的内容或对告知的内容理解有偏差,造成无效沟通。

3. 服务态度方面　在诊疗过程中,医务人员说话语速偏快、态度生硬、解释不够细致等都会让患者情绪不满,引发医疗纠纷。

4. 医德医风方面　个别医务人员责任心不强,缺少职业道德,甚至有收受红包现象,严重影响患者对医务人员的信任,损害医务人员形象,极易引起医疗纠纷。

5. 其他方面　医务人员对法律知识掌握不足,不清楚医务人员应尽的义务和患者的权利,侵害了患者的权利,引发医疗纠纷。使用缺陷医疗用品,包括药品、医用耗材等,对患者造成损害,引起医疗纠纷等。

(二)患者因素

1. 期望值过高　患者对医疗知识的认知水平较低,对自己疾病不了解,对疾病治疗效果的期望值过高,若治疗结果未达到预期,易导致患者及家属做出不理智行为,从而引发医疗纠纷。

2. 医患信任度下降、维权意识增强　随着信息技术的发展及普及,通过网络搜索等多种方式,患者便能根据症状了解相关疾病诊断、治疗等信息,当医务人员提供的内容与之不一致时,就会遭到质疑,如果治疗效果未见好转甚至加重时,患者就会认为是医方失职,进而进行法律维权,引发医疗纠纷。

3. 个人牟利　医疗机构在处理医疗纠纷时,顾忌医院形象,或者不想过多纠缠,多会持忍让态度,出于人道主义进行赔偿。这也使个别患者为了个人私利,恶意引起纠纷,谋求赔偿。

(三)其他因素

1. 医疗体制不健全,社会保障制度不完善　医疗资源分布不均衡,医疗体制不合理,医疗费用增多,社会保障制度不健全,患者需要负担的费用过重。当出现医疗损害时,患者无法通过正规、合法的渠道得到救助,就只能寻找最直接的责任人——医疗机构,从而引发医疗纠纷。

2. 社会舆论作用　社会普遍认为患者属于弱势群体,当医患之间产生问题时,多数会认为就是医疗机构的责任。再加上部分不良媒体,为了吸引眼球,故意歪曲事实或者断章取义,使原本已经紧张的医患矛盾更加紧张。

3. 纠纷处理方式不当　部分医疗机构处理医疗纠纷时,过度忍让,使患者得寸进尺;主管部门为了"维稳",也要求医疗机构息事宁人,助长了此类不正之风;即使进入法律程序,法院也会偏向患者所谓的弱势群体,进一步助长了患者"以闹取利"的行为。

四、医疗纠纷预防

(一)医疗机构预防

1. 落实医疗管理制度,持续改进医疗质量　贯彻落实医疗质量安全核心制度,持续改进医疗质量,保障患者安全是减少医疗纠纷的根本措施。第一,医疗机构应加强对医务人员相关法律法规、诊疗规范等内容的培训学习,提高医务人员对医疗质量安全管理制度的认识。第二,加强医疗服务关键环节和重点环节管理,夯实质量安全管理基础。第三,加强医疗技术管理和医师手术动态授权管理,保障手术质量安全。第四,加强医疗风险管理,建立医疗风险预警机制和医疗质量(安全)不良事件报告制度,主动分析不良事件及管理缺陷,持续改进医疗质量。第五,不断提升医务人员医疗技术水平,加强对急危重症患者和疑难病例处置能力,为患者提供更优质的医疗服务。第六,加强医疗文书书写管理,重点关注书写规范,对存在的病历缺陷及时反馈,避免重复发生。

2. 加强职业道德和医德医风建设　医疗机构应加强医德医风建设,提高医务人员职业道德,坚持"以患者为中心",尊重患者权利,履行救死扶伤、保护人民健康的神圣职责。

3. 健全医患沟通机制　医疗机构实行"首诉负责制",建立健全医患沟通机制和投诉管理制度,避免强化患者负面感受。医务人员在与患者沟通过程中,应重视患者权利的保护,做到告知充分,并取得患者明确同意。如患者在诊疗过程中提出疑问,应当及时了解、核实,并与患者进行沟通,如实说明情况,赢得患者理解。对于病情危重或存在潜在纠纷可能的患者,可以采取第三方见证下的医患沟通。

(二)建立多部门协作机制

《医疗纠纷预防和处理条例》第5条规定"县级以上人民政府应当加强对医疗纠纷预

防和处理工作的领导、协调,将其纳入社会治安综合治理体系,建立部门分工协作机制,督促部门依法履行职责"。第 6 条进一步明确了各协作部门的职责分工。通过多部门协作模式,形成合力,加快医疗纠纷预防和处理,营造良好医疗环境。

(三)建立医疗风险分担机制

国家建立完善医疗风险分担机制,发挥保险机制在医疗纠纷处理中的第三方赔付和医疗风险社会化分担的作用,减轻医疗风险发生时医患双方的负担。

(四)社会舆论

新闻媒体应当加强医疗卫生法律、法规和医疗卫生常识的宣传,引导公众理性对待医疗风险;对医疗纠纷的报道,必须守住法律法规和职业道德的红线,做到真实、客观、公正。

五、医疗纠纷处理

(一)医疗损害鉴定

医疗损害鉴定是预防和妥善处理医疗纠纷、保护医患双方合法权益、维护医疗秩序、保障医疗安全的重要环节。

医疗损害鉴定程序的启动,必须由医患双方共同委托医学会或者司法鉴定机构进行鉴定,也可以经医患双方同意,由医疗纠纷人民调解委员会委托鉴定。

医学会、司法鉴定机构作出的医疗损害鉴定意见应当载明并详细论述下列内容:①是否存在医疗损害以及损害程度;②是否存在医疗过错;③医疗过错与医疗损害是否存在因果关系;④医疗过错在医疗损害中的责任程度。

(二)医疗纠纷处理途径

医疗纠纷处理途径有非诉讼途径和诉讼途径两种。非诉讼途径包括双方自愿协商、人民调解、行政调解。

1. 双方自愿协商 自愿协商指的是医患双方在没有第三方介入的情况下,通过协商谈判解决争议,对各自的诉讼权利和实体权利进行处分。协商解决坚持自愿、合法、平等的原则,尊重当事人的权利,尊重客观事实,不得有违法行为。协商确定的赔付金额应当以事实为依据,对分歧较大或者索赔数额较高的医疗纠纷,鼓励医患双方通过人民调解的途径解决。

2. 人民调解 人民调解是指在人民调解委员会的主持下,以国家法律、法规、政策和社会公德为依据,对民间纠纷双方当事人进行斡旋、劝说,促进双方互相谅解、平等协商、自愿达成协议、消除纷争的活动。医疗纠纷人民调解委员会调解医疗纠纷时,根据专家意见或者医疗损害鉴定结果进行调节。当医患双方产生矛盾时,其为医患双方的维权搭建平台,保证了医疗机构的正常工作秩序。

3. 行政调解 行政调解是指卫生行政部门主导,以国家政策法律为依据、以自愿为原则,通过说服教育等方式,促使双方当事人友好协商,达成协议,从而解决争议的行政行为。以上 3 种方式调解意见达成后,应当签订调解协议书,并可依法向人民法院申请司法确认。

4. 诉讼　医疗纠纷诉讼指的是人民法院在医患双方的参与下,审理及解决医疗纠纷案件的活动。发生医疗纠纷,当事人协商、调解不成的,可以依法向人民法院提起诉讼。当事人也可以直接向人民法院提起诉讼。

【参考文献】

[1]和水祥,黄钢,万学红.临床医学导论(第2版)[M].北京:人民卫生出版社,2021年.

[2]颜虹,沈华浩,侯晓华.医学导论(第2版)[M].北京:人民卫生出版社,2021年.

[3]王岳.医患关系与医患沟通[M].北京:中国协和医科大学出版社,2022年.

[4]胡佩诚.医学人文精要[M].北京:人民卫生出版社,2018年.

[5]刘鑫.医事法学(第三版)[M].北京:中国人民大学出版社,2022年.

[6]全国人大常委办公厅供稿.中华人民共和国民法典[M].北京:中国法制出版社,2020年.

[7]中国法制出版社编.中华人民共和国医师法(注解与配套)[M].北京:中国法制出版社,2023年.

[8]中国法制出版社编.医疗纠纷预防和处理条例(注解与配套)[M].北京:中国法制出版社,2023年.

[9]王政.医疗纠纷实物精要(疑难问题与案例解析)[M].北京:中国法制出版社,2023年.

【思考题】

1. 一孕妇定期在同一家医院进行围产保健,每次检查均遵照医嘱执行,多次检查均提示胎儿正常,但胎儿出生后诊断为唐氏综合征。请思考,医院是否存在过错? 如有,需要承担哪些法律责任?

2. 患者诊疗后达到出院标准,医生通知其可以办理出院时,患者以在院治疗期间医生未尽职尽责为理由,拒绝支付住院费用。请思考,患者的做法是否正确? 为什么? 这种情况下医疗机构应该怎么做?

第七章

医学教育

【学习目标】

1. 掌握临床医师学习要求与学习方法。
2. 熟悉我国当下毕业后医学教育的相关政策和临床医师职业生涯规划主要路径。
3. 了解我国医学教育的现状与发展趋势。

第一节 我国医学教育体系

国际医学教育界公认的医生培养模式为院校教育、毕业后教育及继续医学教育 3 个阶段,3 个阶段也体现着医学教育体系的 3 个类型结构。它们共同构建了一个科学规范、符合学生成长规律、目标明确且满足社会发展需求的连贯的人才培养体系,满足了医学人才成长的需要。

一、院校医学教育

1. 中等医学教育　中等医学教育是培养面向城乡各级医疗卫生机构第一线的中等卫生技术人才。招生对象一般为初中毕业生或具有同等学力者,学制为 3 年或 4 年。随着社会经济发展,人民群众基本生活条件得到改善,对生命和健康有了更高的要求,中等医学教育已不能满足社会发展的需要,办学规模应逐步调整,与卫生服务需求和人力发展相适应。

2. 高等专科医学教育　高等专科医学教育是普通高中教育基础上进行的 3 年及以下学制的医学门类专业教育,是我国医学教育的组成部分,以培养应用型医学专门人才为目标,学制一般为 3 年,毕业生在获得相应的执业资格后在各级各类预防、医疗、保健等岗位从事服务、管理、生产工作。高等专科医学教育是国家特殊历史时期的产物,现阶段是我国高等医学教育的补充。

3. 本科医学教育　本科医学教育又称医学院校教育或是基本医学教育,是指高中毕业生在高等医学院校系统接受人文和自然科学、基础医学、临床医学、预防医学等多学科的教育过程。本科医学教育是高等医学教育的主体。本科医学教育以培养适应我国社会主义建设实际需要的德、智、体、美、劳全面发展，具有一定理论知识、掌握一定基本技能、具备良好职业态度的高级医学人才为目标。其根本任务是为医疗卫生服务机构培养优秀的医学毕业生，同时为学生毕业后在相关的医学领域继续深造或是在医疗卫生服务行业中执业奠定必要的理论和技能基础。医学生在本科医学教育阶段需要按教学计划完成全部课程和毕业实习，经过考核，成绩合格后，方准予毕业。凡符合《中华人民共和国学位条例》规定者，同时授予学士学位。

4. 研究生医学教育 研究生医学教育是医学教育体系中高层次教育，肩负着为社会培养高素质、高层次医疗卫生人才以及推动医学科学技术发展的双重任务。

研究生医学教育分为硕士和博士两个层次。医学硕士研究生教育旨在培养掌握本门学科坚实的基础理论和系统的专门知识，具有从事医学科学研究工作或独立担负专业技术工作的高级卫生人才。招生对象为高等医药院校或其他高等学校有关专业本科毕业生或是具有同等学力者，学习年限一般为3年。医学博士研究生教育旨在培养掌握本门学科坚实宽广的基础理论和系统深入的专门知识具有独立从事医学科学研究工作能力，在医学科学或专门技术上做出创造性成果的高级卫生技术人才。招生对象是已获得硕士学位或具有同等学力者，学习年限一般为3～5年。

自1997年开始，我国将医学研究生培养划分为"医学科学学位"和"医学专业学位"两种不同类型。医学科学学位研究生教育侧重学术理论水平和实验研究能力方面，以培养从事基础理论或是应用基础理论研究人员为培养目标；医学专业学位研究生教育与住院医师规范化培训并轨，要求侧重于从事某一特定职业实际工作的能力，以培养高级应用型人才为目标。

二、毕业后医学教育

医学生在院校教育结束后接受专门化培养的教育活动。包括住院医生规范化培训与专科医师规范化培训。毕业后医学教育是医生培养的第二阶段，是医学生完成院校教育后的更高层次的培养，可以视为由医学生向医生社会角色转化后的重要培养阶段。

1. 住院医生规范化培训 住院医师规范化培训（以下简称"住培"）是深化医改和医学教育改革的重大举措，是医学毕业生成长为合格临床医师的必经之路，是培养高层次医学人才、提高临床医疗水平的重要环节与措施，更是为住院医师持续的职业发展打下扎实基础，对提高我国医疗卫生人才队伍水平意义重大。住培源于1993年，中华人民共和国卫生部印发《关于实施临床住院医师规范化培训试行办法的通知》，此后各地逐步开展不同规模、不同水平的住院医师规范化培训的前期探索。2013年底，原国家卫生计生委等7部门联合印发《关于建立住院医师规范化培训制度的指导意见》，标志着住培作为国家制度正式全面启动。2014年8月，原国家卫生计生委印发《住院医师规范化培训基地认定标准（试行）》和《住院医师规范化培训内容与标准（试行）》，为培训基地建设和培训工作树立了"建设与质量标尺"，在推进住培制度建设中起到了至关重要的作用。

通俗来说，住培就是医学专业毕业生在完成医学院校教育后，以住院医师的身份接受以提高临床能力为主的系统性、规范化培训。住培需要在认定的培训基地进行,一般时长为3年。除了完成5年本科教育的毕业生之外,还招收已经取得执业医师资格证开始从事临床工作的医师、医学类相应专业本科以上学历毕业生(硕士、博士等)。在参加住培招生考核后,将在所报考的住培基地按照对应专业的培训标准和培训计划接受培训,基本上需要在不同的科室中轮转,参加相应的技能操作培训、临床小讲课、病例讨论、教学查房等,可以在带教老师的指导下实践临床所需的各种技能如问诊、查体、值班、病历书写等。与详细周全的培训科目相应的,住培还拥有分层、分级的考核制度:出科考核、年度考核、再到最后的结业考核。在圆满完成3年的住培培训并成功通过结业考核之后,就能获得统一制式的《住院医师规范化培训合格证书》,取得医疗机构专业人员录用、中级技术岗位聘用的资格,"两个同等对待"的待遇等。

2.专科医师规范化培训　专科医师规范化培训(以下简称"专培")是毕业后医学教育的重要组成部分,是在住培基础上,继续培养能够独立、规范地从事疾病专科诊疗工作临床医师的必经途径,在国际医学界有广泛共识和长期实践。我国部分地区和医院也对专科医师培训进行了一系列探索与实践,当前在我国尚在试点阶段。构建与住培制度紧密衔接的专培制度,做好"住专一体化"毕业后教育体系顶层设计,是深化医药卫生体制改革的重要举措,对于医教协同完善我国医师培养体系、整体提升临床医疗水平和质量、满足人民群众日益增长的医疗需求、为建设健康中国储备强有力的人才队伍具有重大意义。

2015年12月,原国家卫生计生委等8部门联合印发《关于开展专科医师规范化培训制度试点的指导意见》,标志着我国专培制度试点工作正式启动。2019年12月,第十三届全国人民代表大会常务委员会第十五次会议通过的《中华人民共和国基本医疗卫生与健康促进法》明确提出"完善医学院校教育、毕业后教育和继续教育体系,建立健全住培、专培制度,建立规模适宜、结构合理、分布均衡的医疗卫生队伍",专培从此有了法制化保障。按照深化医药卫生体制改革的总体部署,适应临床医疗工作对专科医师队伍发展建设的需求,遵循医学教育规律和人才成长规律,立足中国国情,借鉴国际先进经验,有效衔接住培,积极探索、勇于创新扎实推进,开展专培试点工作。2024年7月1日,上海市卫生健康委员会、上海市财政局及上海市教育委员会等多部门正式联合发布了《上海市专科医师规范化培训实施办法》,办法于2024年9月1日起实施,该办法试点开展专科医师规范化培训与临床医学博士专业学位教育衔接改革。

三、继续医学教育阶段

继续医学教育阶段是继医学院校教育和毕业后医学教育之后,以学习新理论、新知识、新技术、新方法为主的终身教育阶段。目的是使卫生技术人员在整个职业生涯中,能够应用医学日新月异的新知识、新技术、新理念,使医生的成长过程与医生职业生涯相一致。继续医学教育的内容主要依据各类专业卫生技术人员的实际需要而定,注重针对性、实用性和先进性,以现代医学科学技术发展中的新理论、新知识、新技术和新方法为重点。继续医学教育的形式多种多样,以短期的业务学习为主,包括学术会议、学术讲座、专题讨论会、专题讲习班、专题调研和考察、案例分析讨论会、临床病理讨论会技术操作示教、短期或长期培训等,自学亦是继续医学教育的重要形式。

四、医学教育发展趋势

1. 临床医学专业认证制度逐步完善　目前,我国临床医学、口腔医学、护理学等医学类专业已在国家层面上建立起统一的专业认证制度。截至2019年底,全国已有105所医学院校通过临床医学专业认证。在2008版《本科医学教育标准——临床医学专业(试行)》基础上,2022年教育部临床医学专业认证工作委员会组织医学教育专家重新修订形成2022版新标准。标准的不断完善不仅体现了医学教育认证工作长期坚持、与时俱进的特点,也为我国今后实施保基本、上水平、追卓越的"三级专业认证"打下了坚实基础。

2. 医学人才培养体系建设持续发力　在以"5+3"为主体、"3+2"为补充的临床医学人才培养体系中,"5+3"的医学人才培养体系更加注重临床实践训练,体现了医教相长,学以致用。除探索中国特色医学教育人才培养模式外,医教协同将重点推进医学人才培养体系建设。为此,国家加大医学教育投入,调控医学专业办学规模,不断完善住培教育体系,衔接院校教育与毕业后医学教育制度,加强基层医疗卫生人才培养,创新医学教育管理体制机制,为人才培养体系建设取得实效提供可靠保障。

3. 整合医学教育快速发展　整合医学教育即整合理念下的医学教育,是全球医学教育发展的重要标志,也是我国医学教育改革的重要任务。整合医学教育起源于欧美,发展较为成熟,近年来在国内逐步推广,为越来越多的医学教育者所认同。发展整合医学教育,旨在保证医学教育的整体性,避免医学知识碎片化、条块化。我国以北京大学、上海交通大学、西安交通大学为主的诸多学校率先对整合教学进行了探索,2015年,我国开展整合医学教育的院校和相关机构联合发起成立了中国医学整合课程联盟,标志着我国整合医学教育步入正轨。

4. 紧缺医学专业人才培养加快推进　2018年,国家发布关于改革完善全科医生培养与使用激励机制文件,这份文件的出台将全科医学教育改革上升到国家层面。文件提出,到2020年将基本建立适应行业特点的全科医生培养制度,城乡每万名居民拥有2~3名全科医生;到2030年,城乡每万名居民拥有5名全科医生,全科医生队伍基本满足健康中国建设需求。另外,国家和各地区的有关文件还将儿科学等专业列为重点扶持专业,加大此类紧缺人才的培养。

5. 信息技术与医学教育深度融合　信息技术的发展对医学人才培养提出了新要求,如追踪生命科学前沿和精准医学技术的前瞻能力、善于将临床病例和基础研究紧密结合的转化医学知识与能力、推动团队研究和共同开发的合作沟通能力、利用计算机网络和相关软件处理大规模医疗数据技能、开发应用人工智能技术、区块链技术、虚拟现实技术的能力等。信息技术与医学教育深度融合主要表现在:①教学手段创新。由传统教室向以互联网为载体的虚拟学习社区、网络学习空间、在线学习平台转变。②教学形式创新。借助网络工具、智能课件实现教学方式由集体授课向个性化教学方式的转变。③教学策略创新。以"微课"为载体分割教学内容进行知识点传授,以及在信息技术背景下采取问题导向学习(PBL)学习方式。④评价方式创新。采取无纸化考核、面向过程的评价、多元学习成绩评价等方式。

第二节 临床医师学习要求

一、基本要求

1. 科学和学术领域

（1）具备自然科学、人文社会科学、医学等学科的基础知识，掌握科学方法，并能用于指导未来的学习和医学实践。

（2）能够应用医学等科学知识处理个体、群体和卫生系统中与医学或者健康相关的问题。

（3）能够理解和描述生命各阶段疾病的预防和疾病的病因、发病机制、病程、临床表现、诊断、治疗、转归、预后及康复。

（4）能够掌握中医药学的基本特点和诊疗基本原则。

（5）能够获取、甄别、理解并应用医学等科学文献中的证据。

（6）能够应用常用的科学方法，提出相应的科学问题并进行探讨。

2. 临床能力领域

（1）具有良好的交流沟通能力，能够与患者及其家属或监护人、同行和其他卫生专业人员等进行有效的交流。

（2）能够全面、系统、正确地采集病史。

（3）能够系统、规范地进行体格检查及精神状态评价，规范地书写病历。

（4）能够依据病史和体格检查中的发现，形成初步判断，并进行鉴别诊断，提出合理的治疗原则。

（5）能够根据患者的病情、安全和成本效益等因素，选择适宜的临床检查方法并说明其合理性，对检查结果能做出判断和解释。

（6）能够选择并安全地实施常用的临床基本操作。

（7）能够根据不断获取的证据做出临床判断和决策，在上级医师指导下确定进一步的诊疗方案并说明其合理性。

（8）能够了解患者的问题、意见、关注点和偏好，使患者及其家属或监护人充分理解病情；就诊疗方案的风险和益处同患者及其家属或监护人进行沟通，并共同制订诊疗计划（医患共同决策）。

（9）能够及时向患者及其家属或监护人提供相关信息，使他们在充分知情的前提下选择诊疗方案。

（10）能够将疾病预防、早期发现、卫生保健和慢性疾病管理等知识和理念应用于临床实践。

（11）能够依据客观证据，提出安全、有效、经济的治疗方案。

（12）能够发现并评价病情的变化及严重程度，对需要紧急处理的患者进行可能的急救处理。

（13）能够掌握临终患者的治疗原则，与患者家属或监护人沟通。用对症、心理支持等姑息治疗的方法达到人道主义的目的，提高患者的死亡质量。

（14）能够在临床信息系统中有效地检索、解读和记录信息。

3. 健康与社会领域

（1）具有保护并促进个体和人群健康的责任意识。

（2）能够了解影响人群健康、疾病诊断和有效治疗的因素，包括健康公平性、文化和社会价值观的多样性，以及社会经济、心理状态和自然环境等因素。

（3）能够在不同情境下以不同的角色进行有效沟通，如医生、健康倡导者、研究者等。

（4）能够解释和评估人群的健康检查和预防措施，包括人群健康状况的监测、患者随访、用药、康复治疗及其他方面的指导等。

（5）能够了解医院医疗质量保障和医疗安全管理体系，明确自己的业务能力与权限，重视患者安全，及时识别对患者不利的危险因素。

（6）能够了解我国医疗卫生系统的结构和功能，以及各组成部门的职能和相互关系，理解合理分配有限资源的原则，以满足个人、群体和国家对健康的需求。

（7）能够了解全球健康问题以及健康和疾病的影响因素。

4. 职业精神与素养领域

（1）能够根据《中国医师道德准则》，为所有患者提供人道主义的医疗服务。

（2）能够了解医疗卫生领域职业精神的内涵，在工作中养成同理心、尊重患者和提供优质服务等行为，形成真诚、正直、团队合作和领导力等素养。

（3）能够掌握医学伦理学的主要原理，并将其应用于医疗服务中。能够与患者及其家属或监护人、同行和其他卫生专业人员等有效地沟通伦理问题。

（4）能够了解影响医生健康的因素，如疲劳、压力和交叉感染等，并注意在医疗服务中有意识地控制这些因素，同时知晓自身健康对患者可能构成的风险。

（5）能够了解并遵守医疗行业的基本法律法规和职业道德。

（6）能够意识到自己专业知识的局限性，尊重其他卫生从业人员，并注重相互合作和学习。

（7）树立自主学习、终身学习的观念，认识到持续自我完善的重要性，不断追求卓越。

二、核心要求

核心要求可主要归纳为知识要求、能力要求和素质要求。

（一）知识要求

随着人类社会的进步，社会分工日趋完善和精细，专业知识也随着社会分工的自然产生而日益形成。对医学生而言，具备哪些专业知识，才能成为具有岗位胜任力的合格医务工作者，是一个亘古不变的中心话题。依据本科医学教育的基本要求和国际国内标准，医学生应掌握包括人文社会科学知识、自然科学知识、生物医学知识、临床医学知识和公共卫生知识等方面的专业知识。

1. 人文社会科学知识 人文社会科学是人文科学和社会科学的总称。人文科学是以人的社会存在为研究对象,以揭示人类社会的本质和发展规律为目的的科学,属"处世之学",主要包括文学、史学、哲学及语言学、考古学、艺术学等学科。根据我国具有中国特色的社会主义制度和体制,我国医学生应该学习和掌握的人文社会科学知识主要包括以下几类。

(1)思想道德政治教育方面的知识:主要是《思想道德修养与法律基础》《马克思主义基本原理》《中国近现代史纲要》《毛泽东思想和中国特色社会主义理论体系概论》《形势与政策》等课程的知识。培养医学生树立正确的世界观和人生观,成为我国社会主义医学事业的接班人。

(2)医学与人文社会科学交叉融合的知识:主要是《医学心理学》《医学伦理学》《卫生法学》《医学社会学》《社会医学》《卫生经济学》《医学史》等课程的知识。培养医学生的职业道德,人道主义精神,使之在今后的医疗实践中能具有"仁心仁术"的品质。

(3)方法论相关知识:主要是《文献检索与临床信息系统》《科研方法论》《循证医学》《逻辑学导论》等课程的知识。培养医学生科学的思维和研究方法。

(4)人文素质培养相关知识:主要是《中国文化概论》《西方文化概论》《艺术与审美》《中外名篇欣赏》等课程的知识,以培养医学生的人文精神,帮助他们理解医学的真谛是人本立场、人道情怀。

2. 自然科学知识 自然科学是以大自然中的事物和现象为研究对象,揭示自然界发生的各种现象以及自然现象发生过程的实质,进而把握这些现象和过程的规律性,并预见新的现象和过程,以利于在社会实践中合理地利用自然界规律的科学,主要包括数学、物理学、化学、生物学及天文学、地球学以及衍生的工程技术等学科。

3. 生物医学知识 生物医学是综合医学、生命科学和生物学的理论和方法而发展起来的前沿交叉学科,基本任务是运用生物学及工程技术手段研究和解决生命科学,特别是医学中的有关问题。

4. 临床医学知识 临床医学是直接面对疾病、患者,对患者实施治疗的科学。临床医学主要研究疾病的病因、诊断、治疗和预后,致力于提高临床治疗水平,促进人体健康。临床医师需要学习和掌握的临床医学知识不仅包含疾病的临床表现、诊断、用药及防治原则,还包括正常的妊娠分娩、产科常见急症、产前及产后的保健原则,以及计划生育知识;全科医学基本知识;传染病的发生、发展以及传播的基本规律,常见传染病的防治原则。同时,非中医医学生也应该掌握中医学或民族医学的基本特点,了解中医学或民族医学诊疗基本原则。

5. 公共卫生知识 公共卫生是关系到一国或一个地区人民大众健康的公共事业。公共卫生包括对重大疾病尤其是传染病(如结核病、艾滋病、SARS、COVID-2019 等)的预防、监控和治疗;对食品、药品、公共环境卫生的监督管制,以及相关的卫生宣传、健康教育、免疫接种等。

临床医师应掌握健康教育、疾病预防和筛查的原则、临床流行病学等公共卫生知识,牢固树立大卫生观和大健康观。针对突发公共卫生事件的应急处理教育,能使临床医师在学生时期就明确自身肩负的职责和使命,为医疗机构处理突发公共卫生事件打下坚实基础。医学生要理解并顺应医学科学的发展和医学模式的转变,从而更好地适应由传统临床疾病诊治任务到面向公众、预防、医疗、保健综合服务的转变。

(二)能力要求

1. 病史采集、体格检查和病历书写能力

(1)临床医师要学会灵活准确、条理清晰、重点突出地去采集病史,采集到的病史要全面、系统、正确,这样的病史采集是疾病诊断治疗的基础。

(2)临床医师要具备进行准确的体格和精神检查的能力,体格检查和精神状态评价要系统、规范。

(3)临床医师要具备规范书写病历的能力。

2. 疾病诊断和处理能力

(1)临床医师要能够依据病史和体格检查中的发现,形成初步判断,并进行鉴别诊断,提出合理的治疗原则。

(2)临床医师要能够根据患者的病情、安全和成本效益等因素,选取适宜的临床检查方法,并能说明其合理性,对检查结果能做出判断和解释。

(3)临床医师要能够合理选用并安全地实施各种常见的临床基本操作。

(4)临床医师要能够将疾病预防、早期发现、卫生保健和慢性疾病管理等知识和理念结合到临床实践中。

(5)临床医师要能够依据客观证据,提出安全、有效、经济的治疗方案。

(6)临床医师要能够发现并评价病情程度及变化,对需要急处理的患者进行急救处理。

(7)临床医师要能够掌握临终患者的治疗原则,与患者家属或监护人沟通避免不必要的检查或治疗。用对症、心理支持等姑息治疗的方法来达到人道主义的目的,提高舒适度并使患者获得应有的尊严。

3. 沟通能力

临床医师要具有良好的交流沟通能力,包括医患沟通、同行沟通和大众沟通等能力。掌握沟通技巧,能够与患者及其家属、同行和其他卫生专业人员等进行有效的交流,这种交流必须清晰、周全、慎重。做好医患沟通工作,建立良好的医患关系,是医务人员的本职工作之一,也是医疗服务本身的客观需要。良好的医患沟通能力是确保医疗工作顺利而有效地进行的保障,因此世界医学教育联合会发布的《福冈宣言》指出:"所有医生都必须学会交流和人际关系的技能。缺少共鸣(同情)应该看作与技术不够一样,是无能的表现。"可见沟通能力对医学生、医生的重要性。

4. 外语及文献检索能力

信息能力是指有效利用信息技术和信息资源获取信息、加工处理信息以及创造和交流新信息的能力。临床医师应具备良好的信息素养,能使用信息技术快速地获取提升职业技能的相关知识、经验和信息。信息素养包括信息获取、信息处理、信息评价三部分。语言是获取和交流知识、经验与信息的主要媒介。对临床医师而言,外语及文献检索能力是信息能力的重要组成部分,是提升自身医疗能力和素养必不可少的信息能力。

临床医师应具备良好的外语及文献检索能力,能够确保审慎而科学地阐释临床所见,并能使用图书馆及其他信息资源,独立研究医疗问题;能够在临床数据系统中有效地

检索、解读和记录信息,并能熟练使用外语信息技术与世界各地的医学同行交流经验,这些都是提升临床医疗能力的具体途径。

5. 科学研究能力 科学研究是指为了增进知识以及利用知识去发明新的技术而进行的创造性工作,其任务是揭示自然规律。医学科学研究的主要目的在于探索医学中的未知和人类健康的奥秘,揭露疾病的本质,阐明疾病发生发展的规律,并寻找有效的防治措施,进而促进人类健康。因此医学科学研究对医学的发展和人类的健康乃至社会的稳定有着重要意义。

为满足创新型国家的建设需求,高等教育要着力培养创新型人才,包括创新意识、创新精神、创新思维、创新能力的培养,科学研究的主要任务是增加知识、创新技术,因此,培养医学生的科学研究能力也是当代医学院校教育的重要组成部分。医学领域尚有许多没有解决的疑难杂症,人们对生命健康的需求越来越多样化,临床医师在培养阶段需要学好医学及相关学科知识、训练临床技能、提升医学职业素养,培养科研能力。

6. 自主学习和终身学习能力 自主学习是与传统的接受学习相对应的一种现代化学习方式。自主学习是以学生作为学习的主体,通过学生独立地分析、探索、实践、质疑、创造等方法来实现学习目标。终身学习是指社会每个成员为适应社会发展和实现个体发展的需要,贯穿于人的一生的、持续的学习过程。医学是自然科学、人文科学和社会科学的融合体,随着医学科学的飞速发展以及医学与其他学科日益密切的结合,医学知识的更新也呈现出日新月异的趋势。临床医师只有养成自主学习和终身学习的习惯,才能够在整个职业生涯中更好地获得新知识和技能,不断更新和优化自身知识、能力和素质结构。只有通过自主学习和终身学习,医疗工作者才能使自己的临床能力不断提升,使自己更加专业化、全面化,才能使自己得到持续提升的可能。

7. 管理能力 医生既是医者,也是管理者,从一组患者的管理、科室管理到医院管理,都涉及人、财、物及信息资源的配置,涉及目标、组织、决策、控制等过程。我国医院管理者多为专业型领导,即既有医学专业背景、又有一定的管理知识和管理能力。

临床医师在学好专业知识、掌握专业技能、提升职业素养的同时,要培养组织管理能力。首先要培养服务意识和奉献精神,愿意为科室单位的发展、为医疗卫生事业的进步做出奉献;其次要加强人文课程和管理知识的学习,管理和服务都涉及人,理解和尊重每一位管理和服务的对象,能进行积极有效的沟通,充分发挥团队成员的积极性,更好地达成工作目标;此外还需要在实践中不断成长,不管是上学还是工作期间,都应积极组织和参加医院及学校组织的各项活动,为同学们的学习和生活服务、为学院和学校的发展助力,在实践中不断培养组织能力、工作能力、沟通交流能力、风险控制能力等。

(三)素质要求

医学生应以社会主义核心价值观(富强、民主、文明、和谐、自由、平等、公正、法治、爱国、敬业、诚信、友善)为基本准则,恪守法律、遵守公民道德和职业道德,努力成为一名合格的社会主义医学事业接班人。

1. 遵纪守法 法律意识(legal consciousness)是社会意识的组成部分,是人们关于法的思想、观点、理论和心理的统称。包括法律心理和法律思想体系两部分,前者涵盖人们对法的本质和作用的看法,对现行法律的要求和态度,常常是自发形成的,属于法律意识的初级阶段;后者指人们对法律的评价和解释,对人们的行为是否合法的评价以及法制观念等,属法律意识的高级阶段,需经培养、教育才能逐步形成。医学生作为一群特殊的公民,遵纪守法既是作为普通公民的基本要求,也是将来从事医疗服务工作的实践要求,只有真正理解并践行相应的法律法规才能够使自己成为一名高素质的医生。

2. 爱国奉献　在2018年的全国教育大会上,习近平总书记用"九个坚持"回答了"培养什么人、怎样培养人、为谁培养人"这一根本问题。教育兴则国家兴、教育强则国家强,教育对于提高人民综合素质、促进人的全面发展、增强中华民族创新创造活力、实现中华民族伟大复兴具有决定性意义。法国科学家巴斯德曾经说过"科学无国界,科学家有祖国",我国的"航天之父"钱学森先生一生坚持"国为重,家为轻;科学最重,名利最轻",他克服重重困难,放弃国外优渥的生活,回到生养自己的祖国,报效国家和人民。无论是我国古代的名医还是现代科学家,他们身上无不体现着爱国、爱民、奉献的精神,爱国奉献是每个医学生和医务工作者都应该具有的良好品质。

3. 职业道德　古今中外的医学家都重视医学职业的道德修养,并且通过言传身教,形成了具有约束力的医学职业道德传统。许多世纪以来,人们通常把古希腊名医希波克拉底的《誓言》,中国医学著名大师、唐代名医孙思邈的《大医精诚》,阿拉伯医学的伟大著作者、犹太名医迈蒙尼提斯的《祷文》奉为医生职业道德楷模的三部著名医学伦理学文献。1981年在上海召开的全国第一次医学伦理学学术会议上,我国的医学专家们提出了社会主义医德基本原则,其内容是:"救死扶伤,防病治病,实行社会主义人道主义,全心全意为人民健康服务。"

第三节　临床医师学习方法

一、理论与实践相结合

医学是理论性很强的实践性学科,医学学习的根本目的是临床应用。虽然理论学习为临床应用奠定了基础,但是,单纯的理论学习并不能把医学生塑造成合格的医务工作者。因此,应用、实践既是医学学习的目的,也是医学学习过程的主要组成部分。

医学生的实践学习是通过实践教学来完成的。实践教学是高校根据自己的专业培养目标,按照教学大纲要求,组织学生通过基本技能训练、实践能力培养来获取感性知识为教学目的的各种教学形式的统称。广义的医学实践教育包括与医学相关的社会实践、医学实验课程、临床见习、临床实习等。布卢姆理论将教学目标分为:认知领域、情感领域、专业技能领域三个维度。医学生的培养除了应具备专业知识以外,还需具备职业相关技能、人文关怀能力以及综合服务能力。医学实践教育能提升医学生对专业的认知,不断提升专业思想的稳定性,增强医学人文素养,促进医学理论知识的学习,掌握必备的临床技能。临床技能包括病史采集、体格检查、医患沟通、辅助检查、诊断与鉴别诊断、制订治疗计划、临床基本操作等。

通过早期接触临床、参观医院及社区卫生服务中心、参加与卫生医疗相关的社会调查、参与医学志愿者服务等社会实践活动,医学生可以了解医疗卫生资源对健康中国建设和经济社会发展的重要性,感受患者的健康需求和就医的困惑,牢固树立热爱医学、献身医学事业发展的思想,不断提升关爱患者的医学道德素养。

医学实验课程包括医学实验基本操作技术,人体细胞组织器官的认知与解剖,组织器官的功能、代谢及疾病发生机制及药物作用实验,病原生物及其与人体的相互作用实验、实验动物模拟手术等内容,实验课程能促进医学生对理论知识的学习及应用,训练基本操作技能,培养初步的医学科学研究思维及临床思维能力。

临床见习与实习在医学生培养中起着重要作用。临床见习是学生完成某类疾病的理论学习后,在教师的指导下,深入病房实际接触患者的教学环节。通过观察患者、初步的问诊和体格检查,认识病症及体征,以训练技能、获得疾病感性认识、提升临床思维为主要目标。临床见习是医学生开始从单纯学习医学理论知识到临床实践的有效过渡,通过深入病房,为临床实习及真正开展临床工作奠定基础。医学院校教务部门通常会在医学生进行完某种或某类疾病的学习后,安排临床见习,每组见习人数应控制在一定规模。医学生应重视临床见习的机会,勤动手、多看多问多思考,在巩固理论知识的基础上,达到见习目标。

临床实习中的医学生称为实习医生。实习医生在上级医师和护士长指导下,负责一定数量患者(病床)的医疗工作,包括疾病诊断、疾病变化观察与病程记录、基本医疗操作(如手术患者换药、拆线)、在上级医生指导下开具辅助检查、开具医嘱和处方等。实习阶段是医学生将理论与实践相结合的桥梁,是提高医学生临床实践能力、加强医德建设的重要环节。实习生实习期间应遵守学校和实习单位相关各项规章制度,关心爱护患者,经常了解患者的病情变化、思想情况,树立高度的责任感和同情心,不允许有因个人学习而损害患者健康的行为。实习期间应勤学好问,在带教教师指导下,认真书写医疗病历文件,严格实施临床操作,不断提升临床思维能力;积极参加科内病例讨论、学术报告、死亡病例讨论,参加为实习生安排的讲座、教学查房以及临床技能培训等。

二、基于问题的学习

基于问题的学习(Problem-Based Learning,PBL)强调把学习设置到复杂的、有意义的情境中,它以"提问-分析-讨论"为主要过程,通过学习者的合作来完成学习目标,从而学习隐含在情境中的科学知识,形成解决问题的能力、自主学习的能力、信息处理的能力、与人沟通的能力以及团队协作的能力等。PBL是以由8~10名学生和1名导师组成的讨论小组为教学单位,围绕某一具体病例的疾病诊治等问题进行讨论,强调把学习置于目的明确、场景现实以及相对真实的问题情境中,让学习者理解隐含在问题背后的科学知识以及在学习过程中尝试解决具体问题,旨在使学习者构建广博而灵活的知识基础,发展理解、分析和解决问题的能力,同时培养学生自主学习的能力、实践能力、团队合作精神。临床教学的目的是引导学生将所学过医学知识运用到临床实践中,实现从理论到临床的知识过渡,同时培养学生的临床思维能力和独立分析解决问题的能力,培养他们科学探索和创新精神。PBL教学模式正与这种教学目的相适应。

PBL教学的特点主要有:①具有探究性。它以提出问题为导向,引导学生探索解决问题的方法,寻找解决问题的途径。②具有开放性。它打破了以往常规教学的形式限制,采取小组讨论式的学习方式,师生间相互交流增加,获得知识的渠道也更加灵活多样。③具有团队性。PBL 教学要求全体学生参加问题讨论分析,鼓励学生集体参与问题的解决,发挥集体的智慧和力量,培养团队合作精神。④具有广泛性和系统性。因为PBL 教学要求学生独立寻找解决问题的方法,学生可以根据自己所长,利用不同的信息渠道获得解决问题的方法,可以使学生积累广泛的信息知识,同时又要进行归纳总结,形成统一系统的解决问题的方法。

第四节　临床医师职业规划

一、就业领域

高等医学教育的目标是围绕推进健康中国建设,为建设健康中国提供人才保障。临床医学专业学生的就业领域包括医疗卫生机构、医学科学研究机构、医学相关管理部门、医学相关企业等。

1. 医疗卫生机构

我国医疗卫生机构包括医疗机构、公共卫生机构。

(1)医疗机构指从事疾病诊断、治疗活动的医院、卫生院、疗养院、门诊部、诊所、卫生所(室)以及急救站等。

从投资主体划分,医疗机构分为政府主办和社会力量主办两种类型;从经营性质划分,医疗机构分为非营利性和营利性。中央、省级可以设置少量承担医学科研、教学功能的医学中心或区域医疗中心,以及承担全国或区域性疑难病症诊治的专科医院等医疗机构。

在医疗机构中,医院主要提供疾病诊治,特别是急危重症和疑难病症的诊疗,突发事件的医疗处置和救援以及健康教育等医疗卫生服务,并开展医学教育、医疗卫生人员培训、医学科学研究和对基层医疗卫生机构的业务指导等工作。根据医院的功能、任务、设施条件、技术建设、医疗服务质量和科学管理的综合水平,我国对医院实行分级管理,共分为三级。①一级医院:直接向一定人口的社区提供预防、医疗、保健、康复服务的基层医院(城市社区卫生服务中心)、乡镇卫生院。②二级医院:向多个社区提供综合医疗卫生服务和承担一定教学、科研任务的地区性医院。③三级医院:向几个地区提供高水平专科性医疗卫生服务和执行高等教学、科研任务的区域性以上的医院。各级医院又分为甲、乙、丙三等,三级医院增设特等,共三级十等。

(2)公共卫生机构是指疾病预防控制中心、专科疾病防治机构、健康教育机构、急救中心(站)和血站等。专业公共卫生机构主要提供传染病、慢性非传染性疾病、职业病、地方病等疾病预防控制和健康教育、妇幼保健、精神卫生、院前急救、采供血、食品安全风险监测评估、出生缺陷防治等公共卫生服务。

2. 医学科学研究机构　医学研究机构是指国家或部门根据事业发展的需要,为了完

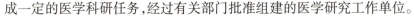

成一定的医学科研任务,经过有关部门批准组建的医学研究工作单位。

我国已建立起以中国医学科学院、中国疾病预防控制中心和中国中医科学院为代表的国家级医学科研机构、以各省级医学科学研究院(所)为代表的省级医学科研机构和各高等院校及医疗卫生单位的附属医学科研机构等为支撑的、相对稳定、多层次的医学科研组织体系。各级医学科研机构在这个体系中各司其职、相互合作,共同开展医学科研工作。

3. 医学相关管理机构　建立医疗卫生行业综合监管制度,是全面建立中国特色基本医疗卫生制度、推进医疗卫生治理体系和治理能力现代化的重要内容。为保障我国医疗卫生事业的长期稳定发展,不断满足人民群众对医疗卫生与健康的需求,加强医疗服务质量和安全监管、医疗卫生机构运行监管,我国成立了国务院相关部门、省级(自治区、直辖市)、市级和县级医疗卫生行政管理和监督机构。这些管理机构也是医学生未来的就业领域。

(1)各级卫生健康委员会(简称卫健委)。主要职责包括:组织拟订国民健康政策,拟订卫生健康事业发展法律法规草案、政策、规划;协调推进深化医药卫生体制改革;制定并组织落实疾病预防控制规划;制定医疗机构、医疗服务行业管理办法并监督实施等。

(2)各级医疗保障局(简称医保局或医保中心)。主要职责是:拟订医疗保障制度的法律法规草案、政策、规划和标准;组织制定并实施医疗保障基金监督管理办法;组织制定医疗保障筹资和待遇政策;组织制定药品、医用耗材价格和医疗服务项目、医疗服务设施收费等政策等。

(3)各级中医药管理局(简称中管局)。主要职责是:拟订中医药和民族医药事业发展的战略、规划、政策和相关标准;承担中医医疗、预防、保健、康复及临床用药等的监督管理责任;负责指导民族医药的理论、医术、药物的发掘、整理、总结和提高工作,拟订民族医疗机构管理规范和技术标准并监督执行等。

(4)各级药品监督管理局(简称药监局)。由国家市场监督管理总局管理,药品监管机构只设到省一级(市级及以下不设独立机构)。主要职责是:负责药品(含中药、民族药)、医疗器械和化妆品安全监督管理;负责药品、医疗器械和化妆品标准管理、注册管理、质量管理、风险管理,制定质量管理规范并监督实施;负责执业药师资格准入管理等。

(5)各级疾病预防控制中心。是各级卫生健康委员会直属事业单位,主要职责是:开展疾病预防控制、突发公共卫生事件应急、环境与职业健康、营养健康、老龄健康、妇幼健康、放射卫生和学校卫生等工作;组织制订国家公共卫生技术方案和指南;开展传染病、慢性病、职业病、地方病、突发公共卫生事件和疑似预防接种异常反应监测及国民健康状况监测与评价,开展重大公共卫生问题的调查与危害风险评估;研究制定并组织实施重大公共卫生问题的干预措施和国家免疫规划等。

4. 与医学相关的高科技领域或企业　随着自然科学和信息技术的迅猛发展,人工智能、大数据、新材料与医学的联系越来越紧密,也为医学生的发展就业提供了更为广阔的空间。通过分析全球医学人工智能领域获得授权的发明专利,可以发现全球医学人工智能领域的发明专利授权量逐年增长,技术热点聚焦于医学影像、药物研发、辅助诊断3个方向,如人工智能已在医学影像学等多个领域有了突破,可利用其帮助医生高效检测出肺结节。健康医疗大数据是国家重要的基础性战略资源,健康医疗大数据应用发展将带来健康医疗模式的深刻变化,有利于激发深化医药卫生体制改革的动力和活力,提升健康医疗服务效率和质量,扩大资源供给,不断满足人民群众多层次、多样化的健康需求,对培育新的业态和经济增长点有着深远影响。

二、临床医师职业规划政策背景

1. "5+3+X"培养制度　　2014 年 11 月,医教协同深化临床医学人才培养改革工作推进会召开。教育部等六部门印发的《关于医教协同深化临床医学人才培养改革的意见》提出,医教协同,深化改革,强化标准,加强建设,全面提高临床医学人才培养质量,为卫生计生事业发展和提高人民健康水平提供坚实的人才保障。2015 年起,临床医学类专业硕士专业学位研究生(以下简称专硕,学术型硕士研究生以下简称学硕)教育与住培全面并轨,实现"四证合一"(即执业医师资格证、住培合格证、硕士毕业证、硕士学位证);改革同等学力人员申请硕士学位办法,使住培与同等学力申请临床专硕学位工作有机衔接。

加快构建"5+3"临床医学类专业人才培养体系(5 年临床医学类专业本科教育+3 年临床医学类专业专硕教育或 3 年住培),逐步建立"5+3+X"高水平临床专科医师培养制度("X"指 2～4 年的专培),这是当前医学教育改革的方向。且随着临床医学博士专业学位研究生(以下简称专博,学术型的博士研究生以下简称学博)的培养模式改革探索,将逐步实现临床专博教育与专培并轨。

2. 两个同等对待　　2020 年,《国务院办公厅关于加快医学教育创新发展的指导意见》提出"两个同等对待"政策,即面向社会招收的普通高校应届毕业生培训对象培训合格且当年在医疗卫生机构就业的,在招聘、派遣、落户等方面,按当年应届毕业生同等对待;对经住培合格的本科学历临床医师,在人员招聘、职称晋升、岗位聘用、薪酬待遇等方面,与临床医学、中医专业学位硕士研究生同等对待。2021 年,国家卫生健康委员会办公厅等四部委印发《关于贯彻落实住院医师"两个同等对待"政策的通知》,进一步细化政策落实要求。

三、临床医师职业生涯规划主要路径

对临床医师的职业规划来说,以本科毕业为起点进行职业生涯规划,主要有本科毕业后先读研、本科毕业后先住培、本科毕业后先就业 3 条路径,如图 7-1。

1. 本科毕业后先读研　　对于本科毕业后先读研来说,最大的选择莫过于读专硕还是学硕,以及是否深造读博。由于专硕可以与住培并轨完成,目前比较普遍的选择是读专硕,同步完成住培后,再选择就业或深造,这也就造成专硕相较于学硕竞争更大,分数线更高的情况。对于规划在医学科学研究机构工作的人来说,读学硕会获得更多做科研的时间,更容易获得更多科研成果,也能够获得更大的申博机会。

2. 本科毕业后先住培　　由于目前大多数医院都将"已获得住培合格证"作为入职必要要求,因此如果本科毕业后选择不直接升学,那大多数人都会选择先通过住培招生考试参加三年住培,结业后再选择是否读研或者直接参加工作,作为社会学员身份参加住培,在住培补贴方面一般会优于作为专硕参加住培的人员,对于想读专硕但本科毕业后首次考研失利的人来说是个不错的选择。

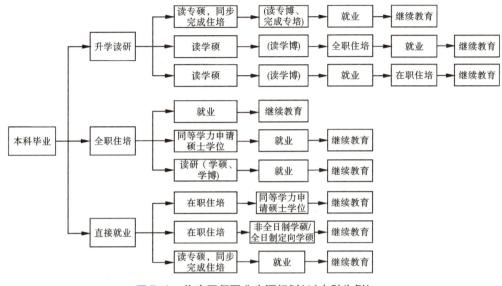

图 7-1 临床医师职业生涯规划(以本科为例)

3.本科毕业后先就业 对于本科毕业后先就业来说,按照国家现有政策,为了提升个人职称,则必须参加住培。对于本单位就有住培基地的在职人员来说,可以在本单位参加住培,本单位没有住培基地的在职人员则需要通过单位委派的方式到其他住培基地参加住培,在薪酬方面与全职住培人员有一定差别。如果就业后想对学历进行提升,可以选择读取非全日制学硕或全日制定向学硕的方式进行,如果想就读普通全日制专硕或学硕,则只能辞职后重新深造,后重新参加工作才能完成。

无论选择以上哪一条路径,只要作为卫生领域专业技术人员参加工作,工作后都需要参加继续教育。在进入临床医疗岗位后,还面临后期医教研能力的培养、学历再提升、专培、职称晋升等,还需要进行阶段性的职业生涯规划。

【参考文献】

[1]隋洪玉,李晶.医学教育学概论[M].北京:知识产权出版社,2019.

[2]马建辉,闻德亮.医学导论[M].北京:人民卫生出版社,2024.

[3]教育部临床医学专业认证工作委员会.中国本科医学教育标准——临床医学专业(2022版)[M].北京:北京大学医学出版社,2022.

[4]黄钢,关超然.基于问题的学习(PBL)导论——医学教育中的问题发现、探讨、处理与解决[M].北京:人民卫生出版社,2014.

[5]卫生计生委.卫生计生委关于印发住院医师规范化培训管理办法(试行)的通知:国卫科教发〔2014〕49 号[A/OL].2014–08–22. https://www. gov. cn/gongbao/content/

2015/content_2806023.htm.

[6]教育部,国家卫生计生委,国家中医药管理局,等.教育部等六部门关于医教协同深化临床医学人才培养改革的意见:教研〔2014〕2 号〔A/OL〕.2014-07-14.http://www.moe.gov.cn/srcsite/A22/s7065/201407/t20140714_178832.html.

[7]国务院办公厅.国务院办公厅关于加快医学教育创新发展的指导意见:国办发〔2020〕34 号〔A/OL〕.2020-09-17.https://www.gov.cn/zhengce/zhengceku/2020-09/23/content_5546373.htm.

[8]薛磊,周晓伟.规培制度下的医学生职业生涯规划路径及策略分析〔J〕.科教文汇,2024,(13):115-118.

【思考题】

1.如果想成为一名临床医师,需要在哪4 个领域具备相应的能力?

2.医学学习的根本目的是什么? 想要达到这一目的,需要特别注重哪一方面的学习?

3.请尝试对个人未来的职业生涯进行规划。

第八章

医学科学研究

【学习目标】

1. 理解医学科学研究的伦理基础。
2. 掌握科研伦理的关键原则。
3. 学会进行文献检索和科技成果实践应用。

第一节 科学研究的伦理基础

医学领域的发展正以前所未有的速度推进,这为医学科研方法带来了更高的要求。古人有云"无规矩不成方圆",强调了规则和方法的关键性。从中世纪欧洲难以摆脱的"黑死病",到我们今天的新冠疫情,历史教训的经验告诉我们:对重大疾病的最终控制依赖于医学科技的突破。医学研究在提升人类疾病防治水平和应对公共卫生紧急事件的能力方面起着至关重要的作用。当前,重大疾病防控和保障民众健康已成为国家的重大社会需求,是国民经济稳定持续发展的基石,也是国家科技战略发展的重要组成部分。在这一需求的满足过程中,医学研究扮演着举足轻重的角色。能否建立有效的疾病预防和控制机制、提高公众医疗服务水平,以及建立高效的公共卫生应急体系,解决"看病贵、看病难"等问题,在很大程度上取决于医学研究水平的全面提升。因此,对于临床医师而言,学习医学研究相关知识具有极其重要的意义。

一、科研伦理的概念

科研伦理是指在科学研究活动中应遵循的道德规范和行为准则,它涉及研究的设计、实施、报告和成果应用等各个环节。科研伦理的核心是确保研究的诚信、公正、透明和责任性,以保护研究对象的权益,促进科学知识的健康发展和社会福祉。科研伦理强调研究者应具备诚实守信的品格,避免数据造假、剽窃他人成果等不端行为。同时,研究过程中要尊重参与者的知情同意权、隐私权和自主选择权,确保他们不受伤害。此外,科研伦理还要求研究者在发表研究成果时,应准确无误地报告研究过程和结果,不得夸大或隐瞒事实。科研伦理是科学研究不可或缺的一部分,它不仅关乎研究者的个人品德和职业操守,更是维护科研活动合法性、道德性和有效性的重要保障。

二、科研伦理的原则

科研伦理的原则主要包括尊重原则、有利原则、公正原则以及科学性原则。具体如下。

(一)尊重原则

尊重原则指的是尊重人的尊严,尊重人的自主性。在医学科研过程中,具体是对受试者自主决定权、隐私权、匿名权和保密权的尊重。

1. 自主决定权　在医学科研过程中,受试者应被视为自主个体,研究者应在不影响试验结果的真实性和准确性的前提下告知整个研究的所有事宜。受试者有权决定是否参加研究,也有权决定在研究过程中的任何时候终止参与,且不会受到任何治疗和护理上的惩罚与歧视。

2. 隐私权　受试者享有隐私权,包括其态度、信仰、行为、意见及各种病案、记录等。如果研究者未经允许或违背其意愿将其隐私信息告知他人,便侵犯了受试者的隐私权。

3. 匿名权和保密权　在隐私权的基础上,受试者有权享有匿名权及要求研究者所收集到的资料被保密的权利。匿名权的保护是指未经受试者同意,研究者不得以任何方式向任何人公开受试者的身份或相关信息。保密权的保护是指未经受试者同意,任何人包括医护人员、家庭人员、朋友、同事及其他人,都无权得到受试者的原始资料。

(二)有利原则

科学研究应促进科学知识的增长,提高人类生活质量和生命质量,增加人类社会的福祉。这要求科研人员在追求科研成果的同时,关注其对社会的实际贡献。为减少对患者的伤害,做到研究者心中有数,临床试验必须以动物实验为基础,动物实验成功的,才能过渡到临床患者上,否则违背了维护受试者的利益为根本的有益原则。

(三)公正原则

公正原则指的是公平地选择受试者,公平地对待受试者,受试者得到公平治疗的权利。公平选择受试者,是指受试者的选择应基于公平的原则,基于利益与风险的公平分配。受试者的选择应取决于研究问题本身,而不应该根据受试者的地位、经济条件和是否容易得到或易受操纵等因素确定,更不能迫于权力、压力或金钱的诱惑。

(四)科学性原则

科学研究应保持客观,避免主观偏见影响研究结果。这要求科研人员在设计实验、收集数据和分析结果时,遵循科学方法和标准。科学性原则指的是研究必须具有充分的科学依据,必须进行严谨的试验设计,必须制订相应的详细实施准则,必须寻找相对最安全、合理的途径和方法。严格控制可能出现的对受试者的意外伤害把风险控制在最低限度内。为保证试验研究的科学性,首先,要做到人体试验必须以动物实验为前提;其次,必须坚持试验对照原则。任何试验没有对照组试验数据的比较,就不能认为该研究是完善的、科学的。双盲法是使用安慰剂对照的前提,以避免研究者和受试者心理因素对试验结果造成的影响,使结果可信可靠。由于试验操作者也同样处于"盲"的地位,对试验组和对照组都应给予无偏的医疗照顾,承担着同样的道德义务,这就保证了试验结果的科学性。因此,双盲法是合乎道德的科学方法。双盲法与知情同意原则是不矛盾的,从根本意义上讲,知情同意是保护受试者利益不受侵害,双盲法也是以受试者利益不受侵害为前提的,因此两者都是道德的。

三、科研伦理的审查

科研伦理审查是指对科学研究活动进行系统性的评估和监督,以确保其符合道德规范和法律要求的过程。

进行伦理审查是保证医学实验符合伦理要求的必要的组织程序,对于确保实验的正当性具有不可替代的作用。伦理审查的基本原则是尊重生命。人体试验伦理审查主要包括两个方面,一是审查科研项目的科学意义,二是审查科学研究是否有悖人伦道德。动物实验伦理审查主要遵循"3R"原则:Reduction(减少)、Replacement(替代)、Refinement(优化)。Reduction(减少)是通过选择优质动物、改进实验设计、规范操作程序等,达到动物使用数量的最少化。Replacemen(替代)倡导的是利用组织学、胚胎学或计算机方法取代整体动物实验,以低级动物代替高级动物或采用电脑模拟等方法。Refinement(优化)是指使用动物时尽量优化饲养方式善待动物,完善实验程序,改进实验技术,在动物正常状态下取得真实可靠的实验数据。

四、科研伦理知情同意

知情同意是指向受试者告知一项试验的各方面情况后,受试者自愿确认其同意参加该项临床试验的过程,须以签名和注明日期的知情同意书作为文件证明。受试者具有知情同意能力是理解信息自愿采取行动的先决条件,知情同意能力是指能够理解将要参加临床研究的性质、目的和程序,权衡其利弊,并有能力根据这些知识作出决定。

1. 知情同意定义

(1)知情即信息的充分告知,以及受试者对信息的充分理解。首先是强调研究人员给患者/受试者提供了什么样的信息、告知了多少试验相关的信息。研究者要尽可能用患者/受试者能够理解的语言和方式,提供信息,并以适当方式测试患者/受试者对所提供信息的理解程度。

(2)同意即自由的、自主的同意,包括受试者具有知情同意能力。受试者做出同意参与试验的决定,并不受其他人不正当的影响或强迫。不是通过利诱或者相当于利诱手段,或者强迫(可以是身体、精神、经济或政治的)参加试验等。

(3)知情同意书是每位受试者表示自愿参加某一试验的文件证明。研究者应向受试者说明试验性质、试验目的、可能的受益和风险,可供选用的其他治疗方法以及符合《赫尔辛基宣言》规定的受试者的权利和义务等,使受试者充分了解后表达其同意,我国现行的常规医疗处理程序中已多处采用此方法。

我国的 GCP 明确规定,无书写能力的人员不能由他人代其签名同意参加临床试验。用"监护人"代为签名参加试验的问题,在罕见病、急危重疾病研究时,临床试验研究的相关法规中没有明确的定论。但此情况涉及复杂的法律问题和程序,这与正常医疗工作中对于昏迷患者、幼儿等抢救情况不同,需要伦理委员会同律师、专家、医疗行政管理部门研究,对受试者研究的利大于弊时,有充分的保护措施,研究解决处理具体问题。

2. 受试者知情同意　我国 GCP 规定,受试者临床试验知情同意书时必须了解以下内容。

(1)受试者参加试验应是自愿的,而且在试验的任何阶段有权随时退出试验而不会遭到歧视或报复,其医疗待遇和权益不受影响。

(2)参加试验及在试验中的个人资料均属保密。必要时,药品监督管理部门,伦理委员会或申办者,按规定可以查阅参加试验相关的受试者资料。但是,这种保密能力受到法律对其他方面的限制,事先让受试者理解这点至关重要,研究者承担双重伦理学责任,既有义务保护受试者的隐私和秘密,又必须对国家,社会和公众健康负责。

(3)告知受试者可能被分配到不同组别,让受试者了解试验的目的、过程、期限、检查操作、所期可能的受益、可能发生风险、试验中的不适感受等。

(4)必须给受试者充分的时间以便考虑是否愿意参加试验,对无能力表达同意的受试者,应向其法定代理人提供上述介绍与说明。知情同意过程应采用受试者或法定代理人能理解的语言和文字,试验期间,受试者可随时了解与其相关的信息资料。

(5)如发生与试验有关的损害时,受试者应获得治疗和适当的保险补偿。

3. 获取知情同意的过程　书面的知情同意只是保证了该项研究在程序上符合有关规定,它本身并不能保证该研究真正达到了所要求的伦理学标准,需要强调知情同意的过程。关于知情同意书的获得,我国 GCP 也明确提出,须经充分和详细解释试验的情况后方可获得书面知情同意书,由受试者或其法定代理人在知情同意书上签字并注明日期,执行知情同意过程的研究者也需在知情同意书上签署姓名和日期。对于无行为能力、儿童受试者,必须征得其法定监护人的知情同意并签署知情同意书,当儿童能做出同意参加研究的决定时,还必须征得其本人同意。在紧急情况下,无法取得本人及其合法代表人的知情同意书,如缺乏已被证实有效的治疗方法,而试验物有望挽救生命、恢复健康或减轻病痛,可考虑作为受试者,但需要在试验方案和有关文件中清楚说明这些受试者所接受的方法,并事先取得伦理委员会同意。试验期间,如果知情同意书有修改并送伦理委员会批准后,需要再次取得受试者同意。

4. 确信受试者理解了知情同意书中的内容　参加临床试验前,知情同意不应该只是在宣读同意书后,让受试者签字的例行公事。研究医师应拿出足够的时间和热忱,向受试者尽可能详细地解释与研究有关的各种细节,考察受试者是否真正理解了知情同意书中的内容,给受试者足够的时间和机会进行询问,允许受试者在反复考虑并和他认为必要的人商议后再做决定。至少研究者,受试者各保留一份知情同意书。临床试验过程中发生以下问题,需要受试者重新确定其知情同意,或取得新的知情同意书:①研究方案发生实质性改变时;②在研究结束前就已经获得可能影响受试者研究态度的研究结果时;③出现了有可能影响试验药物风险效益评估的新的文献资料时。

第二节 研究设计的方法

科学研究,是人类在认识世界和改造世界的实践中,应用正确的观点和方法,去探索未知或未全知事物的本质和规律的一种认识和实践活动。这种科学活动不仅有其自身的特点和规律,更有其严谨的程序与规则。科学研究的类型各异,但基本程序大致相同。下面以实验医学为例,探讨科学研究的基本程序。一项完整意义上的实验研究,包括问题的提出、文献调研、形成假说、科研设计、实验操作、资料整理、统计分析、论文写作乃至择刊投稿等一系列环节,本节仅就其中几个主要环节进行介绍。

一、研究问题的提出

作为一种客观存在的科学问题,如何被研究者发现、形成主观反映,进而生成问题意识,一直是包括医学在内的整个科学界关注的热点。从创造性思维形成的信息触发这一基本前提来看,医学科研课题的来源不外乎以下几个渠道。

1. 文献资料 从文献资料中获得医学科学选题,可以通过阅读最新的医学文献、回顾性研究与前瞻性研究、借鉴创新等方法来实现。以揭示报道最新科研成果、交流传递最新知识信息为宗旨的医学期刊成为科学研究最重要的知识信息来源。那么,什么样的文献更有助于从中遴选课题呢?首先是属于三次文献范畴的各种综述、述评和评介性文献。尤其应关注《美国医学会杂志》《柳叶刀》《新英格兰医学杂志》《中华医学杂志》等学术性期刊,期刊上揭示各学科进展及热点问题的综述性文献。

2. 医学实践 医学研究致力于探索揭示事物本质和规律的新知识,以解释生命、健康、疾病等众多自然和社会现象,并在此基础上发展出治疗疾病和维护健康的方法与策略。因此,医学实践成为了医学研究选题的持续来源。以临床医学为例,临床医生每天进行的常规诊疗活动,通常被视为纯粹的医疗实践而非研究活动。然而,如果从特定的典型病例出发,从各种不同的临床表现入手,或从某个困惑或疑问开始,采取有目的、有计划的措施和步骤,主动分析该病的临床特点,探讨病因线索或发病机制,验证某种诊疗方法的效果或副作用等,便属于临床研究的范畴。而这一系列活动的触发点,无疑是临床上遇到的各种现象或实际问题。

3. 学术交流 著名医学家钟南山院士曾分享过:"我们团队每周都会进行一次病例讨论会,大家围坐在一起,分析疑难病例,讨论治疗方案。虽然不是每次都能得出明确的结论,但这种交流极大地促进了团队成员之间的知识共享和思维碰撞。正是在一次这样的讨论中,我们对一种罕见疾病的治疗策略取得了突破性的进展。"对于临床医师而言,除了从正式发表的文献资料中获取知识外,与同行乃至跨学科专家的直接交流同样是激发创新思维、解决临床难题的重要途径。参加学术会议、聆听讲座以及面对面的深入探讨,都是捕捉这些宝贵口头信息、促进学术进步的有效方式。

二、研究设计的类型

科研设计是研究者对整个研究的预期目标、研究内容、研究方法,乃至技术路线的基本构想和计划安排,包括专业设计和统计学设计两个方面。专业设计,是指运用专业理论知识和科学思维来选择研究课题,形成假说,构思调查或实验内容以验证假说,选定研究方法和技术路线,提出拟解决的关键问题,借以保证研究工作的目的性和先进性。统计学设计,是科研设计的重要内容,指的是运用数理统计学知识指导调查或实验内容的合理安排,以保证研究结果的可重复性和经济合理性。

(一)专业设计

专业设计主要是运用专业理论和专业技术知识来进行的设计。着重从有关专业理论和专业技术知识出发,设想用什么样的实验、观察研究内容来验证课题构思所提出的假设或回答有关专业问题,从而保证实验、观察结果的有用性、创新性和先进性。因此说,专业设计是研究结果是否有用、是否先进的前提和基础。专业设计主要是运用专业理论和专业技术知识来进行的设计。着重从有关专业理论和专业技术知识出发,设想用什么样的实验、观察研究内容来验证课题构思所提出的假设或回答有关专业问题,从而保证实验、观察结果的有用性、创新性和先进性。因此,专业设计是研究结果是否有用、是否先进的前提和基础。

1. 科学假说或假设的提出与建立　科学假说或假设是人们在认识活动中,根据已有的科学知识和新的科学事实对所研究的问题提出的一种推测性陈述或假定性答案。科研设计构思的第一步就是确立研究目的或方向,提出与建立科学假说或假设。

科学假说或假设是人们将认识从已知推向未知,进而变未知为已知的必不可少的思维方法,是科学发展的一种重要形式。

2. 科学假设或假说的验证　提出或建立了有待证实的科学假说或假设,接下来就要制订科学的、严谨的、周密的、可行的探究方案来验证它、回答它。研究方案包括研究技术方案和计划实施方案。技术方案中专业设计的重要和首要任务就是实验观察内容的设计,在总体构思的基础上制订出详细可行的技术路线,围绕服务假设,选定验证手段,围绕实验观察内容,选择好实验观察对象、实验观察因素、实验观察指标。实验观察对象的选择:实验观察内容的安排必须紧紧围绕研究目的目标,紧紧围绕所要解决的问题依次展开,设计时要充分借鉴前人、他人和自己积累的经验,每个层次、每个环节具体怎样安排这些实验或观察,采取什么样的技术路线,用什么动物模型,均应依据研究课题所涉及的相关学科专业,从专业理论知识与技术的角度进行设计。

(二)统计学设计方法

统计学设计主要是运用统计学知识和方法来进行的设计,着重从数理统计理论和技术出发,科学地、合理地安排实验,观察抽样和分组等,尽可能保证样本的代表性和可比性,减少误差和偏倚,以便从最小的样本和最少的实验观察次数中得出相对最优的结果和相对最可靠的结论,从而提高和保证实验观察结果的可重复性、可靠性和可信性。因此,统计学设计是研究结果是否可靠、可信的保证。

1. **总体与样本**　总体表示所要考察对象的全体,样本是从总体中所抽取的一部分个体,样本中个体的数目为样本含量。研究某种疾病,不可能把这种疾病的全部患者都作为研究对象,所以只能抽取其中的一部分作为样本,从样本上得到的研究结果再推论到总体。

如何选择样本、选多少样本、怎样保证所选样本有代表性是统计学设计的重要内容。为了使样本能够正确反映总体情况,使样本具有良好的代表性,所以对总体要有明确的规定:①总体内所有研究对象必须是同质的;②在抽取样本的过程中,必须遵循随机原则。样本需要多少为好呢? 样本含量越大意味着研究结果的精确度越高,重复性越好,但若样本太大,就会花费过多的人力、物力和时间。因此,总的原则是样本的大小要与总体相适应,在保证一定检验效能的条件下尽量减少样本含量。

2. **抽样与分组**　确定了研究对象的人选或纳入标准,估计或计算好样本含量,接下来就要抽样和分组了。如何抽样、如何分组、采取何种对照形式等,是统计学设计的又一重要内容。抽样是从总体中抽取部分实观察对象,进行研究的方法。抽样有简单随机抽样、整群随机抽样、等距(机械、系统)随机抽样、分层随机抽样等。抽样必然会有抽样误差,即样本指标与总体指标间的差别。因此,抽样和分组必须持随机的原则,尽可能避免或减少误差。分组的多少可视处理因素的强度或水平而定,理论上讲越多越好。但鉴于工作量的考量,一般以 2～4 组为宜。实验观察必须设立对照组,因为没有对照就没有比较,没有比较就没有鉴别。对照的方式可根据研究的需要确定,一般讲,动物实验多选随机空白对照,临床治疗性试验多选随机标准治疗对照、随机阳性治疗对照,新药临床试验多选随机安慰剂对照、随机阳性药物对照等。

3. **实验与观察**　验证科学假说或假设,实现研究目标和目的,要靠实验观察内容的安排并通过一定的方法手段来实现。所以在安排实验观察时,要选择好恰当的实验观察设计类型。单因素单水平或单因素多水平可选择完全随机设计;多因素多水平可选择拉丁方设计、析因设计、正交设计等;减少个体差异、节省样本可选择自身对照设计;为了更好地平衡非处理因素,减少组间的误差,可选择配对或配伍设计等。如果处理因素采用的水平(单水平、多水平)决定着分组的多少,而处理因素的多少(单因素、多因素)和水平则决定着实验观察次数或批次的多少。设计时要在保证研究质量的前提下,适当控制实验观察次数或批次,同时还要强调实验组和对照组的同期实验要求,以增强研究结果的可靠性。

4. **概率与假设检验**　概率是指某一事物发生的偶然性的大小。在实验观察中,研究对象常受多种因素的影响,结果常常出现差异。这就需要应用数理统计处理所获取事实资料中的偶然因素。假设检验是数理统计学中根据一定假设条件由样本推断总体的一种方法。假设检验又称统计假设检验,是一种基本的统计推断形式,用来判断样本与样本、样本与总体的差异究竟是由抽样误差引起还是本质差别造成的统计推断方法。假设检验的基本思想是小概率反证法思想。小概率思想是指小概率事件($P<0.01$ 或 $P<0.05$)在一次试验中基本上不会发生。反证法思想是先提出假设(检验假设 H_0),再用适当的统计方法确定假设成立的可能性大小,如可能性小,则认为假设不成立;若可能性大,则还不能认为假设成立。显著性检验是假设检验中最常用的一种方法,常用的有 t 检

验、u 检验、卡方检验、F 检验、秩和检验等。不管何种检验,最后都用概率 P 表示。P 值越小,可靠程度越大;P 值越大,可靠程度越小。国际上通用的假设检验标准是 $P>0.05$ 表示无统计学差异,$P\leqslant0.05$ 表示有统计学差异,$P\leqslant0.01$ 表示有显著统计学差异,$P\leqslant0.001$ 表示有极其显著的统计学差异。

三、数据收集

一些研究常常收集到大量的数据,可以有几千、上万甚至更多的记录,每一个记录可以包括几十甚或上百个变量。起初收集起来的资料可能是杂乱的,残缺不全的。因此首先应对资料进行一定整理,然后才可进行分析。资料在分析前的整理准备工作,是科学研究中一项必不可少的步骤,其包括补缺、改错、缺失值和不合理观察值的处理,以及有关数据的转换等。

1. 选择计算机处理软件 目前,常用的数据管理软件包括 Epi Data、Microsoft FoxPro、Microsoft Access、Excel、MySQL Workbench、phpMyAdmin、Navicat 等。常用的数据分析软件有 SAS,SPSS,Stata Statistic、Minitab、Epi Info 等。数据管理软件一般具备简单的数据分析功能,可满足描述性统计的需要。数据分析软件也具有一定的数据管理功能。在实际工作中,只要熟练掌握一种数据管理软件和数据分析软件即可满足绝大多数研究数据的管理与分析需要。

2. 原始数据核查 在计算机录入前,要对原始资料进一步核查,对不完整者尽量予以补充,对不符合要求者采取适当的补救措施。如对调查表中缺失的实验数据,核查实验记录,使用储存的标本重新检测;对调查表中遗漏或可能错误的信息与调查员核实,通过适当的方法再次询问研究对象或核查有关的记录等。对不符合要求又不能补救的原始数据,弃之不用。

3. 数据量化 若资料收集时所用调查表的设计是编码式的,可将变量的编码直接录入计算机;若调查的变量是非编码式的,则需要将有关变量的数据予以量化。根据所选分析方法的需要,应将有序变量处理成适当的变量类型,如恰当的等级变量、二分类变量等。

4. 数据录入后核查 数据库建立后,可应用逻辑校对等方法,发现并纠正存在的数据错误。对分类变量如性别,若将男、女分别量化为 0、1 录入,则在数据库中只可能出现 0 与 1 两种数值;若出现第三种编码则说明有错,应予改正。对数值变量要检查其最小值、最大值、中位数均数等。若发现极端值,如极大值或极小值,应核查其是真实情况还是原始资料错误或录入错误,将错误应予纠正。通常通过上述核查方法,可找到大多数的数据错误。

5. 缺失值处理 缺失数据是指在信息收集时不完整而又无法弥补的数据。样本量较大的研究往往难以避免。研究数据缺失可导致信息损失,缺失值较多时,可影响研究的精确性。因此在信息采集过程中,应采取措施尽可能避免缺失数据的发生。在进行单因素分析时,可用数据分析软件识别有缺失数据的变量,将该变量无缺失数据的研究对象纳入分析,此时对其他变量进行分析时,样本含量不受影响。但进行多因素分析时,分析软件纳入分析的是所有变量均无缺失值的研究对象,在这种情况下,如果有缺失值的变量较多,又分布在不同的研究对象中,进入分析的样本含量会受较大影响,从而影响研究的精确性。多因素分析在数据分析前应了解缺失数据的多少及可能对研究结果的影响,为保证研究的精确性,通常是对缺失数据予以适当的填补,例如,众数法、回归模型法、多重填补法等。

四、资料分析

研究获得的数据资料分为定量资料、定性资料两大类,依据资料特征与研究目的选择相应的统计分析方法,可以准确地呈现数据中蕴涵的规律,并通过组间比较推断资料所来自的不同总体之间是否具有某种关系。图 8-1 给出了如何基于资料特征和研究目的选用合适的统计分析方法。

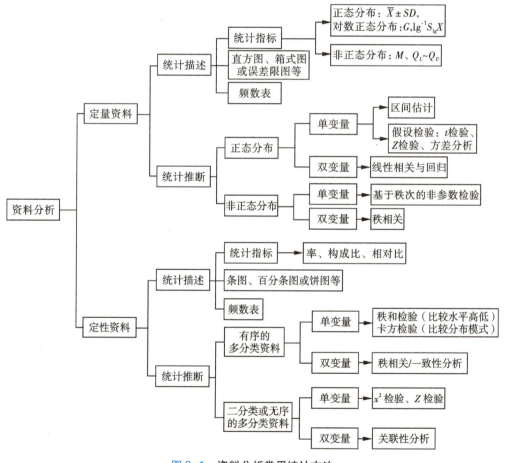

图 8-1　资料分析常用统计方法

1. 定量资料　定量资料的统计分析包括统计描述和统计推断两个方面。统计描述是基于样本信息,充分地呈现收集到的资料所蕴含的资料特点。统计推断则是利用样本提供的信息揭示其对应总体具有的特征,还可以比较不同组别的总体之间的关系。

定量资料的统计描述方法有统计表、统计图、统计指标。利用频数表,可以了解不同组段内个体数目的分布情况,从而揭示变量分布的对称性,有无离群值等分布特点。

(1)利用恰当的统计图形,可以描述不同侧面的样本信息。直方图的包络线在大样本条件下可用于估计变量的总体分布特征;箱式图常用于不同组别间取值水平、取值范围的对比;误差限图常用于比较多个组别间平均水平的高低。

(2)统计指标一般从平均水平、变异度两个方面刻画变量的特征。服从正态分布的资料用均数、标准差,不服从正态分布的资料用中位数结合四分位数间距刻画。如果变量服从对数正态分布资料,则平均水平用几何均数,变异度则采用对数转换后变量所对应标准差的反对数。

定量资料的统计推断包括区间估计和假设检验两个方面。如果变量满足正态分布,则可以通过点值估计、区间估计的手段了解分布参数所在位置。不同分组之间进行结局变量的对比,结局变量服从正态分布时选用 t 检验、Z 检验或方差分析,结局变量不服从正态分布时可选用基于秩次的非参数检验,最常用的是秩和检验。如果研究者关心的是2个或2个以上变量的关系,且这些变量是等级变量或定量变量,则需要用到相关分析、回归分析。

2. 定性资料　定性资料的统计描述方法也是借助统计表、统计图、统计指标这3个手段。

(1)对定性资料进行统计描述的常用指标统计有率、构成比,相对比。其中率用于描述一定因素作用下某事物发生的强度,如放射性环境下小鼠患癌的比率;构成比用于描述某因素作用下发生阳性反应的个体中,不同类型阳性结局在有反应个体中所占比例,如全身X线高剂量暴露后观察到小鼠不同器官被首先观察到癌变,首发于消化系统占32%,首发于呼吸系统占25%等。

(2)如果仅就率或相对比的水平进行组间对比,一般选用条图。而利用百分条图或饼图可以刻画各属性类别的构成比例,基于较大样本时它们就能很好地反映总体中各属性类别的分布特点。

(3)利用频数表,可以呈现各属性类别内个体数目的分布情况。定性资料的统计推断主要是根据结局变量的类别不同,选用不同的统计分析方法。

1)如果结局变量是二分类或无序分类,一般用卡方检验,实则是在比较各组的分布模式。

2)如果结局变量是有序分类变量,对于研究者关心各组的等级水平孰高孰低,就需用秩和检验;对于研究者仅关心各类别结局的分布模式有无异同,就采用卡方检验。

3)如果研究两个有序分类变量的关联关系,就可以用秩相关分析、一致性分析等方法;如果研究两个二分类变量或两个无序分类变量的关联关系,可以用关联分析,关联强度用列联系数(contingeneycoecient)来体现。有时分组变量是有序的,而结局变量是二分类的,例如3个不同吸烟剂量高、中、低暴露下肺癌发病率的研究,需用趋势检验。

第三节 文献检索

从现代信息学的角度来看,所谓的科学研究就是一个对知识信息的获取、吸收、利用和产出的活动及其过程,是一种创造知识、整理和修改知识,以及开拓知识新用途而进行的探索工作。因此,梳理相关领域知识脉络、发现知识的空白点、确立工作的切入点以及解决问题的思维路径,这一系列涉及文献信息获取与利用的工作称为文献检索,它是科学研究的基础和前提。

一、文献数据库

文献数据库是一个包含大量经过组织和数字化的学术资料的集合,它们通常被用于学术研究、教学和专业发展。以下是对一些文献数据库的具体介绍。

1. Web of Science　Web of Science 是全球领先的引文索引数据库之一,提供跨学科的文献检索服务,包括自然科学、社会科学、艺术与人文等。该数据库以其广泛的文献覆盖和引用分析功能而受到学术界的重视。通过检索和跟踪文献的引用关系,研究人员可以评估论文的影响力、发现相关研究和识别潜在的合作伙伴。

2. PubMed　PubMed 是美国国立医学图书馆提供的生物医学文献数据库,涵盖医学、护理、生物学和生物医学等方面的文献。PubMed 提供免费的文献检索服务,主要收录生物医学领域的文献,是医学研究的重要工具。其元数据包括文献的标题、作者、摘要、关键词、出版日期等,数据存储采用关系型数据库,索引系统采用全文索引和倒排索引。

3. SciFinder　SciFinder 是化学化工领域的专业数据库,提供了详尽的化学反应数据和科学文献。SciFinder 专注于化学化工领域,提供了详尽的化学反应数据和科学文献,是化学研究的重要资源。其数据存储采用文档型数据库,索引系统采用全文索引和倒排索引。

4. 中国知网　中国知网是中国最大的学术信息资源集成服务平台,覆盖了中文期刊、学位论文、会议论文等多种类型的文献资源。中国知网提供了大量的中文学术资源,特别是在中文期刊和学位论文方面有丰富的数据和文献。其数据存储采用关系型数据库和文档型数据库的结合,索引系统采用全文索引和倒排索引。

5. 万方数据　万方数据提供了大量的中英文学术资源,特别是在医学领域有丰富的数据和文献。其数据存储采用关系型数据库和文档型数据库的结合,索引系统采用全文索引和倒排索引。

6. 维普资讯　维普资讯是国内较早的期刊论文数据库之一,收录了大量中文学术期刊文章。维普资讯专注于中文学术期刊的收录,是学术研究的重要资源。其数据存储采用关系型数据库,索引系统采用全文索引和倒排索引。

总的来说,这些文献数据库各有特色,能够满足不同领域研究者的需求。无论是进行学术研究还是撰写学术论文,合理利用这些资源都能显著提高工作效率和研究质量。

二、文献信息的类型

基于有用的知识信息多以文献的形式存在这一客观事实,从用户的角度可不必严格区分这两个概念,可将其笼统称为文献信息资源。根据不同的划分标准可将文献信息资源区分为不同的类型。

(一)不同级别的文献

根据文献资料的信息加工程度及其功能作用,通常分为如下几个级别:①一次文献。是以研究者自己的研究工作(如实验、观察、调查等)为基础写成的原始创作,如专著、期刊论文、科技报告、学位论文等。一次文献所记录的往往是作者的最新发现或发明,以及新的见解、理论和方法等丰富而新颖、具体而详尽的知识内容,因而成为科学研究工作的最主要信息来源,尤其是期刊论文,已成为科技文献的主体。但由于其量大、分散而无序,给读者的查找与利用带来极大的不便。②二次文献。为解决上述矛盾,将无组织的一次文献收集起来,进行加工、整理、排序、缩略,形成文献目录、索引、文摘等作为检索一次文献线索的新的文献形式,即检索类文献。这种工具性文献包括索引、文摘、目录及相应的数据库。因其具有的检索功能而被称为检索工具或检索系统。既然二次文献是关于文献的文献,由此定义的引申来看,关于信息的信息亦可称为二次信息。因此,现在互联网上的主题指南、搜索引擎等关于数据库和网页的信息集合,其功能作用等同于二次文献,所以称其为网络检索工具,特指提供网上信息资源检索和导航服务的专门站点或服务器。它同样是对采集到的网上信息进行加工整理,建立起存储和管理网络信息的索引数据库,为用户提供网络信息检索的导引。③三次文献。在充分研究现有相关文献的基础上,将有关内容进行系统整理、"浓缩"而成的新的文献,或综述已取得的进展或存在的问题,或加以评论、分析,或预测发展趋势。三次文献属于经过高度智力加工的高层次信息产品,具有信息含量高、综合性强、参考价值大等特点。可使读者虽未阅读大量一次文献,也可大致了解某一领域当前的研究水平和发展趋向。三次文献根据不同载体而分为两大类:第一种是期刊文献型即科技期刊上刊载的综述性文献,常有如下字样的出现,如综述(review)、评论(comment)、进展(advance/progress)、最新趋势(updated trend)等;第二种是图书文献型,即通常所说的参考工具书,如百科全书、年鉴、手册、指南、辞典等。

(二)不同出版形式的文献

从出版形式看,目前最常见的仍然是图书和期刊这两大类,包括纸质版和电子版。

1.图书　常用的医学书包括:①教科书(textbook)。如我国高等医药院校规划教材《病理学》《内科学》等,主要供医学生学习医学专业基础知识,构建基本知识结构所用。其结构和编排的系统性和逻辑性较强,内容以较为成熟的最基本的理论知识为主,但论述的详细程度和深度有限。②专科参考书(aeademie referemee acadenic reference books)。与教科书结构相似,但内容丰富得多,如黄家驷《外科学》、诸福棠《实用儿科学》等,主要供专业人员丰富和深化某一学科的系统知识。③专著(monograph)。以某一专门领域、某一疾病或某一个专题为中心的科学著作,如国内出版的《实用高血压》《风湿病学》等。

专著往往不是按照学科体系,而是围绕一个专题来组织相关知识,因此论述较为详尽、深入,有利于专业人员在某一领域知识的深化。④系列丛书(series)。如国外出版的病理学系列丛书(curremr topie in parhalgy)。这类丛书一般卷数甚多,每一卷都相当于一本专著。⑤工具书(reference books)。如国内出版的《中国医学科学年鉴》《中国医学百科全书》等。这类书籍一般不是用来系统学习,而是供人遇到问题时查找,因此在编排上往往采用条目式。由于图书的写作,出版周期一般较长,内容较为成熟、系统,因而其新颖程度不如期刊文献。从知识创新角度讲,图书难以成为科学研究的主要信息源,但在科研过程中还免不了要学习参照有关图书,特别是权威性著作,以保证立论的科学性,设计的合理性和实验观察方法的可靠性。

2. 期刊 以揭示报道最新科技成果,交流传递最新知识信息为宗旨的科技期刊,具有周期短,出版快,内容新等特点,不仅成为科研人员展示科研成果的最佳园地,更是科学研究最主要的信息来源。目前,世界上科技期刊已过 10 万种,常用的生物医学期刊有 4 000 种左右,我国出版的生物医学期刊已达到 1 000 余种。如此众多的科技期刊中,有的属自然科学综合性期刊,如《中国科学》《Science》《Nature》等;有的属医学综合性期刊,如《中华医学杂志》《Lancet》《New England Joumal of Medicine》等;有的属医学专科性期刊,如《中华内科杂志》《Annals of Indemal Medicine》等;有的是更为专业化的专科期刊,如《中华心血管病杂志》《American Journal of Cardiology》《Gastroenterology》等;有的甚至是以一种疾病名称命名的专题性期刊,如《Hypertension》《Diabetes》;还有的是医学院校或研究机构出版的学报。这些期刊一般都以刊登原始研究报道(一次文献)为主。还有许多是以登载综述性文献(三次文献)为主的综述性期刊,如《医华综述》。

(三)不同载体形态的文献

文献的经典定义是"记录有知识的一切载体"。进入以计算机、网络为代表的信息时代,除传统的印刷型图书和期刊外,还出现了数字化的电子版和声像型文献资料。我国目前已出版 10 余种电子版医学期刊,如 2004 年创刊的由中华医学会主办的报道一次文献的第一本医学电子期刊《中华医学超声杂志》(电子版),采用光盘,纸版、网络相结合的方式出版,报道信息量大,图文声像并茂(每期约有上百张图片和几十个动画图像),并且具有很强的交互性。其特色栏目"继续教育园地",充分利用电子多媒体技术,邀请知名专家作 30 ~ 40 分钟的视频讲座,可视性强,成为超声临床医生了解当前学科最新知识、掌握最新技术的有效工具。

三、文献信息管理

文献信息管理软件,是用来存储,管理和输出研究与写作中相关参考文献资料的一种计算机应用软件,它着眼于解决两个最基本的问题:①几十篇、数百篇甚至上千篇相关文献的管理;②对这些文献中相关内容的引用以及其出处的著录。目前,常用的文献管理软件有国外研制的以处理英文文献为主的 EndNote、Reference Manger、Biblioscape,国内以处理中文为主或中英文兼顾的有医学文献王、Nole Experss、PowerRef 等,他们虽然各有特色,但功能基本一致。下面以 EndNote 为例,简要介绍文献管理软件的功能。

1. 管理文献 通过网络从各种文献信息系统中查得大量全文文献的电子版本,以普通链接方法或嵌入式链接方法建立起个人电子全文文献库,然后通过 EndNote 的"link to PDF"或者"URL"等按钮,将上述文献的题录信息链接到文献库中的全文文档。被链接的全文文档可以是 PDF 格式,也可以是其他格式如 VIP、CAJ、DOC、XLS、PPT 甚至网页或图片等。全文文献的电子文档是文献管理的对象,可以对其进行分门别类的划分、组织、存储和提取,这是文献信息管理的基础,也是其最基本的文献组织与管理功能。

2. 联机检索 Endnote 软件内置常用数据库的搜索引擎以供检索,如 Web of Science、PubMed 等。软件能通过互联网对数据库检索,并将包括文献的题名、作者、刊名、年代、卷、期、页码、关键词、摘要乃至全文等检索结果直接导入。例如检索 PubMed 时,选择 "Single Citation Mateher",按系统提示输入刊名,卷号和起始页码等相关信息,查到所需文献,导入 EndNete 个人电子全文文献库,实现个人电子全文文献库与各种文献检索系统之间的无缝链接式的检索与查询。

3. 辅助引用 科学的继承性是指每个研究者的工作,每项成果的取得都不是孤立的,而是与他人的工作、与已有的成果存在着千丝万缕的联系,这种联系具体体现在科学论著的参考文献上。因此,在研究与著述的过程中,需要阅读大量的相关文献,对其中的相关内容傲各种注释,标识,以便引用(eitation)到自己的论文中。这一整理文献资料的工作,对于以上千篇文献为素材形成的一篇综述、对于撰写几十万字的专著而言,可谓繁琐,费力,且极易出现疏漏和差错。利用 EndNote 进行引文的整理、标注和顺序排列,实现了参考文献引用的自动化,这是 EndNote 最为突出的作用。

4. 自定义文献格式 为促进学术交流以推进科学的进步,科学工作者一般是要将研究成果以学术论文形式公开发表于各种学术期刊。就医学领域而言,尽管国际上早已出台了《对生物医学期刊文稿的统一要求》(即温哥华格式),且已为诸多医学期刊编辑出版遵循之整本,但缘于各自的传统、历史、风格,许多期刊在格式要求上有着诸多的细微差别,这为论文撰写与投稿带来些许的不便。为此,EndNote 软件内置了上千种科技期刊的包括著作参考文献在内的论文格式,可以借此将论文自动生成符合拟投期刊要求的规范格式,使论文不至于因书写格式问题而被直接退稿。

第四节 科技成果实践应用

一、科技成果概述

成果,顾名思义,是有价值的劳动结果。这种劳动结果,不是一般的劳动结果,而是含有创造性或创新性成分的劳动结果。科技成果(scientifc and technological achievements),是针对某一科学技术问题通过研究、创新活动而取得的具有一定学术意义和实用价值的创造性或创新性劳动结果,或泛指所有创新性科学技术活动中所取得的有价值的结果的总称。医学科技成果,是特指医药卫生领域中的创造性或创新性科学技术劳动结果。是指在认识人类生命本质和现象、生存环境、疾病与健康的发生和转化过程,或在探索防病治病、增进健康、优生优育等而进行的创造性或创新性科研活动中,所取得的有价值、符合规律的劳动结果。医学科学研究同其他自然科学、社会科学研究一样,首先从选题立题开始,针对某一研究课题,提出假设或假说,然后按照设计方案通过观察、实验、调查、研制等方法取得事实材料后,运用各种逻辑思维方法、非逻辑思维方法、统计学方法、数学方法、创造性思维方法、系统性思维方法等,对所取得的资料与事实进行加工、整理、检验、对比、分析和概括。于是,研究人员就在某一方面获得了对所探索事物或所研究问题的一些新的认识、新的解决办法,即获得了新的看法、新的见解、新的观点、新的方法、新的技术或新的结论。这些新见解、新观点、新方法、新技术、新结论就是研究人员所获得的研究成果。

1. 科技成果的特征

(1)必须是通过调研考察、实验(试验)、研制(发)、观测等一系列科学研究活动而取得。

(2)必须具有科学性、创造性、创新性、先进性、可靠性、实用性。

(3)必须通过结题、鉴定、检测、验收、评估、评价、实质性审查,或在刊物上公开发表、出版,或已推广应用、转化等方式获得社会的承认、认可或实践的检验。

科技成果是人民群众和广大科技工作者辛勤劳动的结晶,是国家和人类的宝贵财富,是科技综合实力与个人才华的集中体现。古今中外大量事实表明,时代的变革,社会的发展,经济的腾飞,物质文明和精神文明的建设,无不与科学技术进步有关。科学技术是生产力,而且是第一生产力,在生产力诸多要素中,科学技术已成为主导因素。

2. 科技成果功能分类

按照功能进行分类,医学科技成果一般分为三类:科学理论成果、应用技术成果、软科学成果。这是目前最常用的一种分类方法,尤其在科技成果的鉴定、评奖等工作中最为常用。

(1)科学理论成果:科学理论成果,是指为探索客观事物的本质及其运动规律所取得的具有理论意义和学术价值的成果。本科研工作中,通过对某一自然现象、社会现象或实际工作中的共同性问题进行理论探索,通这种探索,以揭示它们之间的联系,发现它们的规律性和特性。在医学领域,这类成果主要是指为认识生命和疾病现象,揭示人体和疾病的本质,探索疾病病因和健康与疾病相互转化的规律,以及在预防、诊断、治疗和康复实际工作中,对所遇到的问题进行理论探索所取得的成果。

(2)应用技术成果:应用技术成果,是指为了特定的目的或解决某一实际问题,运用客观事物的本质、特点和规律将科学理论研究成果,应用于社会生产和社会发展实际,所取得的技术、方法、产品等成果。在医学领域,这类成果是指在防病治病过程中,运用人体及疾病本质、特点和规律所取得的预防诊断、治疗、康复、保健以及优生优育等的新技术、新方法、新药品、新制剂、新器械、新生物制品等。应用技术成果,一般分为物化型和非物化型技术成果两大类。前者一般能够通过进一步开发或直接应用于社会生产,转化为现实的生产力;后者一般能够通过进一步完善或直接应用于社会发展和社会服务。医学应用技术成果大多属于非物化型成果。

(3)软科学成果:软科学成果,是指为提高决策水平和管理水平而运用自然科学、社会科学等多学科综合知识,针对某些或某一实际问题而开展并取得的相对于"硬"科学而言的成果。这类成果亦可分为软科学理论成果和软科学应用技术成果。

二、科技成果转化

科技成果转化,主要是指为提高生产力水平面对科学研究与技术开发所产生的具有实用价值的科技成果所进行的后续试验、开发、应用、推广,直至形成新产品、新工艺、新制料,发展新产业等的活动。科技成果的转化,主要是指应用技术成果的转化。包括新技术、新工艺、新产品、新物种等。

医学科技成果有其自己的行业特点,主要体现的是社会效益。因此,其转化工作应实行政府有计划推广和通过技术市场交易相结合的原则,采取多层次、多渠道、多种形式进行。对于重点推广项目,应通过政府行为,运用行政手段和市场机制,促使其在社会发展和经济建设中的应用。

(一)科学理论成果的推广应用形式

科学理论成果,包括基础理论研究成果和应用性基础理论研究成果。其推广应用的形式主要是通过发表论文、出版专著、进行学术交流、举办学术讲座和继续教育等形式进行推广。

(二)应用技术成果的推广应用与转化形式

1. 非物化型应用技术成果　非物化型应用技术成果包括新的预防、诊断、治疗、护理、康复、保健、优生优育等方法技术成果。其推广应用形式主要是通过举办推广学习班、专题进修班、接收专修、成果宣传展览,开展技术咨询、技术指导、技术服务,以及发表论文、学术交流等。

2. 物化型应用技术成果　物化型应用技术成果包括新的药物、制剂、生物制品、化学试剂、检测盒、医疗器械、保健用品、生物材料、卫生材料、药用辅料、生物新品种、微生物新菌种、医用计算机软件等及其生产工艺方法。其推广应用和转化形式主要是通过技术贸易活动和创办科技产业,包括技术转让、专利实施许可、技术入股、自产自销、联合开发生产等。具体为:①自行投资实施转化;②向他人转让该科技成果;③许可他人使用该科技成果;④以该科技成果作为条件,与他人合作共同实施转化;⑤以该科技成果作价投资,折算股份或者出资比例等形式进行推广和转化。

(三)软科学成果的推广应用形式

软科学成果,包括理论性的软科学成果和应用性的软科学成果,其推广应用形式主要是通过发表论文、进行学术交流、提供咨询服务、提交研究报告供决策部门、管理部门和有关单位采纳和使用等形式进行推广。

【参考文献】

[1]杜学鹏,刘哲敏,吕艳茹,等. 公立医院科技成果转化协同网络构建研究 [J]. 卫生经济研究, 2024, 41 (12):76-80.

[2]张佳雯,关丽征. 基于政策工具的医学科技成果转化政策文本量化研究 [J]. 中国卫

生事业管理,2024,41(11):1270-1274.

[3]何萍,金鹿,夏来保,等. 生命科学及医学新型研发机构成果转化机制研究[J]. 中国工程科学,2023,25(5):81-91.

[4]沈小燕,赵宇. 某公立医院院史挖掘实践与思考[J]. 中国医院,2023,27(3):75-78.

[5]吕国蔚. 简明医学研究方法[M]. 人民卫生出版社:2021(1). 143.

[6]王宇,张建,陈家应,等. 医学科技成果转化的动力与阻力——基于文献计量法与实践的分析[J]. 中国高校科技,2020(12):90-92.

[7]孔祥金,曹洪珍,李贞玉. 医学院校科技成果转化与产业化策略的思考[J]. 医学与哲学(人文社会医学版),2006(5):78-80.

【思考题】

　　1.科研伦理在医学研究中扮演什么角色?请讨论科研伦理在确保研究诚信、保护研究对象权益以及促进科学知识健康发展中的作用。

　　2.如何平衡科研中的尊重原则和科学性原则?在医学研究中,尊重受试者的自主权和隐私权与追求科学研究的客观性和准确性可能会发生冲突。请探讨如何在这两个原则之间找到平衡点。

　　3.科技成果的转化对医学领域有何重要意义?请分析科技成果,特别是应用技术成果的转化如何影响医学实践的进步,以及这些成果转化过程中可能遇到的挑战和解决方案。

第九章

医学信息技术

【学习目标】

1. 使学生熟悉医学信息技术的基本理论和方法。
2. 培养学生收集、整理和利用医学信息技术的基本技能。
3. 使学生掌握运用现代科技手段进行医学研究与创新的能力。
4. 促进学生对医学信息技术领域前沿动态的了解，激发其创新思维和科研兴趣。

第一节 医学信息技术概述

一、信息技术在临床医疗中的应用

信息技术（IT）在临床医疗中的应用已经变得日益广泛和深入，极大地提升了医疗服务的质量和效率。从电子病历系统（EMR）到远程医疗，从医疗影像处理到人工智能辅助诊断，信息技术的身影无处不在。医院信息化建设得到了迅猛的发展，并逐步标准化、规范化（图9-1）。

1. 电子病历系统　电子病历系统是信息技术在临床医疗中的重要应用之一。通过电子病历系统，医生可以方便地记录、查询和整理患者的病史和治疗过程，避免了纸质病历的繁琐和易错性。电子病历系统不仅提高了医生的工作效率，还使得患者信息得以长期保存和快速检索，为临床决策提供了有力支持。

2. 远程医疗　远程医疗技术打破了地域限制，使得患者即使身处偏远地区也能享受到高质量的医疗服务。医生可以通过视频通话、在线问诊等方式，为患者提供及时的医疗咨询和治疗建议。远程医疗技术不仅提高了医疗服务的可及性，还降低了患者的就医成本，提高了医疗资源的利用效率。

3. 医疗影像处理　医疗影像处理技术是信息技术在医疗领域的又一重要应用。通过计算机图像处理技术，医生可以更清晰地看到患者体内的病变情况，提高诊断的准确性。例如，基于深度学习的 AI 影像诊断系统可以辅助医生分析 CT、MRI 等医学影像，高效识别肺结节、脑出血、乳腺癌等疾病的迹象，提高诊断速度和准确性。

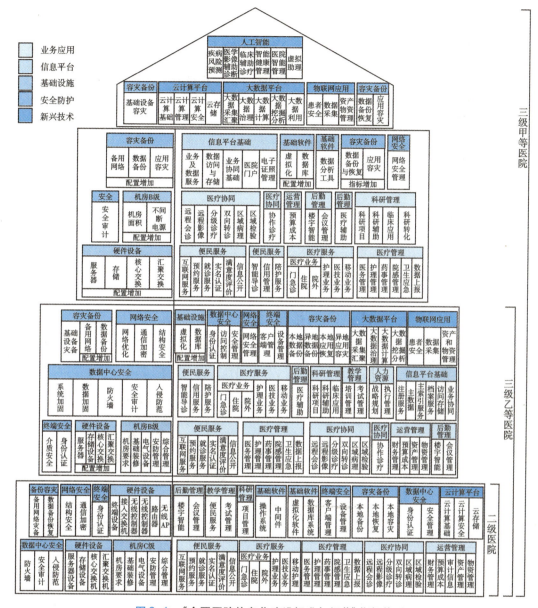

图9-1　《全国医院信息化建设标准与规范》指标体系

4. 人工智能辅助诊断　人工智能技术在临床医疗中的应用日益广泛,特别是在辅助诊断方面。通过机器学习算法,计算机可以分析大量的医疗数据,帮助医生识别疾病特征,提高诊断速度和准确性。例如,AI系统能够分析患者的基因数据,提供个性化的治疗建议,或在癌症治疗中,根据患者的基因突变情况推荐最合适的靶向药物和治疗方案。

5. 临床决策支持　信息技术还可以为医生提供临床决策支持。通过整合和分析患者的病史、检查结果和实验室数据等信息,信息技术可以生成个性化的诊疗建议,帮助医生制定更合理的治疗方案。这不仅提高了医生的工作效率,还降低了医疗差错的风险。

6. 健康管理与疾病预防　信息技术在健康管理和疾病预防方面也发挥着重要作用。通过智能穿戴设备和手机应用程序收集用户的行为和生理数据,信息技术可以分析这些数据以识别健康问题的早期迹象,并提供个性化的健康管理和咨询服务。例如,AI算法可以分析用户的运动、睡眠和饮食习惯等数据,为用户提供定制化的健康建议,帮助用户改善生活方式,预防疾病的发生。

7. 医学研究与教育　信息技术还为医学研究和教育提供了有力支持。通过大数据分析和机器学习算法,信息技术可以挖掘出潜在的医学规律和知识点,为医学研究提供新的思路和方法。同时,信息技术还可以模拟真实医疗场景,为医学生提供更加生动、直观的实践教学环境,有助于提高医学生的临床技能和实践能力。

二、医学信息评估评级体系

医学信息评估评价体系是一个复杂而重要的领域,它涉及医疗服务的多个方面,旨在提高医疗服务的效率和质量。评估评价体系通过提升医疗服务质量,降低医疗成本,推动医疗信息化发展,保障医疗安全。按照多维度、多层次的体系进行评估评价,旨在通过科学、合理的方法对医疗服务进行全面评估,以提升医疗服务的效率、质量和安全性。医学信息评估评级体系是一个多维度、多层次的框架,用于评估和衡量医疗机构在信息化建设、医疗服务质量、科研能力、教学水平等方面的表现。主要医学信息评估评级体系可以归纳为以下几个。

1. 电子病历系统应用水平分级评价

(1)背景:由国家卫生健康委员会推行,旨在评估和指导医疗机构电子病历系统的建设和应用水平。

(2)分级标准:共分为0级至8级,共9个等级,每个等级都对应着不同的功能和应用要求(表9-1)。

(3)重要性:反映了医疗机构在信息化建设方面的投入和成效,是医院信息化建设的重要抓手。

表9-1　电子病历系统整体应用水平分级评价基本要求

等级	内容	基本项目数(项)	选择项目数(项)	最低总评分(分)
0级	未形成电子病历系统	--	--	--
1级	独立医疗信息系统建立	5	20/32	28
2级	医疗信息部门内部交换	10	15/27	55
3级	部门间数据交换	14	12/25	85
4级	全院信息共享,初级医疗决策支持	16	10/23	110
5级	统一数据管理,中级医疗决策支持	20	6/19	140
6级	全流程医疗数据闭环管理,高级医疗决策支持	21	5/18	170
7级	医疗安全质量管控,区域医疗信息共享	22	4/17	190
8级	健康信息整合,医疗安全质量持续提升	22	4/17	220

注:选择项目中"20/32"表示32个选择项目中需要至少20个项目达标。

2. 医院信息互联互通标准化成熟度测评

(1)背景:同样由国家卫生健康委员会推行,旨在评估和指导医疗机构信息互联互通标准化成熟度。

(2)分级标准:共分为5级7等,从数据资源标准化、互联互通标准化、基础设施和互联互通应用效果等4个方面进行综合评价(图9-2)。

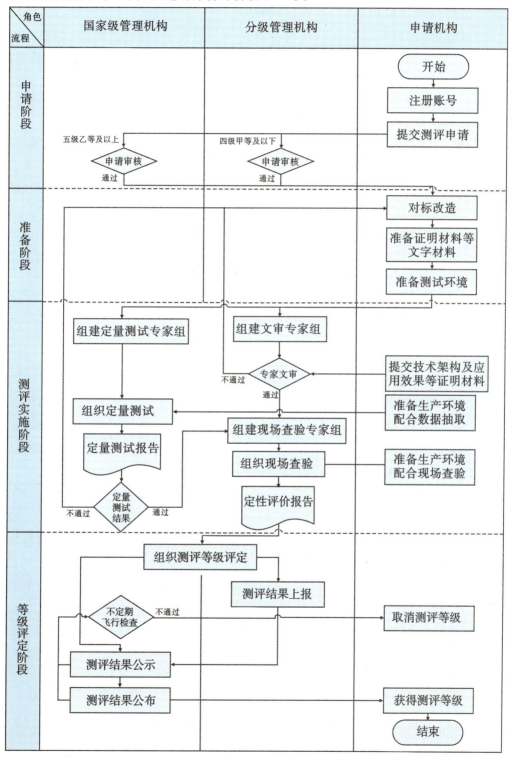

图9-2　医院信息互联互通标准化成熟度测评

（3）重要性：有助于医疗机构建立信息化建设的标准化体系，提升信息共享和协同效率。

3.等级医院评审

（1）背景：根据医院规模、科研方向、人才技术力量、医疗硬件设备等对医院资质进行评定的体系。

（2）评审标准：主要包括医院的规模、技术水平、医疗设备、管理水平、医疗质量等方面的要求和指标（表9-2）。

（3）评审结论：分为甲等、乙等、不合格。甲等、乙等医院由省级卫生行政部门发给等级证书及标识。

（4）重要性：等级医院评审是医院质量管理和持续改进的重要手段，对于提升医院整体实力和服务水平具有重要意义。

表9-2 医院智慧服务分级评估基本要求

等级	内容	基本项目数（项）	选择项目数（项）	最低总分（分）
0级	医院没有或极少应用信息化手段为患者提供服务	—	—	—
1级	医院应用信息化手段为门急诊或住院患者提供部分服务	4	8/13	10
2级	医院内部的智慧服务初步建立	6	6/11	20
3级	联通医院内外的智慧服务初步建立	8	4/9	30
4级	医院智慧服务基本建立	9	3/8	41
5级	基于医院的智慧医疗健康服务基本建立	9	3/8	51

4.医院智慧服务分级评估标准体系

（1）背景：旨在指导医院以问题和需求为导向，持续加强信息化建设，提供智慧服务。

（2）评估对象：应用信息系统提供智慧服务的二级及以上医院。

（3）评估内容：涵盖诊前、诊中、诊后各环节的基本服务内容，以及基础与安全等多个方面。

（4）评估等级：分为0级至5级，共6个等级。

5.HIMSS评价体系

（1）机构背景：由美国医疗信息与管理系统学会制定，始建于1961年，总部位于美国芝加哥。HIMSS是一家全球性的、以理念为基础的非营利性组织，旨在通过信息技术提高医疗水平。

（2）标准特点：HIMSS评价体系的核心是电子病历应用模型，该模型通过8个级别来评估医疗机构的信息化建设水平。HIMSS评价体系注重医疗机构在信息管理、流程优化、患者安全等方面的进步，HIMSS评价体系不仅关注硬件设施的完善，更重视软件应用的深度,如电子病历的全面性、数据的互操作性和临床决策支持的有效性。

(3)评估内容:包括医疗护理、医院管理、患者权益和医院环境设施等多个方面(表9-3)。

(4)重要性:HIMSS评级是衡量医疗机构健康信息管理系统成熟度的重要标尺,有助于医疗机构明确自身的信息化短板,有针对性地进行改进,提升服务质量。对于吸引投资和提升公众信任也有积极影响。高评级往往意味着医疗机构具有先进的信息技术应用能力,能够提供更高效、更安全的医疗服务。

表9-3 HIMSS 评价体系基本要求

级别	描述
0级	局部临床工作自动化,尚未建设药房、实验室和放射系统
1级	建设了药房、实验室和放射系统
2级	采用临床数据存储库(clinical data repository,CDR)存储临床系统数据、受控医学数据,以供临床工作者调用。CDR采用受控医学词汇及临床决策支持/规则引擎,进行冲突检查。其中,影像数据存储系统可能已和CDR关联
3级	支持三测单、特护单临床文档,完成护理记录/护理计划和电子医疗管理记录(electronic medical administration record,EMAR)和CDR的整合,并至少在一个病区上线使用。完成初级临床决策支持(clinical decision support system,CDSS)和医嘱录入整合应用,PACS初步可供临床医生调阅图像
4级	计算机医嘱录入(computerized physician order entry,CPOE)供所有医务人员应用,同时加入护理和CDR环境。具有基于循环临床指南的中级CDSS。至少一个病区CPOE上线运行
5级	至少一个病区应用药物闭环管理。EMAR、条码或RFID等技术与CPOE和药房系统整合应用,最大限度保证患者安全
6级	至少一个病区部署包含结构化模板的完整医疗文档。应用高级CDSS,为所有临床工作提供基于临床指南和结果相关的提示。具有完整的PACS,可通过网络查看医疗影像,完全取代胶片
7级	实现全院无纸化,支持同院外各种医疗相关机构共享信息,支持真正理想化的电子健康档案

6. 复旦版中国医院排行榜

(1)发布机构:复旦大学医院管理研究所。

(2)评估维度:主要关注专科声誉和科研学术水平。

(3)影响力:该排行榜在国内医学界具有较高的权威性和影响力,被广泛用于评估医院的综合实力和学科水平。

7. 国家临床专科能力评估

(1)发布机构:国家卫生健康委医政司。

(2)评估目的:推动公立医院高质量发展,引导学科建设方向。

（3）评估结果：形成相关临床专科（方向）的"临床专科能力综合指数"（CSCCI），并按一定比例进行分档后向行业公布。

8.其他医学信息评估评级体系

（1）医学科技评价体系：如科技量值（STEM）和总科技量值（ASTEM），旨在衡量医学科技进步和机构科技发展水平。

（2）医学院校评价体系：针对医学院校的教学质量、科研能力、学生培养等方面进行评估。

（3）医疗信息成熟度评价模型：基于医疗信息的商业价值，关注信息技术实践、信息管理实践和人员信息行为3个维度。

（4）医学信息评估评级体系：是确保医疗信息质量和安全性的重要手段。这一体系通常包括多个方面，如数据的准确性、完整性、时效性、可用性和安全性等。

三、医学信息技术的创新应用

随着技术的不断发展，医学信息技术也在不断创新和应用。例如，物联网技术使得医疗设备能够互联互通，实现数据的实时传输和共享。这不仅可以提高医疗服务的效率，还可以为医生提供更全面的患者信息。

1.远程医疗

（1）技术背景：远程医疗是建立在计算机技术、遥感、遥测、遥控技术、远程通信技术以及全息影像技术、新电子学和半导体技术等基础上的。

（2）应用实例：如"5G+AI数字健康快车"系统，它集成了乳腺动态光学功能靶向成像系统和超声智能辅助诊断系统，通过5G网络和AI技术实现远程医疗协作，提高诊断精准度，推动优质医疗资源下沉。

（3）意义：远程医疗打破了地域限制，使偏远地区的患者也能享受到优质的医疗服务，同时提高了医疗资源的利用效率。

2.人工智能（AI）

（1）医学影像分析：AI技术通过深度学习和模式识别，能够迅速而准确地分析大量的医学影像数据，提高诊断速度和准确性。例如，在肿瘤检测方面，AI能够发现微小而难以察觉的肿瘤病变，提高早期癌症的检出率。

（2）疾病诊断：AI系统通过分析患者的临床数据、基因信息和生理参数，能够迅速制定出更为精准的诊断方案。这一过程通常比传统的临床诊断更为高效，减少了误诊的可能性。

（3）个性化治疗：AI系统能够分析患者的基因信息、生活方式以及疾病历史，为每个患者定制最适合的治疗方案。例如，在癌症治疗中，AI系统可以预测不同患者对于特定药物的反应，提高治疗的效果。

（4）药物研发：AI技术通过强大的数据处理能力和预测模型，正在显著缩短药物研发的周期，降低成本，并提高成功率。AI能够模拟和优化化合物的分子结构，提高药物的有效性和安全性。

（5）医院管理：AI技术正在优化资源配置和流程管理，提升医院运营效率。例如，通过预测患者流量,优化床位和手术室的使用,减少患者等待时间。

3. 医疗物联网(IoMT)

(1)技术背景:医疗物联网是将物联网技术应用于医疗卫生领域,通过传感器、射频识别等技术实现对医疗设备、药品、患者等的实时监测和管理。

(2)应用实例:如自动化智能药柜、输液监护系统、床旁智能交互系统等,这些应用提高了医疗设备的使用效率,减少了药品浪费,提高了患者的安全性和医疗质量。

(3)挑战与未来:尽管医疗物联网应用广泛,但仍面临管理困难、应用孤立、业务割裂等技术和管理挑战。未来,建设统一的物联网应用管理平台,实现全院所有物联系统资源融合到云平台,将是医疗物联网发展的重要方向。

4. 移动医疗

(1)技术背景:移动医疗是基于移动计算、智能识别和无线网络等新一代 IT 技术及通信技术实现的医疗服务模式。

(2)应用实例:如患者通过手机应用程序预约挂号、查询检查结果、在线咨询医生等;医生利用移动设备随时随地查看患者病历、下达医嘱等。

(3)意义:移动医疗提高了医疗服务的可及性和便捷性,使患者能够更加方便快捷地获取医疗服务。

5. 电子病历系统

(1)技术背景:电子病历系统是将患者的医疗信息数字化,实现病历的电子化存储和管理。

(2)意义:电子病历系统提高了病历的准确性和完整性,方便了医生的查阅和共享,有助于提高医疗效率和质量。同时,电子病历系统还可以与其他医疗信息系统集成,实现医疗数据的互联互通。

6. 大数据与区块链技术

(1)大数据应用:通过分析大量的医疗数据,建立疾病预测模型,为疾病的预防和早期干预提供依据。同时,大数据还可以优化医疗资源配置,提高医疗质量。

(2)区块链技术:区块链技术具有去中心化、不可篡改、可追溯等特点,可以有效解决医疗数据安全和隐私保护问题。未来,区块链技术在医疗数据安全中的应用将越来越广泛。

第二节　医学信息素养

一、医学信息素养概念

1. 信息素养的定义与内涵　医学信息素养是信息素养在医学领域的具体体现,它要求医学从业者不仅具备基本的信息技术应用能力,还要能够将这些技术有效地应用于医学实践中,以提高医疗质量和服务水平。具体来说,医学信息素养包括以下几个方面。

(1)信息技术应用能力:掌握计算机、网络、数据库等现代信息技术的基本操作和应用,能够利用这些技术获取、存储、处理和传输医学信息。

(2)医学信息获取能力:能够通过各种途径(如医学数据库、专业网站、电子病历系统等)高效地获取所需的医学信息,包括最新的医学研究成果、临床指南、病例分析等。

(3)医学信息分析能力:具备批判性思维,能够对获取的医学信息进行评估、筛选和整合,提取有价值的信息用于临床决策和医学研究。

(4)医学信息管理能力:能够建立和维护医学信息系统,对医学信息进行有效的分类、存储、备份和共享,确保信息的安全性和可用性。

(5)信息安全意识:了解信息安全的重要性,掌握基本的信息安全知识和技能,能够防范和应对信息安全威胁,保护患者隐私和医疗数据安全。

2. 信息素养的重要性　在信息化时代,医学信息素养已成为医学从业者必备的核心能力之一。

(1)提高医疗质量:通过获取和分析最新的医学研究成果和临床指南,医学从业者能够制定出更加科学、合理的诊疗方案,提高医疗质量和服务水平。

(2)促进医学研究:医学信息素养有助于医学从业者更好地利用信息技术手段进行医学研究,如数据挖掘、统计分析等,从而推动医学研究的进步和创新。

(3)优化医疗流程:通过建立和维护医学信息系统,医学从业者能够实现医疗信息的共享和协同工作,优化医疗流程,提高工作效率。

(4)保障信息安全:在医疗信息化过程中,信息安全问题日益凸显。医学从业者具备信息安全意识,能够有效防范和应对信息安全威胁,保护患者隐私和医疗数据安全。

二、医学信息素养要求

医学信息素养要求医学从业者(包括临床医师、医学研究人员、医学教育工作者等)在信息时代下,应具备与医学相关的信息技术应用、医学信息管理、医学信息安全等方面的知识和技能。

1. 信息技术应用能力

(1)基础信息技术掌握:医学从业者应熟练掌握计算机基本操作、常用办公软件使用以及网络基础知识,这是医学信息化应用的基础。

(2)医学信息系统操作:能够熟练使用医学信息系统,如电子病历系统、医学影像系统、医学检验系统等,进行医疗信息的录入、查询、分析和共享。

(3)数据分析与挖掘:具备基本的数据分析和挖掘能力,能够利用统计软件对医疗数据进行处理和分析,为临床决策和医学研究提供支持。

2. 医学信息资源获取与管理

(1)信息资源获取:了解各种医学信息资源的获取途径,包括医学数据库、专业网站、医学期刊等,能够高效地获取所需的医学信息。

(2)信息管理:具备对医学信息进行整理、分类、存储和共享的能力,确保信息的有序性和可访问性。

(3)信息评价:能够评估医学信息的可靠性和适用性,避免受到不准确或误导性信息的影响。

3.医学信息安全与隐私保护

（1）信息安全意识：认识到信息安全的重要性，了解信息安全的基本概念和原则。

（2）安全技术应用：掌握基本的信息安全技术，如数据加密、防火墙设置、恶意软件防范等，确保医学信息的安全性。

（3）隐私保护：严格遵守医疗隐私保护法规，确保患者隐私不被泄露或滥用。

4.持续学习与创新能力

（1）终身学习：认识到医学知识和信息技术的快速发展，具备持续学习的能力和意识，不断更新自己的知识和技能。

（2）创新思维：能够将信息技术与医学实践相结合，探索新的医疗模式和服务方式，提高医疗质量和效率。

（3）科研能力：具备一定的科研能力，能够利用信息技术手段进行医学研究，推动医学科学的进步。

5.团队协作与沟通能力

（1）团队协作：在医学信息化应用中，能够与其他医疗人员、信息技术人员等进行有效沟通和协作，共同解决问题。

（2）沟通能力：具备清晰、准确地表达医学信息和观点的能力，能够与患者、家属等进行有效沟通，提高医疗服务的满意度。

6.伦理与法律意识

（1）伦理道德：在医学信息化应用中，遵循医学伦理原则，尊重患者权益和隐私，维护医疗公正和公平。

（2）法律意识：了解并遵守相关法律法规，如医疗隐私保护法、知识产权法等，确保医学信息化应用的合法性和合规性。

三、临床医师信息素养的现状与挑战

目前，临床医师的信息素养水平参差不齐。一些医生已经能够熟练地运用信息技术进行医疗工作，而另一些医生则在这方面存在较大的差距。

（一）临床医师信息素养现状

1.信息化技能掌握情况

（1）基本信息技术能力：多数临床医师能够使用常见的计算机办公软件和医疗信息系统，如 Word、Excel 和医院的信息系统（HIS）等。然而，对于更高级的信息技术应用，如数据挖掘、人工智能辅助诊断等，掌握程度参差不齐。

（2）在线资源利用能力：部分临床医师能够利用互联网资源获取最新的医学研究成果和临床指南，但仍有部分医师对在线资源的利用不够充分。

2.信息化意识与态度

（1）对信息化的认识：多数临床医师认识到信息化在医疗实践中的重要性，但仍有部分医师对信息化的认识不够深入，缺乏主动学习和应用信息技术的积极性。

（2）对信息化的态度：部分临床医师对信息化持积极态度，愿意尝试新的信息技术应用;但也有部分医师对信息化持保守态度,担心信息技术可能带来的风险和不确定性。

3.信息化实践与应用

(1)临床决策支持:部分临床医师能够利用信息系统提供的临床决策支持功能,如药物相互作用查询、疾病诊断辅助等,但仍有部分医师对这些功能的利用不够充分。

(2)远程医疗与协作:随着远程医疗技术的发展,部分临床医师开始尝试利用远程医疗平台进行会诊、病例讨论等协作活动,但这一领域的应用仍处于起步阶段。

(二)临床医师信息素养面临的挑战

1.信息化技能提升需求

(1)技术快速发展:随着信息技术的快速发展,新的医疗信息化技术和应用不断涌现。临床医师需要不断学习新的技能,以适应信息化发展的需求。

(2)跨学科知识融合:医学信息化涉及多个学科的知识和技能,如计算机科学、数据科学、人工智能等。临床医师需要具备一定的跨学科知识融合能力,才能更好地应用信息技术。

2.信息化意识与态度转变

(1)传统观念束缚:部分临床医师受传统医疗观念的影响,对信息化持保守态度,不愿意尝试新的信息技术应用。这种观念束缚了信息化在临床实践中的推广和应用。

(2)信息安全顾虑:随着医疗信息化的深入发展,信息安全问题日益凸显。临床医师需要增强信息安全意识,掌握基本的信息安全知识和技能,以应对信息安全挑战。

3.信息化基础设施建设与资源整合

(1)基础设施建设不足:部分医疗机构的信息化基础设施建设不足,如网络不稳定、信息系统功能不完善等,影响了临床医师对信息技术的应用。

(2)资源整合难度较大:医疗信息化涉及多个部门和系统的资源整合,如临床信息系统、医学影像系统、实验室信息系统等。这些系统的整合需要跨部门协作和技术支持,难度较大。

4.信息化政策与法规支持

(1)政策引导不足:目前,针对临床医师信息素养提升的政策引导和支持还不够充分,缺乏具体的激励措施和保障机制。

(2)法规标准滞后:随着医疗信息化的快速发展,相关的法规和标准滞后于实践需求。这可能导致信息化应用中的法律风险和数据安全问题。

第三节　临床医师信息化技能培养

一、信息化技能培养的内容与方法

临床医生信息化技能的培养是医疗信息化发展的重要组成部分,对于提升医疗服务质量和效率具有重要意义。

（一）培养内容

1. 基础信息技术知识

（1）计算机基本操作：包括操作系统使用、办公软件应用等。

（2）网络基础知识：了解网络架构、网络协议、网络安全等。

（3）数据库管理：掌握数据库的基本操作、数据查询与管理。

2. 医学信息系统应用

（1）电子病历系统：熟悉电子病历的录入、存储、查询和统计分析。

（2）医学影像系统：掌握医学影像的存储、传输、管理和诊断应用。

（3）医学检验系统：了解检验结果的录入、查询和报告生成。

3. 数据分析与挖掘

（1）数据统计分析：运用统计软件进行数据分析，为临床决策提供支持。

（2）数据挖掘技术：学习如何从海量医疗数据中提取有价值的信息。

4. 远程医疗与协作

（1）远程医疗技术：了解远程会诊、远程监控等技术的应用。

（2）协作平台使用：掌握医疗协作平台的使用，促进跨机构、跨学科的合作。

5. 医学信息安全与隐私保护

（1）信息安全意识：认识到信息安全的重要性，了解常见的信息安全威胁。

（2）隐私保护法规：熟悉医疗隐私保护的相关法规和标准。

（3）安全防护措施：学习数据加密、权限控制等安全防护措施。

6. 医学信息化新趋势

（1）人工智能辅助诊断：了解人工智能在医学诊断中的应用。

（2）移动医疗技术：掌握移动医疗设备的使用和管理。

（3）大数据与医疗决策：学习如何利用大数据优化医疗资源配置和决策过程。

（二）培养方法

1. 线上课程与培训

（1）网络平台学习：利用MOOCs、在线教育平台等资源进行自主学习。

（2）在线研讨会：参加线上研讨会，与同行交流学习心得。

2. 线下培训与实践

（1）专题讲座：邀请专家进行专题讲座，介绍医学信息化的最新进展和应用案例。

（2）实操演练：通过模拟操作、案例分析等方式，提升临床医生的实操能力。

（3）临床实习：在具备信息化条件的医疗机构进行实习，亲身体验信息化医疗流程。

3. 跨学科合作与交流

（1）多学科研讨会：参加跨学科研讨会，与信息技术专家、医疗管理人员等共同探讨医学信息化的发展。

（2）合作研究项目：参与医学信息化相关的科研项目，通过实践提升信息化技能。

4. 自主学习与持续更新

（1）阅读专业文献：定期阅读医学信息化领域的专业文献，了解最新研究成果和应用案例。

（2）参加学术会议：参加国内外医学信息化领域的学术会议，拓宽视野，了解前沿动态。

（3）持续学习认证：参加相关认证考试，如计算机等级考试、数据分析师认证等，提升个人竞争力。

5. 绩效考核与激励机制

（1）建立绩效考核体系：将信息化技能纳入临床医生的绩效考核体系，激励其提升信息化技能。

（2）设立奖励机制：对在医学信息化应用中表现突出的临床医生给予奖励和表彰。

二、信息化技能培养的实践案例

1. 案例一：电子病历系统建设与应用

（1）实践背景：某三甲医院引入电子病历系统，旨在实现病历信息的数字化管理，提高医疗质量和效率。

（2）培养内容：①系统操作培训。组织临床医生参加电子病历系统的操作培训，包括病历录入、存储、查询和统计分析等功能。②数据质量管理。强调数据质量的重要性，培训临床医生如何确保病历信息的准确性和完整性。③信息安全教育。加强临床医生对信息安全的认识，培训其如何保护患者隐私和病历数据的安全。

（3）实践成果：通过培训，临床医生熟练掌握了电子病历系统的操作技能，病历信息的数字化管理得到了有效实施，医疗质量和效率显著提升。

2. 案例二：远程医疗系统应用与培训

（1）实践背景：某偏远地区医院通过引入远程医疗系统，旨在提高当地医疗水平和服务能力。

（2）培养内容：①远程医疗技术培训。组织临床医生参加远程医疗技术的培训，包括远程会诊、远程监控等应用。②案例分析。通过实际案例分析，让临床医生了解远程医疗系统的应用场景和效果。③协作能力提升。培训临床医生如何与其他医疗机构和专家进行远程协作，共同解决临床问题。

（3）实践成果：临床医生掌握了远程医疗系统的应用技能，与上级医院建立了稳定的远程会诊和教学合作关系，当地医疗水平和服务能力得到了显著提升。

3. 案例三：智能化诊疗辅助系统应用

（1）实践背景：某基层医疗机构引入智能化诊疗辅助系统，旨在提高基层医疗水平和服务能力。

（2）培养内容：①系统操作培训。组织临床医生参加智能化诊疗辅助系统的操作培训，包括智能问诊、辅助诊断和用药建议等功能。②数据分析与挖掘。培训临床医生如何利用系统提供的数据分析和挖掘功能，为临床决策提供支持。③个性化治疗方案制定。引导临床医生根据患者的基因、生活方式和环境等因素，制定个性化的治疗方案。

（3）实践成果：临床医生掌握了智能化诊疗辅助系统的应用技能，能够为患者提供更加精准、个性化的诊疗服务，基层医疗水平和服务能力得到了显著提升。

第四节 医学信息系统的安全性与隐私保护

一、加强医学信息系统安全性的必要性

医学信息系统的安全性对于保障患者隐私和数据安全至关重要。一旦系统受到攻击或泄露,将可能导致严重的后果,包括患者隐私泄露、医疗纠纷和法律风险等。因此,加强医学信息系统的安全性是确保医疗服务质量和安全性的重要措施。

1. 保障患者生命安全 医学信息系统存储着大量患者的敏感信息,如病历、检查报告等。一旦这些信息被泄露或篡改,可能导致医生无法作出正确的诊断,从而影响患者的治疗效果,甚至危及患者的生命安全。因此,加强医学信息系统安全性是保障患者生命安全的重要措施。

2. 维护医疗秩序和医院声誉 医学信息系统是医院日常运作的重要支撑。一旦系统遭受攻击导致瘫痪,将严重影响医疗服务的正常进行,造成混乱和恐慌。此外,信息安全事件可能导致患者对医院的信任度降低,影响医院的声誉和信誉。加强医学信息系统安全性可以确保系统的稳定运行,维护医疗秩序和医院声誉。

3. 遵守法律法规和伦理要求 医疗行业涉及众多法律法规和伦理要求,如《中华人民共和国网络安全法》《中华人民共和国个人信息保护法》等。这些法律法规对医疗信息的保护提出了明确要求,医疗机构必须遵守。加强医学信息系统安全性是医疗机构履行法律义务、遵守伦理要求的重要体现。

4. 防止经济损失 医学信息系统遭受攻击或数据泄露可能导致医院面临巨大的经济损失。例如,系统瘫痪可能需要花费大量资金进行修复;数据泄露可能引发法律纠纷和赔偿;患者信息被盗用可能导致医院面临诈骗等风险。加强医学信息系统安全性可以有效防止这些经济损失的发生。

5. 推动医疗信息化发展 随着医疗信息化的发展,医学信息系统在医疗机构中的应用越来越广泛。加强医学信息系统安全性可以确保系统的稳定运行和数据的安全传输,为医疗信息化的发展提供有力保障。同时,安全性的提升也将促进医疗机构更加积极地采用新技术和新方法,推动医疗信息化的深入发展。

二、隐私保护技术在医学信息系统中的应用

为了保障患者隐私和数据安全,医学信息系统中应用了多种隐私保护技术。这些技术主要包括数据加密、访问控制、身份认证和审计追踪等。

1. 数据加密技术

(1)对称加密:使用相同的密钥加密和解密数据,适用于加密大数据量,具有较高的效率。在医疗行业中,对称加密常用于保护患者记录、诊断图像和其他敏感数据。

(2)非对称加密:使用一对密钥(公钥和私钥)加密和解密数据,公钥用于加密数

据,私钥用于解密数据。该技术适用于需要安全传输数据的场景,如远程患者监测和电子处方。

(3)混合加密:结合了对称和非对称加密的优点,使用对称密钥加密大量数据,而非对称密钥加密和解密对称密钥,提供了额外的安全性。

2. 匿名化与去标识化技术

(1)匿名化:通过删除或修改个人身份信息(如姓名、地址、社会安全号码等),将敏感数据转换为无法识别个人身份的信息。这可以用于共享高度敏感的数据,但可能损害数据的实用性。

(2)去标识化:删除或替换患者的直接身份识别信息,如姓名、社会保障号码和出生日期,以防止个人被重新识别。去标识化技术允许医疗机构在不损害数据实用性的情况下,共享和使用患者数据。

3. 数据脱敏技术

(1)令牌化:使用唯一的、不可识别的令牌替换敏感数据。

(2)伪匿名化:用部分敏感信息替换完整信息,如保留姓氏首字母或出生日期月份。

(3)数据掩码:将患者的个人身份信息(PII)替换为虚假值或随机生成的值。

(4)数据混淆:通过重新排列或扰乱数据中的信息,使其变得无法理解或重组。

(5)数据合成:创建合成的医疗数据,具有与原始数据集相似的统计特征,但没有包含任何 PII。

4. 访问控制技术

(1)角色访问控制:根据用户的角色和权限级别授予访问权限。

(2)基于属性的访问控制:根据数据对象的属性(如患者诊断或位置)授予访问权限。

(3)基于风险的访问控制:根据用户的行为和风险级别动态调整访问权限。

5. 审核与监测技术

(1)审计日志:记录用户活动和数据访问信息,提供审计线索,用于调查数据泄露或滥用事件。

(2)入侵检测系统:识别和提醒异常行为,如未经授权的访问或数据泄露尝试。

(3)恶意软件检测:检测和删除恶意软件,如勒索软件或间谍软件,这些恶意软件可以窃取或破坏医疗信息。

6. 数据销毁技术

(1)数据粉碎:使用算法覆盖和删除数据,使其无法恢复。

(2)数据擦除:使用磁性或电脉冲清除存储介质上的数据。

7. 隐私计算技术

(1)联邦学习:允许医疗机构在不共享原始数据的情况下,共同训练机器学习模型,保护患者隐私的同时实现数据价值的共享。

(2)安全多方计算:在多方参与计算的过程中,保证各方数据的安全性和隐私性,同时完成计算任务。

(3)可信执行环境(TEE):在硬件层面提供数据可用不可见的机制,保护数据在计算过程中的隐私性。

8.区块链技术 区块链技术在医疗数据管理中也发挥着隐私增强的作用。通过分布式账本技术,实现数据的不可篡改和透明性,同时结合加密算法和智能合约等技术,保护患者隐私和数据安全。

9.法律法规遵守 医疗机构在应用隐私保护技术时,还需遵守相关法律法规的要求,如《中华人民共和国民法典》《中华人民共和国网络安全法》《中华人民共和国数据安全法》《中华人民共和国个人信息保护法》等,确保技术应用的合法性和合规性。

三、法律法规在保障医学信息安全中的作用

法律法规在保障医学信息安全中发挥着重要作用。通过制定相关法律法规,可以明确医疗机构和医务人员在保护患者隐私和数据安全方面的责任和义务。同时,法律法规还可以为患者隐私和数据安全提供法律保障和救济途径。

1.提供法律基础和标准

(1)明确隐私和数据保护的原则:如《中华人民共和国民法典》明确规定了自然人享有隐私权,任何组织或者个人不得以刺探、侵扰、泄露、公开等方式侵害他人的隐私权。这为医疗机构处理患者信息提供了明确的法律基础。

(2)设定数据收集、使用和处理的规则:如《中华人民共和国网络安全法》和《中华人民共和国数据安全法》要求网络运营者(包括医疗机构)在收集、使用个人信息时,应遵循合法、正当、必要的原则,并明示收集、使用信息的目的、方式和范围。这些规则为医疗机构处理患者数据提供了明确的指导。

2.规范医疗机构和医务人员的行为

(1)规定保密义务:相关法律法规要求医疗机构及其医务人员对患者的隐私和个人信息保密,不得泄露或滥用。这有助于确保医务人员在提供医疗服务时遵守隐私保护的原则。

(2)设定法律责任:对于违反隐私和数据保护法律法规的行为,法律设定了相应的法律责任,包括民事赔偿、行政处罚甚至刑事责任。这有助于威慑潜在的违法行为,保障医学信息安全。

3.促进医疗信息的安全共享和利用

(1)明确数据共享和利用的规则:如《中华人民共和国网络安全法》鼓励数据依法合理有效利用,同时保障数据安全和个人隐私。这为医疗机构在合法、合规的前提下共享和利用医疗信息提供了指导。

(2)保护患者权益:通过规定数据收集、使用和处理的规则,法律法规有助于确保患者的隐私权和数据安全得到保护,从而增强患者对医疗机构的信任度。

4.推动医疗信息安全的持续改进

(1)促进技术和管理创新:为了应对日益严峻的医学信息安全挑战,相关法律法规要求医疗机构加强技术和管理创新,提升信息安全防护能力。

(2)加强监管和执法力度:通过加强监管和执法力度,确保医疗机构和医务人员遵守隐私和数据保护法律法规,推动医疗信息安全的持续改进。

5.提升公众对医学信息安全的认知

(1)增强公众意识：通过宣传和教育活动,提高公众对医学信息安全重要性的认识,促进公众对医疗机构和医务人员遵守隐私和数据保护法律法规的监督。

(2)建立社会共治机制：鼓励社会各界参与医学信息安全保护工作,形成政府、医疗机构、患者和社会组织共同参与的医学信息安全保护体系。

【参考文献】

[1]阚红星,欧阳婷.医学信息学［M］.北京：中国医药科技出版社,2023.
[2]李其铿,闫杰.医院信息系统及应用［M］.北京：某大学出版社,2022.
[3]代涛.医学信息学概论［M］.北京：人民卫生出版社,2022.

【思考题】

1.医疗信息技术的核心组成部分有哪些？请列举并简要解释它们在医疗领域中的作用。

2.电子病历(EMR)与传统纸质病历相比,有哪些优势和局限性？请结合实例进行说明。

3.远程医疗技术如何改变了医疗服务的提供方式？请分析其对患者、医生和医疗机构的影响。

4.如何提升医疗专业人员的医学信息化素养？请提出具体的策略和建议。

5.在信息时代,医疗专业人员如何有效地利用信息资源进行临床决策和科研活动？请结合实例进行阐述。

6.医疗信息系统面临的主要安全威胁有哪些？请列举并解释这些威胁对医疗信息安全的影响。

7.什么是隐私保护在医疗信息系统中的重要性？请阐述隐私泄露可能对患者和医疗机构造成的后果。

8.在医疗信息化进程中,如何平衡信息共享与隐私保护的关系？请探讨相关政策、法规和技术手段的作用。